うまく続ける！消化器がん薬物療法の基本とコツ

1stライン、2ndラインのレジメン選択と休薬・減量、副作用対策のポイント

編
加藤 健（国立がん研究センター中央病院消化管内科）
森実千種（国立がん研究センター中央病院肝胆膵内科）

羊土社
YODOSHA

謹告

　本書に記載されている診断法・治療法に関しては，発行時点における最新の情報に基づき，正確を期するよう，著者ならびに出版社はそれぞれ最善の努力を払っております．しかし，医学，医療の進歩により，記載された内容が正確かつ完全ではなくなる場合もございます．

　したがって，実際の診断法・治療法で，熟知していない，あるいは汎用されていない新薬をはじめとする医薬品の使用，検査の実施および判読にあたっては，まず医薬品添付文書や機器および試薬の説明書で確認され，また診療技術に関しては十分考慮されたうえで，常に細心の注意を払われるようお願いいたします．

　本書記載の診断法・治療法・医薬品・検査法・疾患への適応などが，その後の医学研究ならびに医療の進歩により本書発行後に変更された場合，その診断法・治療法・医薬品・検査法・疾患への適応などによる不測の事故に対して，著者ならびに出版社はその責を負いかねますのでご了承ください．

改訂の序

　思い起こせば，本書の改訂前である『消化器Book6うまく続ける消化管がん化学療法』の原稿依頼を受けたのは2010年秋である．編者は大阪医科大学瀧内比呂也教授であったが，まだ若手の一人であった私に声をかけていただき，素直に嬉しかったことを覚えている．当時は消化器がんの化学療法を行うのは，専門的なトレーニングを受けた腫瘍内科ではなく，消化器外科医であり，消化器内科医であった．がん薬物療法の教育や研修を十分に受けた医師が回りにいないなか，目の前の患者さんをなんとかしなくてはいけないという思いで化学療法がなされていたことは想像に難くない．そんな現状を危惧した瀧内教授が，より実践的に，より理解しやすいようにと企画されたのが，『消化器Book6うまく続ける消化管がん化学療法』であった．そのために，具体的なレジメンの投与量や投与順，支持療法の使い方の記述，実際の症例提示など，細やかな配慮がなされ，実際に多くの臨床現場で活用されたと思う．その後月日は流れ，消化器がん薬物療法にもさまざまな新薬や，新たな治療戦略が登場してきた．がん薬物療法の教育や研修を受けた医師の数は増えてはいるものの，いまだに治療の主体は消化器外科医であり，消化器内科医であることは事実である．残念ながら，初版を企画された瀧内先生は最早この世におられないが，その意思を受け継ぎ，目の前の患者さんの治療に役に立つような実践的な本となるよう，この改訂版を世に出すとともに，瀧内先生のご冥福を祈りたいと思う．

　本書では，初版の，"うまく続ける"部分を残しつつ，この5年間の間に変更があった新しい治療法を組み込んだ．選択肢は増したが，何をどのように行っていくか，そして副作用をどのようにコントロールしていくかなど，多彩な臨床判断が迫られるようになった．「食道がん」での術前化学療法，「胃がん」ではオキサリプラチン，ラムシルマブの承認，「大腸がん」ではAll *RAS*検査の導入や，TAS102やレゴラフェニブの承認などの変化がある．これらを患者さんひとりひとりの利益として還元できることを，本書では心掛けた．

　また，要望の多かった，「肝臓がん」「胆道がん」「膵臓がん」も加え，真の意味での"消化器がん"薬物療法となったことが，今回の改訂の一番の収穫である．肝胆膵がんの編者には，この分野において早期開発から第Ⅲ相試験まで幅広く活躍されている森実千種先生をお迎えした．最新の知見とともに，"うまく続ける"エッセンスがつまった内容となっており，これから消化器がん薬物療法を行おうとしている医師にぜひ手を取って見ていただき，目の前の患者さんの治療に役に立てていただきたいと思う．

2016年3月

加藤　健

初版の序

　消化管がんについては，食道がん，胃がん，大腸がんに関する各治療ガイドラインが発刊されている．しかしながら実臨床においては，各ガイドラインの推奨する治療法が必ずしも適応とならないケースもあり，その取扱いには十分な注意をはらうことが肝要である．なぜなら各ガイドライン作成のベースとなる臨床試験によって得られたエビデンスは，厳格な選択基準を満たした患者を対象としたデータだからである．むしろ実臨床では，それら選択基準を満たさない症例も数多く存在し，そのようなケースの治療選択には慎重な対応が求められる．例えば食道がんでは，高齢者の患者も多く，シスプラチンの取り扱いには十分な注意が必要だ．また胃がんでは，臨床試験の対象とはなりにくい腹膜転移症例も多々あり，必ずしもガイドラインで推奨された治療法が適応とならないケースも多いと思う．そして大腸がんにおいては，ガイドラインが推奨するファーストラインの標準的治療も多種多様であり，症例によっては何がベストの選択になるのか悩まれるケースもあると思う．その一方で消化管がんにおいては，分子標的治療薬の果たす役割も大きく，それら薬剤のもつ特有の副作用を十分理解して対応することも，治療継続に際してきわめて重要である．

　本書の企画に際して，それら実際の医療現場で先生方が疑問に思える点や不安を覚える点に応えるべく，最新のエビデンスのみならずガイドラインが推奨する標準的治療の適応とはならない高齢者や緩和的治療も項目の一部として取り上げさせていただいた．そして各項目を担当していただいた専門家の先生方には，これから消化管がんの化学療法に取り組もうとする後期研修医にも理解できるようなわかりやすい解説をお願いした．さらに専門家の立場から，なるほどと思われる治療のコツもご紹介いただくようにお願いした．これら専門家にご紹介いただいた貴重な治療に関するエッセンスは，後期研修医や若い消化器内科医にとって，自らが判断して診療するための礎となるはずである．これから消化管がん患者と接する機会のある先生方のみならず経験豊富な先生方のご要望にも沿う内容となっており，是非本書をご活用いただき，患者個々の病態に即した治療を実践していただけたら幸いである．

2011年8月

瀧内比呂也

うまく続ける！ 消化器がん薬物療法の基本とコツ

目次

改訂の序 .... 加藤　健
初版の序 .... 瀧内比呂也
付録① 減量？延期？ うまく続けるために知っておくべき6つのこと .... 加藤　健
付録② 消化器がんの主な臨床試験
略語一覧

第1章　食道がん

① 根治的化学放射線療法
CF＋RT療法 .... 加藤　健　20

② 術前補助化学療法
CF療法 .... 竹内裕也，北川雄光　30

③ 切除不能進行・再発食道がんに対する薬物療法
CF療法，タキサン（DTX単独療法，PTX単独療法） .... 川上武志，對馬隆浩　36

④ 知っておくべき副作用対策 .... 原　浩樹　41

第2章　胃がん

① ファーストラインの選択
S-1＋CDDP療法のエビデンスと実際 .... 中島貴子　45

② 高齢者に対する胃がん薬物療法の選択
S-1単独，S-1＋CDDP療法 .... 佐藤　温　52

③ セカンドラインの選択
CPT-11単独療法，wPTX（±ラムシルマブ） .... 廣中秀一　60

CONTENTS

❹ **S-1 術後補助化学療法後の再発に対する選択**
CPT-11（＋CDDP），PTX（＋ラムシルマブ），DTX，XP 療法
　　松本寛史，川添彬人，設楽紘平　69

❺ **HER2 陽性胃がんに対する治療選択**
トラスツズマブ＋XP 療法（カペシタビン＋CDDP）　　佐藤太郎　73

❻ **胃がんに対する術後補助化学療法の選択**
S-1 単独療法，カペシタビン＋オキサリプラチン療法　　吉川貴己　81

❼ **腹腔内洗浄細胞診陽性（CY1）胃がんに対する治療**
S-1 単独療法，S-1 ＋ CDDP 療法，S-1 ＋ DTX 療法，S-1 ＋オキサリプラチン療法
　　藤谷和正　92

❽ **術前補助化学療法**
S-1 ＋ CDDP 療法　　岩崎善毅　99

❾ **知っておくべき副作用対策**　　後藤愛実　105

第3章　大腸がん

❶ **All *RAS* 野生型大腸がんのファーストラインの選択**
FOLFIRI/FOLFOX ＋ベバシズマブ / セツキシマブ / パニツムマブなど
　　河合貞幸，山﨑健太郎　113

❷ ***RAS* 変異型大腸がんのファーストラインの選択**
FOLFIRI / FOLFOX4 / mFOLFOX6 / XELOX / FOLFOXIRI ±ベバシズマブ，
5-FU ＋ LV / カペシタビン±ベバシズマブ
　　柴田義宏，馬場英司　121

❸ **ファーストラインにおけるメンテナンス療法の実際**
5-FU ＋ LV 療法±ベバシズマブ，カペシタビン±ベバシズマブ　　仁科智裕　127

❹ **All *RAS* 野生型大腸がんのセカンドラインの選択**　　野口正朗，吉野孝之　134

❺ ***RAS* 変異型大腸がんのセカンドラインの選択**
bevacizumab beyond progression（BBP）も含めて　　島本福太郎　143

❻ **All *RAS* 野生型大腸がんのサードライン**
セツキシマブ / パニツムマブ，レゴラフェニブ / TAS-102　　嶋田　顕　149

❼ レゴラフェニブ，TAS-102の使い方と選択
　　　　　　　　　　　　　　　　　　　　　　　　　　　飯泉 桜，沖田南都子　153

❽ 大腸がんに対する術後補助化学療法の考え方
　5-FU＋LV療法（RPMI法）とUFT＋LV療法，カペシタビン療法，FOLFOX療法，XELOX療法
　　　　　　　　　　　　　　　　　　　　石川敏昭，石黒めぐみ，植竹宏之　160

❾ 知っておくべき主な副作用対策　　　　　　　　　　　　　　　板垣麻衣　170

第4章　胆膵がん

❶ 切除不能進行・再発膵がんに対する薬物療法
　GEM単独療法，S-1，FOLFIRINOX，GEM＋nab-PTX
　　　　　　　　　　　　　　　　　　　　　　　　　　　　　　尾阪将人　183

❷ 膵がんに対する術後補助化学療法の選択
　S-1療法，GEM療法　　　　　　　　　　　　　　　　　　　　福冨　晃　190

❸ 切除不能進行・再発胆道がんに対する薬物療法
　GEM＋CDDP併用療法，GEM単独療法，S-1単独療法　　　　　金井雅史　199

❹ 胆道がんに対する術後補助化学療法の考え方　　　　　　　　　仲地耕平　205

❺ 知っておくべき副作用対策　　　　　　　　　　　　　　　　　上野　誠　208

第5章　肝がん

❶ 切除不能進行肝がんに対する薬物療法
　ソラフェニブ単独療法　　　　　　　　　　　　　　　　　　鈴木英一郎　215

❷ 切除不能進行肝がんに対する動注化学療法の考え方
　低用量FP肝動注，IFN併用5-FU肝動注，CDDP肝動注　　山下竜也，金子周一　221

❸ 知っておくべき主な副作用対策
　ソラフェニブの主な副作用と対策　　　　　　　　　　　　　　萩原淳司　227

第6章 神経内分泌腫瘍・神経内分泌がん（NET・NEC）

❶ 切除不能進行神経内分泌腫瘍（NET）に対する薬物療法
ソマトスタチンアナログ，エベロリムス，スニチニブ，ストレプトゾシン ……………… 伊藤鉄英　232

❷ 切除不能進行神経内分泌がん（NEC）に対する薬物療法
EP療法，IP療法 ……………………………………………………………………… 森実千種　237

❸ 知っておくべき副作用対策 …………………………………………………………… 奥山浩之　241

第7章 臨床力を鍛えるCase Study

❶ 大量腹水を有する胃がんに対する薬物療法
症例提示 ………………………………………………………………………………… 岩佐　悟　247
Strategy ① ……………………………………………………………… 三谷誠一郎，門脇重憲　249
Strategy ② ………………………………………………………………… 寺澤哲志，後藤昌弘　251
Strategy ③ 実際の治療 ………………………………………………………………… 岩佐　悟　253

❷ 高齢者大腸がんに対する薬物療法
症例提示 ………………………………………………………………… 成田有季哉，高張大亮　257
Strategy ① ………………………………………………………………… 髙島淳生，濱口哲弥　258
Strategy ② ……………………………………………………………… 笹原由理子，武田弘幸　261
Strategy ③ 実際の治療 ………………………………………………………………… 高張大亮　263

❸ 局所進行膵がんに対する化学療法・化学放射線療法
症例提示 ……………………………………………………………………………… 佐々木満仁　265
Strategy ① ……………………………………………………………………………… 戸髙明子　266
Strategy ② ……………………………………………………………………………… 高田良司　268
Strategy ③ 実際の治療 ……………………………………………………………… 佐々木満仁　270

索　引 ……………………………………………………………………………………………… 273

付録❶

減量？延期？
うまく続けるために知っておくべき6つのこと

加藤　健

　一部の特殊な例を除き，減量，延期を行う規準は大まかに「Grade4血液毒性あるいは，Grade3の非血液毒性を前コースで経験した場合には，その毒性に関連している薬剤を減量し，薬剤に関連する有害事象が治療前のレベルに戻るまで延期」というようなものである．しかし，それだけでは不十分であることも事実である．ここではエビデンスを実際の患者さんに用いるときに，知っておくべき6つのことについて述べたいと思う．科学的な記述ではなく，また多分に個人的な意見が含まれているが，参考にしてもらえればと思う．

❶ その標準治療は，この患者さんにそのまま使えるのか
❷ 薬剤の特性を知る
❸ 治療の目的に応じた戦略をとる
❹ 支持療法，緩和治療をフル活用する
❺ 抗がん剤治療をすること自体が目的ではない
❻ 患者さんの日常生活を想像しよう

❶ その標準治療は，この患者さんにそのまま使えるのか

　標準治療は，臨床試験によって示されたエビデンスに，臨床医のコンセンサスを加えて決定されるが，臨床試験は集団を対象として比較を行ったものであり，個々の患者さんの状態や背景によっては期待される効果よりもリスクのほうが高くなる可能性がある．また，実臨床に比較して，臨床試験に入った患者さんは，臓器機能や状態もよく，若い集団であることが多い．高齢者や臓器機能が低下している患者さんに対しては適切な減量や，治療間隔の延長などを考慮する必要がある．また逆に，状態が悪いからといってすべての抗がん剤をやめてしまうのではなく，可能な薬剤から開始し，状態が改善すれば，標準治療に近い形で治療を行うことを目指す．

❷ 薬剤の特性を知る

　代謝経路を知ることで，薬剤を臓器機能に応じて使い分けることが可能である．例えば，腎機能障害があってもタキサン系薬剤の減量の必要はないが，腹水が中等度〜大量にある場合には，腹水中に薬剤が蓄積するため減量が必要である．感染のリスクが高い*RAS*野生型大腸がんには，殺細胞剤はリスクが高いが，抗EGFR抗体単剤では比較的安全に投与できる．ビリルビンが多少上昇している場合には，イリノテカンは禁忌であるが，5-FUやオキサリプラチンは比較的安全に投与できることも知っておく必要がある．

❸ 治療の目的に応じた戦略をとる

　治療の目的により，どの程度のリスクを許容するか変わってくる．術前の治療であれば，その患者さんの予後を左右するのは手術であるので，毒性が最小限になるよう減量し，場合によっては早期に打ち切り手術を行う．局所進行がんで，化学療法の効果により根治的な治療ができる可能性がある場合には，支持療法を併用しつつ強力な治療をがんばる．治癒が望めない治療の場合には，毒性とのバランスと，本人の希望や状態を考慮しつつ，適切な休薬期間を置きながら継続する．

❹ 支持療法，緩和治療をフル活用する

　大量腹水にてPSが低い患者さんには，腹水ろ過濃縮再静注法（CART）などを行うことで，PSを改善してから化学療法を行う．肝転移により閉塞性黄疸をきたし，肝機能低下している患者さんには，PTCDや胆管ステントなどで黄疸を改善して行う．原発や腹膜播種などによる腸管閉塞に対しては，腸管ステントや，人工肛門造設術などを行う．オピオイドや抗がん剤による吐き気が強い場合には，オランザピン，プロクロルペラジンなどを併用しながら治療を行う．ココがよくなれば，これができるというポイントを知っておこう．年単位で予後が変わってくることもある．

❺ 抗がん剤治療をすること自体が目的ではない

　「なにも治療をしていないと不安だから，なんでもよいのでがんに対する治療をしてほしい」このような声は患者家族や，本人，たまに主治医などから聞こえることがある．これは治療自体が目的となってしまい，"よい状態でできるだけ長く過ごす"という本来の目的が忘れられているケースである．抗がん剤を行わないほうが，"よい状態を長く継続"する確率が高い場面はある．より広い視点から担当医が提案を行う．また，逆に抗がん剤が著効した場合などは，蓄積毒性のあるプラチナ系やタキサン系の休薬，状況によってはすべての治療のChemo-Vacationを考慮してもよい．毒性や体力だけでなく，精神的な部分の回復には大きなメリットがある．

❻ 患者さんの日常生活を想像しよう

　当然であるが，治療は患者さんの人生の一部であり，病院にいる時間はそのなかの数％である．日常生活を送るにあたり，家族からのサポートが受けられるのか，どのようなサポートがあれば，患者さんと家族がよい日常を送れるのかを具体的に考えることが必要である．患者さんが実際に困っていることも，医師には言いにくいが，看護師やソーシャルワーカーには言うことがある．人間関係や，金銭面，仕事など様々なことに寄り添うことと，介護保険をはじめ社会的なリソースを上手に用いていくことが重要である．

■ 文　献

Tanai C, Nakajima TE, Nagashima K, Kato K, Hamaguchi T, Yamada Y, Muro K, Shirao K, Kunitoh H, Matsumura Y, Yamamoto S, Shimada Y : Characteristics and outcomes of patients with advanced gastric cancer who declined to participate in a randomized clinical chemotherapy trial. J Oncol Pract, 7 : 148-153, 2011

付録❷ 消化器がんの主な臨床試験

A）食道がん

試　験	phase	概　要	文　献
化学放射線療法			
RTOG85-01	Ⅲ	食道がんに対する放射線療法と化学放射線療法の第Ⅲ相試験	Herskovic A：N Engl J Med 326：1593-1598, 1992
RTOG94-05	Ⅲ	食道がんに対する高線量（64.8Gy）と低線量（50.4Gy）化学放射線療法の第Ⅲ相ランダム化比較試験	Minsky BD：J Clin Oncol 20：1167-1174, 2002
JCOG9906	Ⅱ	Sage Ⅱ，Ⅲ進行食道がんに対する化学放射線療法同時併用療法の第Ⅱ相臨床試験	Kato K：Int J Radiat Oncol Biol Phys 81：684-690, 2010
mRTOG	Ⅱ	Stage Ⅱ，Ⅲ進行食道がんに対する化学放射線療法（50.4Gy）同時併用療法の第Ⅱ相臨床試験	Kato K：Jpn J Clin Oncol 43：608-615, 2013
JCOG0604	Ⅰ／Ⅱ	Sage Ⅱ／Ⅲ（T4を除く）食道がんに対するS-1＋CDDPを同時併用する化学放射線療法の第Ⅰ／Ⅱ相試験	Tahara M：Cancer Sci 106：1414-1420, 2015
JCOG0909	Ⅱ	Sage Ⅱ／Ⅲ（T4を除く）食道がんに対する根治的化学放射線療法＋／－救済治療の第Ⅱ相試験	
JCOG9708	Ⅱ	Stage Ⅰ（T1N0M0）食道がんに対する放射線と抗がん剤（CDDP/5-FU）同時併用療法の第Ⅱ相試験	Kato H：Jpn J Clin Oncol 39：638-643, 2009
JCOG0502	Ⅲ	Sage Ⅰ（clinical-T1N0M0）食道がんに対する食道切除術と化学放射線療法同時併用療法（CDDP＋5-FU＋RT）のランダム化比較試験	
PRODIGE5	Ⅲ	食道がんに対する5-FU/CDDPもしくはFOLFOX併用化学放射線療法のランダム化比較第Ⅲ相試験	Conroy T：Lancet Oncol 15：305-314, 2014
SCOPE1	Ⅱ／Ⅲ	食道がん患者に対する放射線化学療法±セツキシマブ療法：多施設共同第Ⅱ／Ⅲ相ランダム化試験	Crosby T; Lancet Oncol 14：627-637, 2013
RTOG0436	Ⅲ	切除不能な食道がんに対する放射線化学療法同時併用療法（PTX＋CDDP＋RT）±セツキシマブ療法のランダム化第Ⅲ相比較試験	
NICE	Ⅱ	切除不能な食道がんに対する放射線化学療法同時併用療法（5-FU＋CDDP＋RT）±ニモツズマブ療法のランダム化第Ⅱ相比較試験	
術前術後化学（放射線）療法			
JCOG8806	Ⅲ	食道がん手術症例に対する補助化学療法の第Ⅲ相試験	Ando N：J Thorac Cardiovasc Surg 114：205-209, 1997
JCOG9204	Ⅲ	食道がん術後化学療法（CDDP＋5-FU）のランダム化比較試験（第Ⅲ相）	Ando N：J Clin Oncol 21：4592-4596, 2003
JCOG9907	Ⅲ	Sage Ⅱおよび Ⅲ胸部食道がんに対する5-FU＋CDDP術前補助化学療法と術後補助化学療法のランダム化比較試験	Ando N：Ann Surg Oncol 19：68-74, 2012
OE02	Ⅲ	食道がんに対する術前補助化学療法＋手術と手術単独のランダム化試験	MRC：Lancet 359：1722-1734, 2002
CALGB9781	Ⅲ	食道がんに対する集学的治療と外科的切除単独療法の比較．第Ⅲ相ランダム化比較試験	Tepper J：J Clin Oncol 26：1086-1092, 2008
CROSS	Ⅲ	食道がん／食道胃接合部がんに対する手術単独療法と術前化学放射線療法＋手術療法の再発形式の検討	van Hagen P：N Engl J Med, 366：2074-2084, 2012
FFCD 9901	Ⅲ	Sage Ⅰor Ⅱ食道がんに対する外科的切除単独治療と術前化学放射線療法の比較．多施設ランダム化比較試験	Mariette C：J Clin Oncol 32：2416-2422, 2014
JCOG1109/NExT	Ⅲ	CDDP＋DTXによる術前補助化学療法と5-FU＋CDDP＋照射による術前補助化学放射線療法を比較するランダム化比較試験	Nakamura K：Jpn J Clin Oncol, 43：752-725, 2013
進行再発がんに対する化学療法			
JCOG8807	Ⅱ	切除不能，再発食道がんに対するCDDP＋5-FUの第Ⅱ相臨床試験	Iizuka T et al：Jpn J Clin Oncol 22：172-176, 1992
JCOG9407	Ⅱ	進行食道がんおよび切除後再発例に対するCDDP＋5-FU療法（連続投与）の第Ⅱ相試験	Hayashi K：Jpn J Clin Oncol 31：419-423, 2001
JCOG9905-DI	Ⅱ	進行食道がんおよび切除後再発例に対するネダプラチン＋5-FU併用療法の第Ⅱ相臨床試験	Kato K：Esophagus 11：183-188, 2014
JCOG0807	Ⅰ／Ⅱ	切除不能または再発食道がんに対するDTX，CDDP，5-FU併用療法の臨床第Ⅰ／Ⅱ相試験	Hironaka S：Cancer Sci 105：1189-1195, 2014
JCOG1314/MIRACLE	Ⅲ	切除不能または再発食道がんに対するCF（CDDP＋5-FU）療法とbDCF（biweekly DTX＋CF）療法のランダム化第Ⅲ相比較試験	Kataoka K：Jpn J Clin Oncol 45：494-498, 2015

B) 胃がん

試験	phase	概要	文献
一次化学療法			
JCOG9205	III	切除不能進行胃がんに対する5-FU持続静注療法／5-FU＋CDDP療法／UFT＋MMC療法による第III相試験	Ohtsu A：J Clin Oncol 21：54-59, 2003
JCOG9912	III	切除不能または再発胃がんに対する5-FU持続静注（5-FUci）療法／CPT-11＋CDDP併用（CP）療法／S-1単独（S-1）療法による第III相試験	Boku N：Lancet Oncol 10：1063-1069, 2009
SPIRITS	III	進行胃がんに対する1stライン治療としてのS-1＋CDDP療法とS-1単独療法の第III相試験	Koizumi W：Lancet Oncol 9：215-221, 2008
TOP002/GC301	III	切除不能進行・再発胃がんに対するS-1 vs S-1＋CPT-11 第III相市販後臨床試験	Narahara H：Gastric Cancer 14：72-80, 2011
JACCRO GC-03/START	III	進行再発胃がんに対するS-1単独療法とS-1＋DTX併用療法の第III相ランダム化比較試験	Koizumi W：J Cancer Res Clin Oncol 140：319-328, 2014
G-SOX	III	化学療法未治療の進行再発胃がんに対するS-1＋CDDP療法とS-1＋L-OHP療法の無作為化比較第III相臨床試験	Yamada Y：Ann Oncol 26：141-148, 2015
REAL2	III	進行胃食道（OG）がん患者を対象としてカペシタビンとフルオロウラシル、オキサリプラチンとCDDPとを比較したランダム化多施設第III相試験	Cunningham D：N Engl J Med 358：36-46, 2008
EXPAND	III	食道胃接合部を含む進行胃腺がん患者を対象とした一次療法としてのカペシタビン、CDDPとセツキシマブ併用療法とXP療法の非盲検無作為化多施設共同第III相比較試験	Lordick F：Lancet Oncol 14：490-409, 2013
AVAGAST	III	進行胃がん患者を対象とした、1stライン治療におけるカペシタビンおよびCDDPにベバシズマブを併用する群とカペシタビンおよびCDDPにプラセボを併用する群を比較する二重盲検無作為化多施設共同第III相臨床試験	Ohtsu A：J Clin Oncol 29：3968-3976, 2011
REAL3	III	未治療の進行食道・胃がん患者に対するepirubicin＋oxaliplatin＋capecitabine±panitumumab療法：第III相オープンラベルランダム化試験	Waddell T：Lancet Oncol 14：481-489, 2013
JCOG1013/ADOPT	III	切除不能進行・再発胃がんを対象としたS-1＋CDDP併用（CS）療法とDTX＋CDDP＋S-1併用（DCS）療法のランダム化第III相試験	
PHENIX-GC	III	腹膜播種を伴う胃がんに対するS-1＋PTX経静脈・腹腔内併用療法／S-1＋CDDP併用療法による第III相臨床試験	
JCOG1108/WJOG7312G	II/III	高度腹水を伴うまたは経口摂取不能の腹膜転移を有する胃がんに対する5-FU＋l-LV療法 vs FLTAX（5-FU/l-LV＋PTX）療法のランダム化第II/III相比較試験	
二次化学療法			
AIO	III	胃がん二次化学療法患者に対するイリノテカン単剤療法と、BSCを比較する第III相ランダム化比較試験	Thuss-Patience PC：Eur J C, 47：2306-2314, 2011
Korea	III	イリノテカンあるいはDTX単剤療法と、BSCを比較する、第III相ランダム化比較試験	Kang JH：J Clin Oncol. 30：1513-1518, 2012
COUGAR-02	III	DTXとBSCを比較する第III相ランダム化試験	Ford HE：Lancet Oncol 15：78-86, 2014
JCOG0407	II	初回化学療法不応（フッ化ピリミジン系抗がん剤を含む化学療法に対して不応）の腹膜転移を有する進行・再発胃がんに対するbest available 5-FU療法 vs PTX少量分割療法によるランダム化第II相試験	Nishina T：Gastric Cancer 2015 Sep
WJOG 4007	III	切除不能進行胃がんにおける2ndラインとしてイリノテカンとPTXを比較した非盲検無作為化第III相試験	Hironaka S：J Clin Oncol 31：4438-4444, 2013
TRICS	III	S-1単独療法に治療抵抗性を示した進行・再発胃がんに対するCPT-11＋CDDP併用化学療法 vs CPT-11単独療法の無作為化比較第III相臨床試験	
JACCRO GC-05	II/III	初回S-1療法に治療抵抗性を示した進行・再発胃がんに対する二次化学療法：CPT-11単独療法 vs S-1＋CPT-11併用化学療法の無作為化比較第II/III相臨床試験	Tanabe K：Ann Oncol 26：1916-1922, 2015
TCOG GI-0801	III	S-1単剤またはS-1を含む併用療法に治療抵抗性を示した進行・再発胃がんに対するCPT-11＋CDDP併用療法 vs CPT-11単独療法の無作為化比較第III相試験	Higuchi K：Eur J Cancer 50：1437-1445, 2014
REGARD	III	プラチナ製剤またはフッ化ピリミジン系薬剤を含む併用療法後に進行した胃・胃食道接合部腺がんに対するBSC±ラムシルマブの二重盲検プラセボ対照無作為化第III相試験	Fuchs CS：Lancet 383：31-39, 2014
RAINBOW	III	プラチナ製剤＋フッ化ピリミジン系剤を含む併用化学療法施行後に病勢が進行した切除不能胃および胃食道接合部腺がんに対するラムシルマブ＋PTX vs プラセボ＋PTXの国際共同二重盲検無作為化第III相試験	Wilke H：Lancet Oncol 15：1224-1235, 2014

試　験	phase	概　要	文　献
HER2陽性胃がん一次化学療法			
ToGA	Ⅲ	HER2陽性進行胃がんまたは食道胃接合部がん治療としてのトラスツズマブ＋化学療法 vs 化学療法単独の比較：第Ⅲ相オープンラベルコントロール対照無作為化試験	Bang YJ：Lancet 376：687-697, 2010
TRIO-013/LOGiC	Ⅲ	HER2陽性切除不能・進行胃・食道胃接合部がんに対するカペシタビン＋L-OHP±ラパチニブの無作為化第Ⅲ相試験	Hecht JR：J Clin Oncol 34：443-451, 2016
HERBIS-1	Ⅱ	HER2陽性・測定可能病変を有する進行再発胃がんに対するTS-1＋CDDP＋トラスツズマブ（SPT）3週間サイクル併用療法第Ⅱ相試験	Kurokawa Y：Br J Cancer 110：1163-1168, 2014
HER2陽性胃がん二次化学療法			
TYTAN	Ⅲ	ErbB2遺伝子増幅を示す胃がん患者に対する二次化学療法としてのラパチニブとPTX毎週投与法の併用療法の第Ⅲ相試験	Satoh T：J Clin Oncol 32：2039-2049, 2014
JFMC45-1102	Ⅱ	前治療歴を有するHER2強陽性（IHC3＋または，IHC2＋かつFISH＋）進行・再発胃がん症例を対象とするトラスツズマブ＋PTX併用療法-第Ⅱ相試験	
GATSBY	Ⅱ／Ⅲ	治療歴のある局所進行または転移性のHER2陽性胃がん患者を対象とした，TDM-1の有効性および安全性をタキサンと比較検討するランダム化多施設共同アダプティブ第Ⅱ／Ⅲ相試験	
WJOG7112G/T-ACT	Ⅱ	フッ化ピリミジン系薬剤，プラチナ系薬剤，トラスツズマブに不応となった進行・再発HER2陽性胃がん・食道胃接合部がんに対するwPTX＋トラスツズマブ併用療法 vs wPTX療法のランダム化第Ⅱ相試験	
術前術後化学療法			
ACTS-GC	Ⅲ	StageⅡ/Ⅲ胃がんに対するTS-1を用いた術後補助化学療法 vs 手術単独療法の第Ⅲ相無作為化試験	Sakuramoto S：N Engl J Med 357：1810-1820, 2007/Sasako M：J Clin Oncol 29：4387-4393, 2011
CLASSIC	Ⅲ	カペシタビン＋オキサリプラチンによる，D2郭清を伴う胃がん切除術後補助化学療法：オープンラベル無作為化比較第Ⅲ相試験	Bang YJ：Lancet 379：315-321, 2012
JCOG1104	Ⅲ	病理学的StageⅡ胃がんに対するS-1術後補助化学療法の期間短縮の意義を検討するランダム化比較第Ⅲ相試験	
JCOG0002-DI	Ⅱ	4型胃がんに対する術前TS-1単独療法の第Ⅱ相試験	
JCOG0210	Ⅱ	根治切除可能な大型3型・4型胃がんに対する術前S-1＋CDDP併用療法の安全性確認試験	Iwasaki Y：J Surg Oncol 107：741-745, 2013
JCOG0501	Ⅲ	根治切除可能な大型3型・4型胃がんに対する術前S-1＋CDDP併用療法による第Ⅲ相試験	
JCOG0001	Ⅱ	高度リンパ節転移を伴う進行胃がんに対する術前CPT-11＋CDDP療法＋外科切除の第Ⅱ相臨床試験	Yoshikawa T：Br J Surg 96：1015-1022, 2009
JCOG0405	Ⅱ	高度リンパ節転移を伴う進行胃がんに対する，術前S-1＋CDDP併用療法＋外科切除の第Ⅱ相臨床試験	Tsuburaya A：Br J Surg 101：653-660, 2014
JCOG1002	Ⅱ	高度リンパ節転移を伴う進行胃がんに対する術前DTX＋CDDP＋S-1の第Ⅱ相試験	

C) 大腸がん

試　験	phase	概　要	文　献
一次化学療法			
GERCOR V308	Ⅲ	切除不能大腸がんに対する初回化学療法としてFOLFOX療法とFOLFIRI療法を比較した第Ⅲ相試験	Tournigand C：J Clin Oncol 22：229-237, 2004
OPTIMOX1	Ⅲ	進行結腸・直腸がんにおけるFOLFOX 4 または Stop and Go 形式によるFOLFOX7のランダム化比較試験	Tournigand C：J Clin Oncol 24：394-400, 2006
OPTIMOX2	Ⅱ	OPTIMOX1試験のB群のオキサリプラチンの用量を減量したOPTIMOX1レジメンを対照群とし，維持療法のsLV5FU2を施行せずChemo free interval(CFI)を設けるOPTIMOX2レジメンとのランダム化比較第Ⅱ相試験	Chibaudel B：J Clin Oncol 27：5727-5733, 2009
AVF2107g	Ⅲ	切除不能・進行再発大腸がんに対しIFL療法にベバシズマブを併用した際の効果を検討した第Ⅲ相試験	Hurwitz H：N Engl J Med 350：2335-2342, 2004
BICC-C	Ⅲ	転移性結腸・直腸癌の1stライン治療におけるCPT-11＋fluoropyrimidineの投与方法（持続静注，ボーラス静注あるいは経口）に関するランダム化第Ⅲ相比較試験	Fuchs CS：J Clin Oncol 25：4779-4786, 2007
NO16966	Ⅲ	FOLFOX4療法もしくはXELOX療法にベバシズマブを併用した効果を比較した第Ⅲ相試験	Saltz LB：J Clin Oncol 26：2013-2019, 2008
AVF2192g	Ⅱ	イリノテカンやオキサリプラチンを含む併用療法ができない場合，5-FU/LV療法にベバシズマブを併用した際の効果を検討した第Ⅱ相試験	Kabbinavar FF：J Clin Oncol 23：3697-3705, 2005

試験名	相	概要	出典
AVEX	III	高齢の未治療転移性大腸がん患者へのカペシタビン＋ベバシズマブ療法の第III相試験	Cunningham D：Lancet Oncol 14：1077-1085, 2013
SOFT	III	切除不能進行・再発大腸がんに対するS-1/L-OHP（SOX）＋BV療法 vs mFOLFOX6＋BVのランダム化比較第III相試験	Yamada Y：Lancet Oncol 14：1278-1286, 2013
TRICOLORE	III	切除不能大腸がん一次治療におけるS-1, イリノテカン, ベバシズマブ併用療法の有用性を検証する第III相試験	
STOP and GO	II	切除不能進行・再発大腸がん初回化学療法患者を対象としたカペシタビン・オキサリプラチン併用療法（XELOX）Stop and Go第II相試験	Yalcin S：Oncology 85：328-335, 2013
CAIRO3	III	切除不能進行・再発大腸がんを対象に, 導入療法後のカペシタビン＋ベバシズマブによる維持療法と経過観察を比較した第III相試験	Simkens LH：Lancet 385：1843-1852, 2015
CONcePT	III	L-OHP投与前後にCa/Mgを投与した場合の, 末梢神経障害の発現頻度や程度が検討された第III相試験	Hochester HS：Ann Oncol 25：1172-1178, 2014
AIO KRK 0207	III	切除不能進行・再発大腸がんに対する1stライン治療としてのフッ化ピリミジン系製剤（FU）＋L-OHP＋ベバシズマブ療法後のFU＋ベバシズマブ療法, ベバシズマブ単剤療法, 無治療による維持療法戦略：第III相非劣性試験	Hegewisch-Becker S：Lancet Oncol 16：1355-1369, 2015
SAKK 41/06	III	切除不能進行・再発大腸がんに対するベバシズマブ併用1stライン治療後のベバシズマブ継続と非継続の比較：ランダム化第III相非劣性試験	Koeberle D et al：Ann Oncol 26：709-714, 2015
MACRO	III	転移を有する大腸がんにおけるXELOX＋ベバシズマブ療法6サイクル投与後の維持療法としてのベバシズマブ単剤投与を検討した第III相試験	Diaz-Rubio E：The Oncologist 17：15-25, 2012
OPUS	II	FOLFOX療法にセツキシマブを併用した効果を検討した第II相試験	Bokemeyer C：Ann Oncol 22：1535-1546, 2011
CRYSTAL	III	FOLFIRI療法にセツキシマブを併用した効果を検討した第III相試験	Van Cutsem E：J Clin Oncol 29：2011-2019, 2011
PRIME	III	FOLFOX療法にパニツムマブを併用した効果を検討した第III相試験	Douillard JY：J Clin Oncol 28：4697-4705, 2010
PEAK	II	切除不能進行・再発大腸がんにおける1stライン治療としてのmFOLFOX6＋パニツムマブとmFOLFOX6＋ベバシズマブのランダム化比較第II相試験	Schwartzberg LS：J Clin Oncol 32：2240-2247, 2014
FIRE-3	III	*KRAS*野生型の切除不能進行・再発大腸がんに対する1stラインとしてのFOLFIRI＋セツキシマブ療法とFOLFIRI＋ベバシズマブ療法のランダム化比較第III相試験	Heinemann V：Lancet Oncol 15：1065-1075, 2014
CALGB 80405	III	未治療の切除不能進行・再発大腸腺がん患者に対するFOLFIRI/mFOLFOX6とベバシズマブまたはセツキシマブ併用の第III相試験	Lenz H：ESMO 2014 abstract 5010
TRIBE	III	切除不能進行・再発大腸がんに対する1stラインとしてのFOLFOXIRI＋ベバシズマブ療法 vs FOLFIRI＋ベバシズマブ療法の第III相試験	Loupakis F：NEJM 371：1609-1618, 2014
二次化学療法			
ECOG3200	III	イリノテカンによる治療歴を有する転移性結腸・直腸がんに対するベバシズマブ単独療法, FOLFOX 4療法, FOLFOX4＋ベバシズマブ併用療法の有効性を比較した第III相試験	Giantonio BJ：J Clin Oncol 25：1539-1544, 2007
20050181	III	転移性結腸・直腸がんに対し, 2ndラインにおけるFOLFIRI療法とFOLFIRI＋パニツムマブ併用療法の比較検討試験	Peeters M：J Clin Oncol 28：4706-4713, 2010
EPIC	III	EGFR陽性の転移性大腸がんに対する2ndラインにおけるイリノテカン単独療法とイリノテカン＋セツキシマブ併用療法の比較検討試験	Sobrero AF：J Clin Oncol 26：2311-2319, 2008
ML18147	III	切除不能進行・再発大腸がんに対する一次化学療法増悪後のベバシズマブ継続投与：第III相ランダム化試験	Bennouna J：Lancet Oncol 14：29-37, 2013
SPIRITT	II	*KRAS*野生型の切除不能進行・再発大腸がん患者に対する2ndライン治療におけるFOLFIRI＋パニツムマブとFOLFIRI＋ベバシズマブのランダム化比較第II相試験	Hecht JR：Clin Colorectal Cancer 14：72-80, 2015
PICCOLO	III	イリノテカンにパニツムマブを併用する意義を検討した切除不能進行・再発大腸がんに対するランダム化比較第III相試験	Seymour MT, et al：Lancet Oncol 14：749-759, 2013
三次治療以降			
TRC0301	II	オキサリプラチンとイリノテカンの両方に抵抗性を示した結腸・直腸がんに対する5-FU＋LVとベバシズマブ併用療法の有効性を検討	Chen HX：J Clin Oncol 24：3354-3360, 2006
BOND	II	CPT-11抵抗性でEGFRが陽性である, 転移を有する大腸がん患者329例を対象とした無作為化第II相試験	Cunningham D: N Engl J Med 351：337-345, 2004
ASPECCT	III	既治療の*KRAS*野生型切除不能進行・再発大腸がんに対するパニツムマブ vs セツキシマブの多施設共同オープンラベル無作為化第III相試験	Price TJ：Lancet Oncol 15：569-579, 2014
CORRECT	III	治療歴のある転移性大腸がんに対するレゴラフェニブ単独療法：国際多施設共同第III相プラセボ対照ランダム化試験	Grothey A：Lancet 381：303-312, 2013
RECOURCE	III	標準治療に抵抗性となった切除不能進行・再発大腸がん患者に対するTAS-102のプラセボ対照第III相試験	Mayer RJ：NEJM372：1909-1919, 2015

術後化学療法			
NSABP C-06	III	Stage II / IIIの結腸がん患者1,608例を対象とし，術後補助化学療法におけるLV＋UFTとLV＋5-FU（RPMIレジメン）を比較	Lembersky BC: J Clin Oncol 24: 2059-2064, 2006
JCOG0205	III	Stage III結腸がんの術後補助化学療法としてのUFT＋LV vs 5-FU＋LV（RPMI）の比較試験	Shimada Y,: Eur J Cancer 50: 2231-2240, 2014
X-ACT	III	化学療法未施行のStage III結腸がんを対象に，急速静注5-FU＋LV療法に対するカペシタビン単独の非劣性を検証するランダム化比較試験	Twelves C: N Engl J Med 352: 2696-2704, 2005
ACTS-CC	III	Stage III結腸がんに対する術後補助化学療法としてのUFT＋LVに対するS-1の非劣性を検討するランダム化比較第III相試験	Yoshida M: Ann Oncol 25: 1743-1749, 2014
JCOG0910	III	Stage III大腸がんに対する術後補助化学療法としてのS-1 vs カペシタビンのランダム化第III相試験	ASCOAbstract 3512, 2015

D) 肝細胞がん

試験	phase	概要	文献
SHARP	III	進行肝細胞がん患者に対するソラフェニブ vs プラセボの第III相試験	Llovet JM: N Engl J Med 359: 378-390, 2008
Asian-Pacific	III	アジア太平洋地域で行われた，進行肝細胞がんに対するソラフェニブ vs プラセボの第III相試験	Cheng AL: Lancet Oncol 10: 25-34, 2009

E) 胆道がん

試験	phase	概要	文献
ABC-02	III	進行・再発胆道がん患者に対するGEM＋CDDP療法 vs GEMの第III相試験	Valle J: N Engl J Med 362: 1273-1281, 2010
BT22	II	進行・再発胆道がん患者に対するGEM＋CDDP療法 vs GEMのランダム化第II相試験	Okusaka T: Br J Cancer 103: 469-474, 2010

F) 膵がん

試験	phase	概要	文献
JASPAC01	III	切除後膵がん患者に対する術後補助化学療法としてのGEM vs S-1の第III相試験	ASCO abstr 4008, 2013
MPACT	III	遠隔転移を有する膵がん患者に対するGEM+weekly nab-PTX vs GEMの第III相試験	Von Hoff DD: N Engl J Med 369: 1691-1703, 2013
PRODIGE 4/ ACCORD 11	III	遠隔転移を有する膵がん患者に対するFOLFIRINOX vs GEMの第III相試験	Conroy T: N Engl J Med 364: 1817-1825, 2011
CONKO-001	III	切除後膵がん患者に対する術後補助化学療法としてのGEM vs 手術単独の第III相試験	Oettle H: JAMA 297: 267-277, 2007/JAMA 310: 1473-1481, 2013
GEST	III	進行・再発膵がん患者に対するGEM＋S-1 vs S-1 vs GEMの第III相試験	Ueno H: J Clin Oncol 31: 1640-1648, 2013

G) 神経内分泌腫瘍（NET）

試験	phase	概要	文献
RADIANT-3	III	進行膵NET患者に対するエベロリムス＋BSC vs プラセボ＋BSCの第III相試験	Yao JC: N Engl J Med 364: 514-523, 2011
A6181111	III	進行膵NET患者に対するスニチニブ vs プラセボの第III相試験	Raymond E: N Engl J Med 364: 501-513, 2011
RADIANT-4	III	進行NET（肺・消化管原発）患者に対するエベロリムス＋BSC vs プラセボ＋BSCの第III相試験	Lancet Dec 15 Epub ahead of print, 2015
PROMID	III	進行性高分化型中腸NET患者に対するオクトレオチド vs プラセボの第III相試験	Rinke A: J Clin Oncol 27: 4656-63, 2009
CLATINET	III	進行性高～中分化型NET（膵・中腸・後腸原発または原発不明）患者に対するランレオチド vs プラセボの第III相試験	Caplin ME: N Engl J Med 371: 224-233, 2014

略語一覧

ACE	：アンジオテンシン変換酵素（angiotensin-converting enzyme）	GFR	：糸球体濾過率（glomerular filtration rate）
ARB	：アンジオテンシン受容体拮抗薬（angiotensin receptor blocker）	HFS	：手足症候群（hand-foot syndrome）
ASCO	：米国臨床腫瘍学会（American Society of Clinical Oncology）	HPN	：在宅中心静脈栄養（home parenteral nutrition）
BBP	：bevacizumab beyond progression	LVEF	：左室駆出分画（left ventricular ejection fraction）
BSC	：best supportive care	MST	：生存期間中央値（median survival time）
CCr	：クレアチニンクリアランス（creatinine clearance）	OS	：全生存期間（overall survival）
Cr	：クレアチニン（creatinine）	PFS	：無増悪生存期間（progression free survival）
DDC	：病勢コントロール期間（duration of disease control）	PS	：一般状態（performance status）
DFS	：無再発生存期間（disease free survival）	PTBD	：経皮経肝胆道ドレナージ（percutaneous transhepatic biliary drainage）
DPD	：ジヒドロピリミジン脱水素酵素（dihydropyrimidine dehydrogenase）	RR	：奏効割合（response rate）
EGFR	：上皮増殖因子受容体（epidermal growth factor receptor）	SIADH	：抗利尿ホルモン不適合分泌症候群（syndrome of inappropriate secretion of antidiuretic hormone）
GCS-F	：顆粒球コロニー刺激因子（granulocyte colony-stimulating factor）	TTS	：無増悪期間（time to progression）
		VEGF	：血管内皮増殖因子（vascular endothelial growth factor）

●抗がん剤

5-FU	：フルオロウラシル（fluorouracil）
BV, Bmab	：ベバシズマブ（bevacizumab）
CDDP	：シスプラチン（cisplatin）
CPT-11, IRI	：イリノテカン（irinotecan）
DTX	：ドセタキセル（docetaxel）
GEM	：ゲムシタビン（gemcitabine）
ℓ-LV	：レボホリナート（levofolinate）
L-OHP	：オキサリプラチン（oxaliplatin）
LV	：ホリナート（folinate）
Pmab	：パニツムマブ（panitumumab）
PTX	：パクリタキセル（paclitaxel）
S-1	：テガフール・ギラメシル・オテラシル（tegafur-gimeracil-oteracil）

●奏効割合

CR	：完全奏効（complete response）
PR	：部分奏効（partial remission）
SD	：安定（stable disease）
PD	：進行（progressive disease）

執筆者一覧

【編　集】

加藤 健	国立がん研究センター中央病院消化管内科
森実千種	国立がん研究センター中央病院肝胆膵内科

【執筆者】（掲載順）

加藤 健	国立がん研究センター中央病院消化管内科		石黒めぐみ	東京医科歯科大学大学院応用腫瘍学講座
竹内裕也	慶應義塾大学医学部一般・消化器外科		植竹宏之	東京医科歯科大学大学院総合外科学分野
北川雄光	慶應義塾大学医学部一般・消化器外科		板垣麻衣	国立がん研究センター東病院薬剤部
川上武志	静岡県立静岡がんセンター消化器内科		尾阪将人	がん研究会有明病院消化器内科
對馬隆浩	静岡県立静岡がんセンター消化器内科		福冨 晃	静岡県立静岡がんセンター消化器内科
原 浩樹	埼玉県立がんセンター消化器内科		金井雅史	京都大学医学部附属病院がん薬物治療科
中島貴子	聖マリアンナ医科大学臨床腫瘍学講座		仲地耕平	帯広協会病院消化器内科
佐藤 温	弘前大学大学院医学研究科腫瘍内科学講座		上野 誠	神奈川県立がんセンター消化器内科肝胆膵
廣中秀一	千葉県がんセンター臨床試験推進部		鈴木英一郎	千葉大学医学部附属病院消化器内科
松本寛史	国立がん研究センター東病院消化管内科		山下竜也	金沢大学附属病院消化器内科
川添彬人	国立がん研究センター東病院消化管内科		金子周一	金沢大学附属病院消化器内科
設楽紘平	国立がん研究センター東病院消化管内科		萩原淳司	大阪市立大学肝胆膵内科
佐藤太郎	大阪大学大学院癌先進薬物療法開発学寄附講座		伊藤鉄英	九州大学大学院医学研究院病態制御内科学
吉川貴己	神奈川県立がんセンター消化器外科		森実千種	国立がん研究センター中央病院肝胆膵内科
藤谷和正	大阪府立急性期・総合医療センター消化器外科		奥山浩之	香川大学医学部臨床腫瘍学講座
岩崎善毅	がん・感染症センター都立駒込病院外科		岩佐 悟	国立がん研究センター中央病院消化管内科
後藤愛実	大阪医科大学附属病院薬剤部		三谷誠一郎	愛知県がんセンター中央病院薬物療法部
河合貞幸	静岡県立静岡がんセンター消化器内科		門脇重憲	愛知県がんセンター中央病院薬物療法部
山﨑健太郎	静岡県立静岡がんセンター消化器内科		寺澤哲志	大阪医科大学附属病院化学療法センター
柴田義宏	福岡和白病院腫瘍内科		後藤昌弘	大阪医科大学附属病院化学療法センター
馬場英司	九州大学大学院医学研究院九州連携臨床腫瘍学講座		成田有季哉	愛知県がんセンター中央病院薬物療法部
仁科智裕	国立病院機構四国がんセンター消化器内科		高張大亮	がん研究会有明病院消化器内科 消化器化学療法科
野口正朗	国立がん研究センター東病院消化管内科		髙島淳生	国立がんセンター中央病院消化管内科
吉野孝之	国立がん研究センター東病院消化管内科		濱口哲弥	国立がんセンター中央病院消化管内科
島本福太郎	大阪医科大学附属病院化学療法センター		笹原由理子	山形県立中央病院腫瘍内科
嶋田 顕	昭和大学江東豊洲病院腫瘍内科		武田弘幸	山形大学医学部附属病院臨床腫瘍学講座
飯泉 桜	国立がん研究センター中央病院消化管内科		佐々木満仁	国立がん研究センター中央病院肝胆膵内科
沖田南都子	国立がん研究センター中央病院消化管内科		戸髙明子	静岡県立静岡がんセンター 消化器内科
石川敏昭	東京医科歯科大学大学院総合外科学分野		高田良司	大阪府立成人病センター肝胆膵内科

うまく続ける！
消化器がん薬物療法の基本とコツ

1stライン、2ndラインのレジメン選択と休薬・減量、副作用対策のポイント

第1章	食道がん	20
第2章	胃がん	45
第3章	大腸がん	113
第4章	胆膵がん	183
第5章	肝がん	215
第6章	神経内分泌腫瘍・神経内分泌がん（NET・NEC）	232
第7章	臨床力を鍛えるCase Study	247

第1章 食道がん

1 根治的化学放射線療法
CF + RT療法

加藤　健

　切除可能局所食道がんに対する標準的治療は手術を中心とした治療である．しかし，食道切除術にリンパ節郭清を加えた治療は侵襲が大きく，また術後の食生活の変化など，患者負担の多い治療である．根治的化学放射線療法は，食道切除のリスクが高い患者，あるいは手術を希望しない患者にとって，食道温存を行いつつ，完治も期待できる治療法として，日常臨床において用いられている．根治的化学放射線療法における諸問題と，その改善について概説する．

1　化学放射線療法の実際

1）海外での状況

　欧米では，1980年代より食道がんに対して化学放射線療法が行われ，RTOG85-01試験では，放射線単独群に対して，化学放射線同時併用療法群が，有意に生存期間の延長を認めた[1]．RTOG94-05試験では，化学療法のレジメン（5-FU 1,000 mg/m^2 day1～4，CDDP 75 mg/m^2 day1）はそのままに，標準線量である50.4 Gy照射群と，高照射線量である64.8 Gy群との2群が比較された．高照射群は標準照射群に対して生存期間にて優越性を示すことができず，無増悪生存期間でもむしろ下回ったことにより，**欧米での食道がんに対する標準的化学放射線療法は，CF（5-FU + CDDP）+ RT50.4 Gyで行われている**[2]．

2）日本での状況

　本邦では，1990年代より化学放射線療法が行われてきた．現在では，cStage Ⅰ，Ⅱ，Ⅲのうち，食道温存を希望する患者，耐術性に問題のある患者を対象に行われている．また，周辺臓器浸潤を伴う手術不能な局所進行食道がんでは，化学放射線療法が標準治療である．海外では上記対象に対して，ほぼ同様のレジメンで治療が行われているが，本邦では，各ステージに対して若干異なるレジメン，放射線照射が行われている．

2 Stage I

◇JCOG 9708とJCOG 0502

　化学放射線療法の適応となるのは，内視鏡治療の適応とならない3分の2周以上の周在性のもの，粘膜下層以下への浸潤をきたすものである．1997年より，「Stage I 食道癌に対する放射線と抗がん剤（CF）同時併用療法の第II相試験（JCOG9708）」が行われた．化学療法は5-FU 700 mg/m^2（day1〜4，29〜32），CDDP 70 mg/m^2（day1, 29）に，放射線照射は60 Gyを原発巣上下3cmの範囲にて照射する方法で行われた（図1a）．領域リンパ節への予防照射は行われなかった．73例中完全奏効を63名（87.5％），5年生存割合75.5％と良好な成績が示された[3]．治療を行ってもがんの消失がみられない遺残症例は9例（12.5％），再発は30例（41％）に認められたが，多くは内視鏡治療や外科的切除にて根治可能病変であり，根治切除不能病変での再発症例は9例であった．

　国立がんセンター中央病院にて化学放射線療法が施行されたStage I，103例についての後視的な検討では，完全奏効割合は94.0％，5年生存割合は74％であり，**同時期に行われたStage Iに対する手術成績と遜色ないものであった**．これらの成績は背景が異なる集団の比較であるため，患者背景をそろえたうえで手術と化学放射線療法を比較する「臨床病期I（clinical-T1N0M0）食道癌に対する食道切除術と化学放射線療法同時併用療法（CF＋RT）のランダム化比較試験（JCOG0502）」が行われている．ランダムにどちらかの治療に割り付けられる群と，患者希望にて治療を選んだ，非ランダム化群があり，計379例の症例を前向きに追った，貴重なデータが収集されることが期待される．

> **MEMO　臨床研究グループ**
> 　JCOG日本臨床腫瘍研究グループ：がん研究開発費により多臓器にわたる臨床研究を行うグループの総称．食道がんについては，企業主導の大規模臨床試験はきわめて少なく，公的研究費による研究により主なエビデンスがもたらされている．
> 　RTOG：アメリカの放射線治療によるがん研究グループである．食道に限らず，頭頸部がん，子宮がん，直腸がん，脳腫瘍など，さまざまながん腫における放射線治療にかかわる臨床試験を行っている．

3 Stage II，III（nonT4）

1）JCOG 9906

　Stage II，IIIは食道がん全体の50〜60％と最も多い．化学放射線療法53例と手術45例をレトロスペクティブに比較した検討では，化学放射線療法のほうがより進行した症例が多かったにもかかわらず，5年生存割合化学放射線療法46％，手術51％と同等の成績が報告された[4]．「Stage II，III進行食道癌に対する放射線化学療法同時併用療法の第II相臨床試験（JCOG9906）」では，（5-FU 400 mg/m^2 day1〜5，8〜12，CDDP 40 mg/m^2 day1,8）を35日ごとに2回くり返し，放射線照射量は2.0 Gy/fr×30回の総量60 Gyで行われ，効果が認められた症例では，化学療法を2コース追加した（図1b❶）．

a) Stage I
● JCOG9708, JCOG0502

薬剤名（投与方法・投与量）	1	8	15	22	29	36	43	50（日）
CDDP 70 mg/m²/日 day1, 29（div）	↓			↓				
5-FU 700 mg/m²/日 day1〜4, 29〜32（c-div）	■			■				
RT 60 Gy 2.0 Gy/fr×30 day1〜5, 8〜12, 15〜19, 22〜26, 29〜33, 36〜40, 43〜47	▼	▼	▼	▼	▼	▼		

<注意>
腫瘍評価は放射線終了後4週以降に行う．30 Gy照射後1週間の予定休止期間をおく
JCOG0502では，放射線照射の予定休止は行わない

b) Stage II, III
❶ JCOG9906

薬剤名（投与方法・投与量）	1	8	15	22	29	36	43	50（日）
CDDP 40 mg/m²/日 day1, 8, 36, 43（div）	↓	↓			↓	↓		
5-FU 400 mg/m²/日 day1〜5, 8〜12, 36〜40, 43〜47（c-div）	■	■			■	■		
RT 60 Gy 2.0 Gy/fr×30 day1〜5, 8〜12, 15〜19, 29〜33, 36〜40, 43〜47	▼	▼	▼		▼	▼	▼	

<注意>
腫瘍評価は放射線終了後4週以降に行う．30 Gy照射後2週間の予定休止期間をおく

奏効例にはCF療法（800/80）×2コース追加

薬剤名（投与方法・投与量）	1	8	15	22	29
CDDP 80 mg/m²/日 day1（div）	↓				↓
5-FU 800 mg/m²/日 day1〜5（c-div）	■				■

投与法はp37, 表1を参照　　　　　　　　　　　　　　4週ごと×2コース

❷ mRTOG, JCOG0909

薬剤名（投与方法・投与量）	1	8	15	22	29	36	43	50（日）
CDDP 75 mg/m²/日 day1, 29（div）	↓				↓			
5-FU 1,000 mg/m²/日 day1〜4, 29〜32（c-div）	■				■			
RT 50.4 Gy 1.8 Gy/fr×28 day1〜5, 8〜12, 15〜19, 22〜26, 29〜33, 36〜38	▼	▼	▼	▼	▼	▼		

<注意>
腫瘍評価は放射線終了後4週以降に行う．予定休止期間なし

奏効例にはCF療法（1,000/75）×2コース追加

薬剤名（投与方法・投与量）	1	8	15	22	29	（日）
CDDP 75 mg/m²/日 day1（div）	↓				↓	
5-FU 1,000 mg/m²/日 day1〜4（c-div）	■				■	

4週ごと×2コース

図1　各レジメンスケジュール

div：点滴静注　c-div：持続点滴静注

適格例74名中，完全奏効（CR）割合は62.2％，3年生存割合は44.7％，5年生存割合36.8％であった．血液毒性ではGrade4以上の好中球減少は1.3％と少なく，Grade3以上の非血液毒性も，食道炎17％，悪心17％と比較的マイルドであった．しかし，**Grade3以上の晩期毒性**が，胸水（9％），心嚢水（16％），食道狭窄穿孔（13％），肺臓炎（4％）と，無視できない程度で認められ，これらが原因によると思われる治療関連死も4例（5％）に認められた[5]．同時期に同対象に行われたJCOG9907の結果では，手術＋術後化学療法を行った群の5年生存割合43％と同等であったが，術前化学療法＋手術群の5年生存割合55％と比較すると劣ると考えられた．これにより化学放射線療法は，術前化学療法＋手術療法には匹敵しないが，**切除可能局所進行食道がんに対して，食道温存を行いつつ，治癒を期待できる治療オプションの1つである**と結論づけられた．

2）今後の改善点

一方で，いくつかの改善点が示唆された．1つは，化学放射線療法後も，がんが遺残したり，いったん消失（CR）しても再発したりする症例への対応である．JCOG9906では約3分の1の患者は治癒に至るが，3分の1の症例はCRとならず，また残りの3分の1はCRとなっても再発する．その時点で肺転移などの遠隔転移が生じた例には，緩和的化学療法が適応となるが，局所に病変がとどまる場合には，手術，内視鏡による局所切除により長期生存が得られる場合がある．国立がんセンター中央病院にて化学放射線療法後に遺残あるいは再発により食道切除術を受けた59例の検討では，手術後の3年生存割合38％と，遺残再発後の救済治療により再び治癒の可能性があるということを示している．しかし，通常手術の周術期死亡割合が2％なのに対し，化学放射線療法後では8％と上昇していた[6]．これは放射線療法による繊維化，局所の血流の低下などが影響していると考えられた．**放射線の影響を加味した救済手術，手術のタイミングの最適化が必要**と考えられている．

もう1つは治療終了後数年を経て出現する晩期毒性である．レトロスペクティブな解析では，化学放射線療法後CRに入った78症例のうち，Grade3以上の晩期毒性を20％，治療関連死を8例に認めたと報告されている[7]．JCOG9906では，上記の通り，治療との関係を否定でない死亡を4例（5.3％）に認めた．無がん状態が維持できているにもかかわらず，4〜5年経過した後に出現することもある．

4 化学放射線療法の最適化

1）RTOGレジメン

RTOG9405の結果では，放射線照射量の増量による毒性の増強により，有効性の上乗せもみられなかった．毒性を軽減するために，照射線量を50.4 Gyへ，有効性を落とさないため，RTOGレジメンにあわせて5-FU，CDDPを増量することで，効果は同等でかつ遅発性有害事象，あるいは救済手術の合併症を減少できると考えられた．国立がん研究センター中央病院を中心とした多施設共同研究として，RTOGレジメン（mRTOG）（図1b❷）による根治的化学放射線療法の第Ⅱ相試験が行われた．51例が登録され，年齢中央値は64歳（42〜70歳），

臨床病期（ⅡA 9，ⅡB 20，Ⅲ 23例），PS（0：32，1：19）であった．CR割合は70.6％で，1年生存割合88.2％，3年生存割合63.8％とJCOG9906などと比しても良好な結果であった[8]．ステージ別でも臨床病期ⅡA，ⅡB，Ⅲ期の3年生存割合は，それぞれ55％，88％，44％とJCOG9906と比較しても良好な傾向にあった．急性期毒性については，Grade3の食道炎が35.6％，Grade4の好中球減少が21.6％，Grade3以上の発熱性好中球減少症が19％と比較的毒性は強い傾向にあった．これは，**5-FUの増量に伴う粘膜障害**によるものが大きいと考えられた．晩期毒性については，観察期間中央値29カ月の時点で，Grade3以上のものは6例であり，もう少し観察期間を延ばして評価する必要があるが，照射量の軽減による晩期毒性の抑制効果があったと考えられる．

2）JCOG 0909

現在JCOG食道がんグループにおいて「臨床病期Ⅱ/Ⅲ（T4を除く）食道癌に対する根治的化学放射線療法＋/－救済治療の第Ⅱ相試験（JCOG0909）」が行われている．化学放射線療法後の評価にて，縮小傾向であっても，腫瘍の遺残が疑われるような場合には，救済手術を検討するように規定されている．このように，**化学放射線療法にてCRに入らない場合には，がんの再増大をきたさないうちに，早め早めに救済治療を行うことが，治癒切除割合を上昇させ，ひいては化学放射線療法治療患者全体の治療成績の向上につながる**と考えられている．

5 新たな薬剤による化学放射線療法

乳がん，大腸がんのみならず，現在多くのがん種に対して分子標的治療薬が導入され，すでに標準的治療の一部となっている．食道がんでも現在いくつかの試みがなされている（表1）．食道がんでは70〜80％の細胞にEGFRが陽性であると報告されており，EGFR阻害薬の効果に期待が高まっている．化学放射線療法にセツキシマブをオンオフしたRTOG0436試験では，パクリタキセル＋CDDPを併用した化学放射線療法に対するセツキシマブの上乗せは証明されず，これは扁平上皮がん，腺がんによらず同様の傾向であった．また，カペシタビン＋シスプラチンを併用した導入化学療法を行った後に化学放射線療法を行う標準治療にセツキシマブの上乗せ効果をみたSCOPE1試験でも，むしろセツキシマブを併用するほうが予後が悪化するという結果であった．ブラジルで行われたNICE試験では，ニモツズマブの上乗せにより，5-FU＋CDDP併用化学放射線療法の予後を改善したという報告もあるが，化学放射線療法における抗EGFR抗体の効果は限定的と考えられている．

胃がんなどで用いられているS-1は，放射線増感作用を持つDPDの阻害薬であるギメラシルを含むため，5-FU＋CDDP療法に対する置き換えである，S-1＋CDDP療法により治療効果の増強が期待されたが，JCOG0604の結果では，安全性は確認されたものの，抗腫瘍効果は5-FUを凌駕するものではなかった．また，海外ではCDDPをオキサリプラチンに変更することで，有効性は変わらないものの，腎毒性を軽減することが示され，標準治療の1つとして取り入れられようとしている．

表1 新たな化学放射線療法の試み

試験名	対象	対象	レジメン	完全奏効割合	無増悪生存期間	生存期間(OS)
PRODIGE5	SCC 115 AC 18	Stage Ⅰ〜ⅣA	5-FU 1,000mg/m² day1〜4, 29〜32 CDDP 75mg/m² day1, 29 radiation 50Gy	44%	9.4カ月	中央値 17.5カ月
	SCC 114 AC 19 Adsq 1		オキサリプラチン 85 mg/m² 　day1, 15, 29 ロイコボリン 200 mg/m² day1, 15, 29 急速静注 5-FU 400 mg/m² 　day1, 15, 29 持続静注 5-FU 1,600 mg/m² 　day1〜2, 15〜16, 29〜30 radiation 50Gy	43%	9.7カ月	中央値 20.2カ月
JCOG0604 (第Ⅱ相部分)	SCC 37	cT1N1M0, cT2〜3N0〜1M0	S-1 60 mg/m² 　days 1〜14, 29〜42 CDDP 75 mg/m² day 1, 29 radiation 50.4Gy	59.5%	3年PFS 48.4%	3年生存 61.9%
SCOPE1	SCC 96 AC 32 undif 1	cT1〜4N0〜1M0	カペシタビン 625mg/m² 　twice daily day1〜84 CDDP 60mg/m² day1, 22, 43, 64 radiation 50Gy	NA	中央値 21.6カ月	中央値 25.4カ月
	SCC 92 AC 33 undif 4		カペシタビン 625mg/m² 　twice daily day1〜84 CDDP 60mg/m² day 1, 22, 43, 64 radiation 50Gy セツキシマブ 250 mg/m² weekly (after a loading dose of 400 mg/m²)	NA	中央値 15.9カ月	中央値 22.1カ月
RTOG0436	SCC 59 AC 79	cT1N1M0 cT2〜4NanyM0 cTanyNanyM1a	パクリタキセル 25 mg/m² 　day1, 8, 15, 22, 29, 36 CDDP 50 mg/m² day1,8,15,22,29,36 radiation 50.4Gy	SCC 64% AC 54%	NA	2年生存 SCC 43% AC 41%
	SCC 54 AC 74		パクリタキセル 25 mg/m² 　day1, 8, 15, 22, 29, 36 CDDP 50 mg/m² day1,8,15,22,29,36 radiation 50.4Gy セツキシマブ 250 mg/m² weekly (after a loading dose of 400 mg/m²)	SCC 59% AC 53%	NA	2年生存 SCC 46% AC 43%
NICE	SCC 51 AC 3	cT1〜2N1M0 cT3〜4NanyM0 cTanyNanyM1a	5-FU 1,000mg/m² day1〜4, 29〜32 CDDP 75mg/m² day1, 29 radiation 50.4Gy	33.3%	NA	11.5カ月
	SCC 49 AC 4		5-FU 1,000mg/m² day1〜4, 29〜32 CDDP 75mg/m² day1, 29 radiation 50.4Gy ニモツズマブ 200mg/body weekly	47.2%	NA	15.9カ月

CDDP：シスプラチン，SCC：扁平上皮がん，AC：腺がん，Adsq：腺扁平上皮がん，undif：未分化がん，PFS：無増悪生存期間，NA：不明

6 化学放射線療法の副作用と対策

化学放射線療法の副作用は，主に急性期毒性と，晩期毒性に分類される．急性期毒性は主に化学療法と放射線療法の併用期に認められ，治療開始から，1ヵ月から2ヵ月に渡り起こるものである．晩期毒性は放射線に伴うものが多く，治療終了後数ヵ月から数年の経過で認められる．

1）急性期毒性

a. 消化器毒性，悪心，嘔吐

主にCDDPにより引き起こされ，投与後2〜3日して出現し，4〜5日目がピークであるが，約1週間で収まってくることが多い．『制吐薬適正使用ガイドライン2015年10月（第2版）』（日本癌治療学会 編）に準じ，5-HT$_3$受容体拮抗薬，ステロイド，NK$_1$受容体拮抗薬などを適正に使用することが重要である．それでも食欲不振が続く場合には，ステロイドの内服を継続したり，精神安定剤を定期的に内服したりする．食事もよりあっさりしたもの，においがつかないもの，本人が食べたいものを優先して摂取するよう工夫する．足りない水分，栄養分を補液するのも必須である．

> **コツ　放射線照射中の注意点**
>
> 化学放射線療法中は毎日放射線の照射があり，また，食生活の変化をきたしやすい．放射線による皮膚の変化や味覚の変化があった場合に，こまめに患者の訴えを聞くような看護師や，薬剤師，栄養士の存在は貴重である．特に食事については，ちょっとした工夫で大きな変化があるため，栄養士と連携をとることでより効率的な治療が可能である．また，がんばって食べようとする患者をコントロールして，無理させないことも医師の務めである．

b. 腎機能障害

CDDPを用いる場合には，初日に3〜4Lの補液（CDDP前に1L以上），2日目以降も2Lの補液と利尿薬の投与を必要とする．5-FU終了前後に血清Cr値を測定し，上昇しているようであれば，補液の継続を検討する．

c. 白血球減少

治療開始後14〜28日に白血球減少が見受けられるため，毎週血算を計測する．Grade3以上の白血球，好中球減少が認められた場合には，うがい，手洗いなどの予防策をとる．米国臨床腫瘍学会（ASCO）の『好中球減少に対する対応のガイドライン』や，癌治療学会の『G-CSF適正使用ガイドライン』を参照する．高齢者などのリスク患者では，この時点で抗菌薬投与を開始するが，通常は，発熱が起こってから抗菌薬を投与することで十分に対応可能である．また，Grade4の血液毒性が認められた場合には，次コースより抗がん剤の投与量をそれぞれ80％へ減量する．

d. 食道炎，嚥下困難

国立がん研究センター中央病院にて化学放射線療法を行った48例（JCOG9708レジメン）と，34例（mRTOGレジメン）について食道炎の発生時期，程度などについて調査したところ，持続的な点滴が必要となるGrade3以上の頻度は前者が7％，後者が12％であり，食道炎

各薬剤の処方開始時期（中央値）

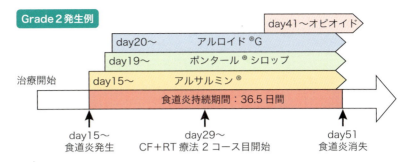

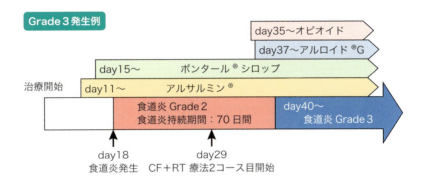

図2 食道炎の発生時期と治療薬使用例

の発生時期は15日，19日であった．食道炎の持続時間中央値は38日と48日であり，5-FUの量が多いmRTOGレジメンのほうが，より食道炎の期間が長かった．食道炎に対しては，早期から消炎鎮痛薬，粘膜保護剤の投与，症状が強くなった場合には，オピオイド製剤の投与を躊躇しないことが重要である．メフェナム酸シロップ（ポンタール®シロップ）や，スクラルファート（アルサルミン®），アルロイド®G，オピオイドとしてモルヒネ塩酸塩（オプソ®）やオキシコドン塩酸塩（オキノーム®）といった即効性のものを多く用いている．図2に，食道炎の時期と，使用する治療薬の平均的な経過について図示した．経口摂取が難しい場合には，中心静脈より高カロリー輸液を行いつつ，モルヒネ塩酸塩の持続静注も有効である．発熱時には抗菌薬の投与も必要となる．

 食道炎のコントロール

　化学放射線療法における最大の苦痛は食道炎であるが，医師も患者も麻薬系の薬の使用を躊躇しがちである．まずは消炎鎮痛薬や粘膜保護剤から導入するが，さらに症状が強くなってきた場合には，毎食前に即効性のオピオイドを投与するなど，躊躇せずに投薬することが重要である．麻薬＝危険な薬であるという認識を取り除くためには，医師からだけではなく薬剤師からも薬剤指導を行い，またその後のフォローアップによるアセスメントも重要である．

2) 晩期毒性

a. 間質性肺障害

放射線照射による症状を伴わない肺障害は70～80％の患者に認められる．3～6カ月ごとの定期的な画像でのフォローアップが重要であるが，息苦しさなどを訴えた場合には，早めに連絡をしてもらうようにあらかじめ患者に説明しておくことも重要である．国立がんセンターでの調査では酸素投与や入院の必要があるGrade3以上の肺障害の出現頻度は6.0％であり，発生期間中央値は治療開始から7.7カ月であった．診断治療に際しては『薬剤性肺障害の評価、治療についてのガイドライン』（日本呼吸器学会 編）などを参照にしていただきたいが，疑った場合には，胸部X線写真，胸部CT，臨床検査（血算，血液像，CRP，肝機能，KL-6，SP-D，β-Dグルカン，サイトメガロウイルス抗原血漿，喀痰培養検査，好酸菌培養検査，ニューモシスチスカリニDNA検査）などを行い，感染症や，心疾患を除外する．治療は軽症～中等症の場合には，プレドニゾロン（メドロール®）を経口で0.5～1 mg/kg/日を連日投与開始し，呼吸状態，CRP，画像を見ながら漸減する．重症の場合にはメチルプレドニゾロン（メドロール®）1 g/日×3日間にてパルス療法を行い，以後1 mg/kg/日程度に減量し，その後漸減する．感染症の合併を予防するために，抗菌薬や抗真菌薬，抗原虫薬などを予防投与する．高血糖や，胃潰瘍など，ステロイドによる副作用についても注意をはらう．

b. 胸水，心囊水

胸水，心囊水は，少量の場合は利尿薬などにてコントロール可能であるが，増加すると肺や心臓の拡張を妨げ，低酸素血症や心不全症状などを引き起こす．画像的に液体貯留を認め，呼吸困難などの症状がある場合には，胸水穿刺，ならびに心囊穿刺の適応となる．国立がんセンター中央病院での調査では，胸水穿刺，心囊穿刺の適応となった患者は10.6％，6.0％であり，発生するまでの期間中央値はそれぞれ20.4，25.7カ月であった．穿刺した場合には，2～4週間間隔で胸部X線写真を撮り，フォローし，再度貯留するようであれば，穿刺排液を行う．がんの再発を鑑別するのはいうまでもないが，くり返し穿刺が必要な場合には，癒着術を考慮する．心囊水は，一度穿刺しただけで癒着することが多いので，再貯留の頻度は少ないが，胸水の場合には，トロッカーカテーテルを挿入し，持続吸引による排液を行った後，ピシバニール®などの薬剤を投与して癒着をはかる．標準的癒着の方法は確立されていないが，難治の場合には胸腔鏡下にタルクを散布したりする場合もある．

c. 収縮性心膜炎

明らかな胸水心囊水の貯留がないにもかかわらず，呼吸困難をくり返し訴える場合には，収縮性心膜炎を疑う．収縮性心膜炎の本体は，心外膜の繊維化に伴う心臓の拡張障害であり，心エコーなどで壁運動の異常や，心外膜のエコー輝度上昇を認めることもある．血管造影などではじめて指摘される場合もあるので，上記を疑う場合には，必ず循環器専門医への受診を行う．心膜切開術などを行うことで症状が改善されることもあるため，化学放射線療法後に原因不明の呼吸困難を呈する場合には，循環器受診を勧める．

POINT

- 根治的化学放射線療法は局所食道がんに対し，食道温存可能かつ治癒が期待できる唯一の治療である
- 治癒に至る場面だけでなく，遺残，再発症例に対する救済治療や，放射線晩期障害に対する治療も想定したうえで治療を行うことが必要である
- 食道炎など想定される有害事象の時期と対処法を理解したうえで，薬剤師，栄養士，看護師など多職種により患者をサポートしていく必要がある
- 今後，新たな薬剤の導入により，治療成績の向上が期待されている

■ 文 献

1) Herskovic A, et al：N Engl J Med, 326（24）：1593-1598, 1992
   → 古い第Ⅲ相試験であるが，マイルストーンである．RTOG85-01試験．RT群に対してCF+RT群が有意に生存期間の延長を認めた．

2) Minsky BD, et al：J Clin Oncol, 20：1167-1174, 2002
   → 現在の世界標準レジメンのもとになったエビデンス．RTOG94-05試験．CFレジメンはそのままに，50.4 Gy照射群と64.8 Gy群とを比較．高照射群の優越性を示すことができなかった．

3) Kato H, et al：Jpn J Clin Oncol, 39（10）：638-643, 2009
   → 日本でのStage I食道がんに対する化学放射線療法の唯一の前向き試験．良好な成績が示された．

4) Hironaka S, et al：Int J Radiat Oncol Biol Phys, 57（2）：425-433, 2003
   → 日本での化学放射線療法についての過去の貴重なエビデンス．CT+RT群と手術単独群をレトロスペクティブに比較．CT+RT群のほうがより進行した症例が多かったにもかかわらず，手術群と同等の成績が報告された．

5) Kato K, et al：Int J Radiat Oncol Biol Phys, 81（3）：684-690, 2010
   → 日本でのStage Ⅱ/Ⅲ食道がんに対する化学放射線療法の数少ない前向き試験．JCOG 9906試験．CRは62.2％，3年OSは44.7％，5年OS36.8％．Grade3以上の晩期毒性が無視できない程度で認められ，治療関連死も4例（5％）に認められた．

6) Ishikura S, et al：J Clin Oncol, 21：2697-2702, 2003
   → 化学放射線療法を行ううえで，避けて通れない晩期有害事象についての大規模な検討．遺残再発後の救済手術により再び治癒の可能性があるということを示したが，通常手術の周術期死亡割合が2％なのに対し，化学放射線療法後では8％と上昇していた．

7) Tachimori Y, et al：J Thorac Cardiovasc Surg, 137（1）：49-54, 2009
   → 救済手術に対するケースシリーズは世界でもめずらしい．レトロスペクティブな解析では，化学放射線療法後CRに入った78症例のうち，Grade3以上の晩期毒性を20％，治療関連死を8例に認めた．

8) Kato K, Nakajima TE, Ito Y, et al：Jpn J Clin Oncol, 43（6）：608-615, 2013
   → 今後の標準治療となるレジメンの日本での唯一の前向き試験のエビデンス．国立がん研究センター中央病院を中心とした多施設共同研究として，RTOGレジメン（mRTOG）による根治的化学放射線療法の第Ⅱ相試験．CR割合は70.6％で，1年生存割合88.2％，3年生存割合63.8％とJCOG9906などと比しても良好な結果であった．

第 1 章 食道がん

2 術前補助化学療法
CF 療法

竹内裕也，北川雄光

　食道がんは消化器がんのなかでも比較的悪性度の高い疾患であるが，わが国の食道がん外科治療成績は欧米をはるかに凌ぐものである．これは頸・胸・腹 3 領域リンパ節郭清術の確立と上縦隔リンパ節郭清の徹底，周術期管理の進歩によるものであり，その結果術後合併症軽減，遠隔成績向上の両面で一定の成果をあげた．しかし現在食道がん患者全体の 5 年生存率は 60 ％台で頭打ちとなっており，手術単独治療によるこれ以上の上乗せには限界があるものと考えられる．

　一方で食道がんは他の消化器がんに比べて化学療法や放射線療法などの非外科的治療が比較的奏効することが知られている．このような背景から，切除可能進行食道がんは集学的治療の時代を迎え，外科治療成績の向上のために術前補助療法が模索されている．わが国では外科治療の限界と考えられる臨床病期Ⅲ期症例を対象に，現行よりもさらに強力なレジメンによる術前補助化学療法，あるいは局所制御をより重視した術前補助化学放射線療法による治療成績の向上が期待されている．本項では，このような食道がん集学的治療のうち術前補助療法の変遷と現状について概説する．

1 術前補助化学療法

1）長所と短所

　術前補助化学療法の特徴として，術後補助化学療法に比べてプロトコール治療を完遂しやすい点があげられる．また原発病巣の縮小やリンパ節転移や微小転移のコントロールにより，切除率を向上させ遠隔成績が向上する可能性が想定される．術前補助療法では切除検体の組織学的検索により，化学療法，放射線療法に対する治療反応性をある程度評価することが可能である．一方危惧される点として，薬剤耐性誘発，無効症例では局所コントロールが遅れ転移による広がりを助長する，あるいは術前に放射線治療の行われた症例は手術操作の難易度が高まり，術後合併症のリスクを高めるなどの可能性が指摘されている[1）2)]．

2）欧米での大規模 RCT

　欧米では切除可能な臨床病期Ⅱ・Ⅲ期食道がんに対して術後よりも術前の補助化学療法が主流である．これまでに術前補助化学療法による生存率改善効果の有無を検証したランダム化比較試験が数多く報告されている（表 1）．2002 年に報告された MRC OEO2 study[3)] や Cunningham ら[4)] の報告では，手術単独群に比べ，術前補助化学療法（CDDP ＋ 5-FU）群で有意に全生存率の改善が認められている．しかしこれらのランダム化比較試験をもとにしたメタアナリシスにおいては，エンドポイントの設定により生存率向上への効果は一定していない[5）6)]．また Gebski らのメタアナリシスでは，術前補助化学療法では食道腺がんについては予後上乗

表1 食道がん術前補助化学療法のランダム化比較試験

著者 (年)	治療法	組織型	症例数	MST (月)	OS (%)	p値
Law (1997)	5-FU/CDDP（2コース）＋手術	SCC	74	17	44（2年）	NS
	手術単独		73	13	31（2年）	
Kelsen (1998)	術前 5-FU/CDDP（3コース）＋手術＋術後 5-FU/CDDP（2コース）	AC SCC	213	15	23（3年）	NS
	手術単独		227	16	26（3年）	
MRC (2002)	5-FU/CDDP（2コース）＋手術	AC SCC	400	17	43（2年）	HR 0.79 p＝0.004
	手術単独		402	13	34（2年）	
Cunningham (2006) MAGIC trial AEG	術前 5-FU/CDDP/epirubicin（3コース）＋ 手術＋術後 5-FU/CDDP/epirubicin（3コース）	AC	250	24	36（5年）	HR 0.75 p＝0.009
	手術単独		253	20	23（5年）	

MST：median survival time（生存期間中央値），OS：overall survival（全生存期間），NS：not significant，SCC：扁平上皮がん，AC：腺がん

せ効果が期待できるものの，扁平上皮がんでは有効ではないと結論付けており，組織型による補助療法の選別が必要であることも強調されている[6]．

3）わが国での治療戦略

わが国においては，JCOG食道がんグループがJCOG9907（1999～2006）によって，5-FU＋CDDPによる補助化学療法の施行時期（術前補助化学療法 vs 術後補助化学療法）についての検討を行っている（図1，図2）．その結果，術前補助化学療法群が術後補助化学療法群に比べて全生存期間（5年生存率55％ vs 43％）で有意に良好であることが示された[7]．この結果に基づいて，**現在わが国における切除可能な臨床病期Ⅱ・Ⅲ期胸部食道がんに対する治療は，まず5-FU＋CDDPによる術前補助化学療法を行った後に根治手術を施行する治療戦略が標準となっている**[2]．

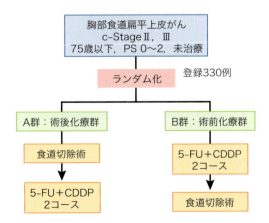

図1　JCOG 9907（第Ⅲ相試験）

臨床病期Ⅱ期およびⅢ期胸部食道がんに対する5-FU＋CDDP
術前補助化学療法と術後補助化学療法のランダム化比較試験

以下のレジメンを術前ないし術後に施行する

薬剤名（投与方法・投与量）	1	5	22	26 （日）
5-FU 800 mg/m²/日 持続点滴静注（24時間）	→→		→→	
CDDP 80 mg/m²/日 点滴静注（2時間以上）	↓		↓	

注意事項
- CDDP投与日は輸液量＞3,000 mL/日，尿量＞2,000 mL/日を目標とする
- day 2〜5，23〜26は輸液量＞2,000 mL/日，尿量＞1,500 mL/日を目標とする
- 尿量が少ない場合は，適宜輸液負荷，フロセミド（ラシックス®）1/4〜1/2A ivを施行する
- 制吐薬使用については制吐薬適正使用ガイドライン[8]に準拠する

図2　JCOG9907レジメン

2　術前補助化学放射線療法

1）わが国と欧米での現状

　食道温存治療として50Gy以上の照射量を基本とする根治的化学放射線療法と違い，**術前補助化学放射線療法とは，手術（planned surgery）を前提とした治療戦略であり，一般的には術前に50Gy以下の照射による化学放射線療法が行われている**．現在米国では"neoadjuvant chemoradiotherapy"よりむしろ"tri-modality therapy"という用語を用いて，化学療法，放射線療法，手術を組み合わせた集学的治療が標準治療となりつつある．わが国ではかつてJCOG臨床試験において切除可能進行食道がんに対する術前照射が否定され[9]，以後術前化学放射線療法の意義を検証した大規模なRCTは施行されていない．これは，精度の高いリンパ節郭清術による局所制御を追及するわが国の食道外科医にとって，術前の放射線治療は有害であっても必ずしも有益とはいえないという考え方によるところが大きい．一方，欧米では手術による局所制御の限界という考え方から術前補助化学放射線療法の有用性を検証したRCTが数多く報告されている（表2）．その多くが術前補助化学放射線療法の上乗せ効果を認めていないものの，Walsh[10]，Tepper（CALGB9781 study）[11]，van Hagen（CROSS trial）[12]らの報告では，手術単独群に比べ，術前補助化学放射線療法施行例で有意に5年生存率が向上していた．さらにこれらの結果に基づくメタアナリシスでも，術前補助化学放射線療法は食道扁平上皮がんの3年目以降の生存率を向上させると考えられている[6)13]．

　これまで欧米で行われてきた大規模なRCTでは，患者背景（扁平上皮がん/腺がん，Stageなど）や化学放射線療法のプロトコールが一定していない．照射量も以前は20〜40Gy程度が多かったが，最近では根治照射量50.4Gyを術前照射に用いるプロトコール（CALGB9781）[10]が予後改善効果を示したことから，NCCNガイドラインにも50.4Gyが推奨量として示されている．今後は照射量の点で，根治照射と術前照射の明確な区別はできなくなるものと考えられる．

表2 食道がん術前補助化学放射線療法のランダム化比較試験

著者 （年）	治療法	組織型	症例数	MST （月）	OS （%）	p値	pCR （%）
Walsh （1996）	5-FU/CDDP（2コース）/40Gy＋手術 手術単独	AC	58 55	16 11	32（3年） 6（3年）	p＝0.01	25
Urba （2001）	5-FU/CDDP/VBL/45Gy＋手術 手術単独	AC SCC	50 50	17 18	30（3年） 16（3年）	NS	28
Burmeister （2005）	5-FU/CDDP/35Gy＋手術 手術単独	AC SCC	128 128	22 19	NA NA	NS	
Tepper （2008） CALGB9781	5-FU/CDDP/50.4Gy＋手術 手術単独	AC SCC	30 26	54 22	39（5年） 16（5年）	p＝0.002	
Mariette （2014） FFCD9901	5-FU/CDDP/45Gy＋手術 手術単独	AC SCC	97 98	31.8 41.2	41.1（5年） 38.8（5年）	NS	
van Hagen （2012） CROSS trial	パクリタキセル/CBDCA/41.4Gy ＋手術 手術単独	AC SCC	178 188	49 24	47（5年） 34（5年）	p＝0.003	29

MST：median survival time（生存期間中央値），AC：腺がん，SCC：扁平上皮がん，NA：not available，NS：not significant
CBDCA：カルボプラチン

2）今後の展望

　最近，食道胃接合部腺がんに対する術前補助化学療法と術前補助化学放射線療法（30Gy）を比較するRCTが報告された[14]．それによると術前補助化学放射線療法群のほうが，pCR率が術前補助化学療法群に比べて有意に高く（16％ vs 2％），まだ観察期間が短く有意ではないものの，3年生存率も術前補助化学放射線療法群の方が優っていた（47％ vs 28％）．これまでに報告されてきた術前治療に関するRCTは手術単独群をコントロールとしていたが，今後はこのように術前補助化学療法と術前補助化学放射線療法を比較するRCTの報告が増えていくことが予想され，胸部食道扁平上皮がんを対象とした同様の研究も期待されるところである．

3 JCOG1109試験

　JCOG9907試験のサブグループ解析の結果から，とくに臨床病期Ⅲ期症例において現行の5-FU＋CDDP 2コースによる術前補助化学療法の予後上乗せ効果が有意でないことが明らかとなっている．そこで今後さらに強力なレジメンによる術前補助化学療法，あるいは局所制御をより重視した術前補助化学放射線療法を加える必要性が認識されているが，同時に手術の安全性を慎重に検証する必要がある．JCOGにおいてもJCOG9907に次ぐ臨床試験として**5-FU＋CDDPにドセタキセルを加えた術前補助化学療法と5-FU＋CDDP＋照射による術前補助化学放射線療法を比較するランダム化比較試験（JCOG1109）**が開始された[15]（図3）．この試験の結果は次の標準的補助療法のレジメンを決めるものとして世界的にも注目されている．

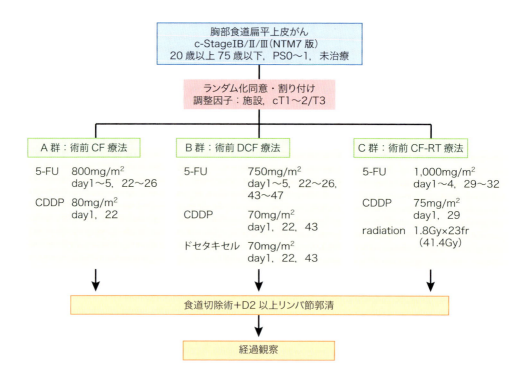

図3 JCOG1109試験

臨床病期ⅠB/Ⅱ/Ⅲ（TNM7版）食道がん（T4を除く）に対する術前CF療法/術前DCF療法/術前CF-RT療法の第Ⅲ相比較試験．primary endpoint：全生存期間

POINT

- JCOG9907の結果に基づいて，現在わが国における切除可能な臨床病期Ⅱ・Ⅲ期胸部食道がんに対する治療は，まず5-FU＋CDDPによる術前補助化学療法を行った後に根治手術を施行する治療戦略が標準となっている
- 臨床病期Ⅱ，Ⅲ期症例を対象に，現行よりもさらに強力なレジメンによる術前補助化学療法，あるいは局所制御をより重視した術前補助化学放射線療法が注目され，JCOG1109の結果が期待されている
- 将来的には治療反応性の評価により，個別的な食道がん治療戦略を確立していくことが求められている

■ 文 献

1) 『食道癌診断・治療ガイドライン　2007年4月版』（日本食道学会 編），金原出版，2007
2) 『食道癌診断・治療ガイドライン　2012年4月版』（日本食道学会 編），金原出版，2012
3) Medical Research Council Oesophageal Cancer Working Group：Lancet，359：1722-1734，2002
   ➡ 術前補助化学療法による生存率改善効果の有無を検証したランダム化比較試験．手術単独群に比べ，術前補助化学療法（5-FU＋CDDP）群で有意に全生存率の改善が認められた（MST 17カ月 vs 13カ月/2年OS 43% vs 34%）．
4) Cunningham D, Allum WH, Stenning SP, et al：N Engl J Med，355：11-20，2006
   ➡ 同上（MST 24カ月 vs 20カ月/2年OS 36% vs 23%）．

5) Urschel JD, Vasan H, Blewett CJ, et al：Am J Surg 183：274-279, 2002
 ➡ ランダム化比較試験をもとにしたメタアナリシス．エンドポイントの設定により生存率向上への効果は一定していない．
6) Gebski V, Burmeister B, Smithers BM, et al：Lancet Oncol, 8：226-234, 2007
 ➡ ランダム化比較試験をもとにしたメタアナリシス．術前補助化学療法では食道腺がんについては予後上乗せ効果が期待できるものの，扁平上皮がんでは有効ではないと結論付けた．
7) Ando N, Kato H, Igaki H, et al：Ann Surg Oncol, 19：68-74, 2012
 ➡ JCOG食道がんグループによるJCOG9907（1999～2006）の検討の結果，術前補助化学療法群が術後補助化学療法群に比べて全生存期間（5年OS 55％ vs 43％）で有意に良好であることが示された．
8) 『制吐薬適正使用ガイドライン2015年10月 第2版』（日本癌治療学会 編），金原出版，2015
9) Iizuka T, Ide H, Kakegawa T, et al：Chest, 93：1054-1058, 1998
 ➡ 術前化学放射線療法の意義を検証したわが国のJCOG臨床試験．切除可能進行食道がんに対する術前照射が否定された．
10) Walsh T, Noonan N, Hollywood D, et al：N Engl J Med, 335：462-467, 1996
 ➡ 手術単独群に比べ，術前補助化学放射線療法施行例で有意に3年生存率が向上していた（3年OS 32％ vs 6％）．
11) Tepper J, Krasna MJ, Niedzwiecki D, et al：J Clin Oncol. 26：1086-1092, 2008
 ➡ 手術単独群に比べ，術前補助化学放射線療法施行例で有意に5年生存率が向上していた（5年OS 39％ vs 16％）．
12) van Hagen P, Hulshof MC, van Lanschot JJ, et al：N Engl J Med, 366（22）：2074-2084, 2012
 ➡ 手術単独群に比べ，術前補助化学放射線療法施行例で有意に5年生存率が向上していた（5年OS 47％ vs 34％）．
13) Urschel JD, Vasan H：Am J Surg 185：538-543, 2003
 ➡ 上記の10)～12)の結果に基づくメタアナリシス．術前補助化学放射線療法は食道扁平上皮がんの3年目以降の生存率を向上させると考えられた．
14) Stahl M, Walz M, Stuschke M, et al：J Clin Oncol 27：851-856, 2009
 ➡ 術前補助化学放射線療法群のほうが，pCR率が術前補助化学療法群に比べて有意に高く（16％ vs 2％），まだ観察期間が短く有意ではないものの，3年生存率も術前補助化学放射線療法群の方が優っていた（47％ vs 28％）．
15) Nakamura K, Kato K, Igaki H, et al：Jpn J Clin Oncol, 43（7）：752-725, 2013
 ➡ 5-FU＋CDDPにドセタキセルを加えた術前補助化学療法と5-FU＋CDDP＋照射による術前補助化学放射線療法を比較するランダム化比較試験（JCOG1109）．

第1章 食道がん

3 切除不能進行・再発食道がんに対する薬物療法
CF療法，タキサン（DTX単独療法，PTX単独療法）

川上武志，對馬隆浩

> 本邦において食道がんに対する化学療法は，ファーストライン（初回治療）としてシスプラチン＋フルオロウラシル，セカンドライン（二次治療）にはタキサンが汎用されている．近年，免疫チェックポイント阻害薬に期待が寄せられている．

1 はじめに

　食道がん治療において薬物療法の適応となるのは，遠隔転移を有する症例（M1）または再発症例のうち，外科切除や化学放射線療法等の局所治療の適応とならない症例である．
　切除不能進行・再発食道がんに対する薬物療法において，best supportive care（BSC）に対する生存期間延長のエビデンスは示されていないが，複数の第Ⅱ相試験の結果から，CF療法［シスプラチン（CDDP）＋フルオロウラシル（5-FU）］がファーストラインの標準的レジメンと認識されている．セカンドラインにおいても標準治療は確立していないが，タキサン（DTX：ドセタキセル，PTX：パクリタキセル）が汎用されている．なお，本邦の食道がんは扁平上皮がんが大部分を占めているのに対し，海外では腺がんが多いため，海外の臨床試験の結果を必ずしも本邦の実臨床に外挿できるわけではない．

2 ファーストライン

1）海外の状況

　米国のNCCN Clinical Practice Guidelines in Oncology ver3.2015においては，DTX＋CF（DCF）療法やEpirubicin＋CF療法，CF療法が十分なエビデンスのある（category1）レジメンであるが，毒性の面から2剤併用療法のほうが好ましく，3剤併用療法は適用する症例を限定すべきであるとされている．最も研究されているのはCF療法であり，さまざまな用法・用量が報告されている[1)～3)]．海外でしばしば用いられる5-FU 1,000 mg/m^2 day1～5，CDDP 100 mg/m^2 day1を3～4週ごとに投与するレジメンは，奏効割合（RR）30～35％，Grade3以上の有害事象発生割合23～27％と報告されている[1), 4)]．

2）国内の状況

a. CF療法

『食道癌診断・治療ガイドライン2012年4月版』では，切除不能進行・再発食道がんに対する標準的治療はCF療法と記載されている．第II相試験（JCOG8807）では，5-FU 700 mg/m² day1～5，CDDP 70 mg/m² day1を3週ごとに投与する方法で，RR 36％，全生存期間中央値（MST）9.5カ月であった[5]．また，CDDPを分割投与した第II相試験（JCOG9407）は，5-FU 800 mg/m² day1～5およびCDDP 20 mg/m²をday1～5を，4週ごとに投与するレジメンで，RR 33％，MST 6.7カ月と，期待されたCDDP分割投与による治療効果の増強は認めなかった[6]．現在汎用されているCF療法はJCOG9907で採用された用量，**5-FU 800 mg/m² day1～5，CDDP 80 mg/m² day1を4週ごとにくり返すレジメンである**[7]．切除不能進行・再発食道がんにおいて，この用法・用量は検証されていないが，後ろ向き研究ではRR 35％，MST 9.3～9.8カ月と，JCOG8807およびJCOG9407と遜色のない結果が得られている．CF療法の投与例を表1に示す．

表1　CF療法投与例

day	投与順	投与量	投与方法
1	①	5-FU 800 mg/m² ソルデム® 3AG 500 mL ラクテック® G 1,000 mL	24時間でdiv
	②	硫酸Mg補正液20 mEq/20 mL 1A ラクテック® 500 mL	2時間でdiv
	③	デキサート®注射液 3 mL アロキシ®点滴静注バッグ 0.75 mg/50 mL	15分でdiv
	④	シスプラチン 80 mg/m² 生食 300 mL	2時間でdiv
	⑤	生食 500 mL	2時間でdiv
2～5	①	5-FU 800mg/m² ソルデム® 3AG 500mL ラクテック® G 1,000mL	24時間でdiv
	②	デキサート® 2mL 生食 50mL	15分でdiv
	③	生食 1,000mL	5時間でdiv
6	①	生食 50mL	5分でdiv

＊day1～3　イメンド®カプセルセット内服

Pitfall　CDDPによる腎障害のリスクファクターとして，腎機能低下（CCr＜50 mL/分），NSAIDsの使用，低マグネシウム（Mg）血症がある．腎機能低下症例ではCDDPの減量を検討する（表2）．また，生理食塩水による大量補液，Mg製剤のpre-loadingが腎障害を予防することが示唆されている[8]．

表2 CDDP減量例

薬剤	CCr（mL/分）	用量変更レベル
CDDP	CCr ≧ 60	100％
	50 ≦ CCr < 60	75％
	40 ≦ CCr < 50	50％
	CCr < 40	投与中止

b. ネダプラチン＋5-FU療法

　ネダプラチン（CDGP）はCDDPの腎毒性，消化管毒性が軽減された薬剤であり，CF療法の代替レジメンとして考慮されることがある．5-FU＋CDGPの第Ⅱ相試験（JCOG9905-DI）では，RR 39.5％，MST 8.8カ月と，CF療法を上回る治療効果は得られず[9]，Grade3以上の好中球数減少（20％），血小板数減少（5％）の発生割合はCF療法より高い傾向にあった．現時点では，CDGPをCDDPの代替薬とする十分な根拠はない．

3 セカンドライン

　食道がんに対するセカンドラインにおける標準治療は確立していないが，**タキサン**が主に使用されている．DTX（ドセタキセル）単独療法は，70 mg/m^{2}を3週ごとにくり返し投与するレジメンで，第Ⅱ相試験ではRR 18％，MST 8.1カ月であった[10]．また，PTX（パクリタキセル）単独療法は，PTX 100 mg/m^{2}を6週連続投与，2週休薬をくり返すもので，プラチナ投与歴のある症例を対象とした二次治療においてRR 44％，MST 10.4カ月と報告されている[11]．後ろ向き研究による比較では，RRはDTX群5.3〜10.3％，PTX群9.4〜25.7％とPTX群で有意に高かったが，無増悪生存期間（PFS）中央値はDTX群2.1〜2.3カ月，PTX群2.5〜3.5カ月と両群間で差を認めなかった．また，DTX単独療法で発熱性好中球減少症発生割合が高いことが示唆されている[12)13]．

4 今後の展望

1）3剤併用療法

　本邦において4週ごとのCF療法に，2週ごとのDTXを加えた3剤併用療法（biweekly DCF療法）の第Ⅰ/Ⅱ相試験（JCOG0807）が報告された．CF療法（5-FU 800 mg/m^2 day1〜5，CDDP 80 mg/m^2 day1，4週ごと）＋DTX 30 mg/m^2（day1, 15）を4週ごとにくり返すレジメンで，RR 62％，MST 11.1カ月と有望な成績であった[14]．本試験においてGrade3以上の好中球数減少を26％に認めたが，発熱性好中球減少症は認めなかった．

　この結果を受け，切除不能進行・再発食道がんにおいて，CF療法に対するbiweekly DCF療法の全生存期間における優越性を検証するランダム化第Ⅲ相比較試験（JCOG1314）[15]が現在進行中である．

2) 分子標的薬，免疫チェックポイント阻害薬

　食道がんにおいてEGFR（epidermal growth factor receptor）の過剰発現は予後不良因子であることが報告されている[16)17)]．これまでにEGFRを標的とした分子標的薬としてゲフィチニブのランダム化比較第Ⅲ相試験が報告されている．

　PS0～2，1レジメン以上の前治療に無効となった食道扁平上皮がんおよび腺がんを対象とし，BSCに対するゲフィチニブのOSにおける優越性を検証する試験であったが，MSTはBSC群とゲフィチニブ群でいずれも3.7カ月（ハザード比0.90）と有意差を認めなかった[18)]．この他，抗EGFR抗体薬（セツキシマブ，パニツムマブ），VEGF（vascular endothelial growth factor）やc-MET等を標的とした分子標的薬が研究されているが，いずれも食道扁平上皮がんではその有効性は示されていない．

　近年，免疫チェックポイント阻害薬が注目を集めている．標準治療に不応となったPD-L1陽性食道がん（扁平上皮がん，腺がん）に対するペムブロリズマブ（抗PD-1抗体）の第Ⅰ相試験ではRR 30％，忍容性も良好で，有望であると結論付けられた[19)]．また，食道扁平上皮がん65名に対するニボルマブ[20)]の第Ⅱ相試験では，RR17.2％との結果が報告されている．

POINT

- 切除不能進行・再発食道がんに対して，初回治療はCF療法，二次治療はタキサンが主に使用されている
- 現在，CF療法を対照としてbiweekly DCF療法の優越性を検証する第Ⅲ相試験が進行中である
- 抗PD-1抗体薬が新たな薬剤として期待されている

文　献

1) Lorenzen S, et al：Ann Oncol, 20：1667-1673, 2009
2) Al-Batran SE, et al：J Clin Oncol, 26：1435-1442, 2008
3) Kang YK, et al：Ann Oncol, 20：666-673, 2009
4) Bleiberg H, et al：Eur J Cancer, 33：1216-1220, 1997
5) Iizuka T, et al：Jpn J Clin Oncol, 22：172-176, 1992
　→ 本邦におけるCF療法のリファレンスの1つであるJCOG8807試験．
6) Hayashi K, et al：Jpn J Clin Oncol, 31：419-423, 2001
　→ JCOG9407試験．CF療法において期待されたCDDP分割投与による治療効果の増強は認めなかった．
7) Ando N, et al：Ann Surg Oncol, 19：68-74, 2012
　→ 補助療法としてのCF療法の比較試験であるJCOG9907試験の報告．本試験で採用されたCF療法の用量が最も汎用されている．
8) Yoshida T, et al：Jpn J Clin Oncol, 44：346-354, 2014
　→ CDDPによる腎障害におけるMg製剤前投与に関する後方視的研究．腎障害を予防することが示唆された．
9) Kato K, et al：Esophagus, 11：183-188, 2014
　→ 5-FU＋CDGP療法の第Ⅱ相試験であるJCOG9905-DI．CF療法を上回る治療効果は得られなかった．
10) Muro K, et al：Ann Oncol, 15：955-959, 2004
　→ 食道扁平上皮がんに対する二次治療としてのDTX単剤療法の本邦第Ⅱ相試験．
11) Kato K, et al：Cancer Chemother Pharmacol, 67：1265-1272, 2011
　→ 食道扁平上皮がんに対する二次治療としてのPTX単剤療法の本邦第Ⅱ相試験．
12) Mizota A, et al：Oncology, 81：237-242, 2011
　→ DTX単剤療法とPTX単剤療法の後方視的比較試験．
13) Shirakawa T, et al：Cancer Chemother Pharmacol, 74：1207-1215, 2014

14) Hironaka S, et al：Cancer Sci, 105：1189-1195, 2014
    ⇒ biweekly DCFの第Ⅱ相試験であるJCOG0807試験．発熱性好中球減少を認めなかったことが評価されている．
15) Kataoka K, et al：Jpn J Clin Oncol, 45：494-498, 2015
    ⇒ CF療法に対するbiweekly DCF療法の全生存期間における優越性を検証するランダム化第Ⅲ相試験（JCOG1314）．
16) Wang KL, et al：Cancer, 109：658-667, 2007
17) Hanawa M, et al：Int J Cancer, 118：1173-80, 2006
18) Dutton SJ, et al：Lancet Oncol, 15：894-904, 2014
    ⇒ ゲフィチニブの第Ⅲ相試験．ゲフィチニブはBSCに対し，OSの優越性を示せなかった．
19) Doi T, et al：J Clin Oncol, 33（supple; abstr 4010）, 2015
    ⇒ 食道がんに対するペムブロリズマブの第Ⅰb相試験．有望な結果であった．
20) Ura T, et al：ECCO 2015, abstr2301
    ⇒ 食道扁平上皮がん65名に対するニボルマブの第Ⅱ相試験．RR17.2％という結果だった．

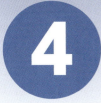

第1章 食道がん

4 知っておくべき副作用対策

原　浩樹

食道がんに対する化学療法の中心はCDDP＋5-FU（CF）療法，タキサン（ドセタキセル，パクリタキセル）である．いずれの治療法も特徴的な副作用が発現することが知られており，症状出現のタイミングもあらかじめ予測可能であることが多い．しかしながら，なかには重篤なものもあることから，副作用の内容について熟知しておく必要がある．

1 抗がん剤投与前の注意点

1）初回投与前の全身状態の評価

化学療法の投与経験のない患者に対しては，安全に抗がん剤が投与できるよう，事前に全身状態のチェックが必要である．具体的には，**PS**（performance status），**合併症の有無**（特に心機能，腎機能，肝機能や，糖尿病や高血圧のコントロールが良好であるか等），**活動性の感染の有無**（B・C型肝炎の既往も含めて）などをチェックする．

進行・再発食道がんに対する化学療法は姑息的治療の位置づけであり，生存期間の延長効果も限定的であることから，全身状態が不良な症例については化学療法の適応は慎重になるべきである．特にセカンドラインとなるドセタキセルの奏効割合は18％と低く，重篤な血液毒性による治療関連死亡のリスクも上がることから，本当に投与の対象となるかを見極めること，また，状態不良が明らかである場合，投与を控えるといった，治療の引き際についても，その判断により慎重さが求められる．

> **MEMO** 治療継続のための要素
> 化学療法導入に際しては，患者のPS，全身状態だけでなく，①家族のサポート，②緊急時の来院体制（特に遠方の場合），③患者，家族の理解度，を確認し考慮する必要がある．いずれも治療の継続性を担保する重要な要素であり，トラブル発生を未然に防ぐためには治療導入前に必ず上記を確認しておく必要がある．必要に応じて，各施設のソーシャル・ワーカーに相談しておくのもよい．

2）継続投与時の全身状態の評価

2サイクル目以降の投与時に注意すべき点は，①**血液毒性**（白血球，血小板など），②**非血液毒性**（食欲不振，倦怠感などの身体症状と，腎・肝機能など生化学データ），ともに投与前

もしくは投与が可能と考えられる状態に回復していることが必要である．不完全な状態での継続投与は副作用の蓄積により重篤な有害事象が生じる恐れがある．また，有害事象発生時に，化学療法によるものか，原病増悪による身体症状の悪化なのか判断する必要がある．食道がんにおける腫瘍マーカー（SCCなど）は，胃がん・大腸がんと比べて治療効果の判定に効果的でないことから，画像評価などを定期的に行いつつ適切に判断し，治療変更のタイミングを逃すことのないように心がけたい．

2 レジメンごとの副作用対策

1) CDDP + 5-FU (CF) 療法について （表1）

a. 投与日～7日目頃までの対策

主にCDDP投与に伴う食欲不振，悪心・嘔吐対策と，腎毒性を回避するための大量補液の管理が中心となる．

悪心・嘔吐に対しては，前投薬として予防的な5-HT$_3$受容体拮抗薬とステロイド投与および，NK$_1$受容体拮抗薬であるアプレピタント（イメンド®）またはホスアプレピタント（プロイメンド®）の投与を必ず行う．急性期に引き続き，投与から24時間以降に発生する遅発性の悪心・嘔吐が継続することがあるため，適宜，メトクロプラミド（プリンペラン®）などのドパミン受容体拮抗薬の投与を考慮する．また，予期性嘔吐に使用されるベンゾジアゼピン系の抗不安薬〔ロラゼパム（ワイパックス®），アルプラゾラム（コンスタン®，ソラナックス®）〕が有効なときがあるため，使用を考慮してもよい．

腎毒性はCDDP投与による用量制限毒性の1つである．その原因として，近位および遠位尿細管の直接障害が考えられ，低Clの状態で起こりやすいとされている．そのため，投与前から生理食塩水などの細胞外液を中心とした輸液付加が必要であり，特に投与直前の補液が重要と考えられている．初日は総量3,000 mL程度の補液と，2～3日目には1,500 mL程度の補液を行う．脱水が疑われる症例では，投与予定日までに補液を行い脱水状態を改善し，化学療法当

表1 CF療法

〈入院〉4週ごと※　　　　　　　　　　　　　　　　　　　　　　　　　　　　腎障害に注意（日）

レジメンと副作用	1	8	15	22	28
5-FU（800 mg/m^2）持続静注	↓↓↓↓↓				
CDDP（80 mg/m^2）点滴静注	↓				
嘔気・嘔吐	▬▬				
食欲不振	▬▬				
骨髄抑制			▬▬▬▬▬		
口内炎		▬▬▬			
腎障害	▬▬				

※化学放射線療法あるいは術前は2コース　遠隔転移ではくり返し4～6コース
（文献1より引用）

日に備えることも考慮すべきである．大量補液による心不全のリスクなども考慮し，連日朝夕の2回は，最低限体重・尿量をチェックして，利尿が行われているかを観察することが必要である．

b. 7日目以降の対策

急性期を過ぎた後から生じる有害事象は主に5-FUによるものが中心であり，ほとんどが消化管の粘膜障害（口内炎，下痢）に起因するものである．**口内炎に対してはアズレンによる含嗽やステロイド軟膏（デキサルチン®）の塗布を，下痢に対してはロペラミド（ロペミン®）の投与を行う**．食欲不振や味覚障害が継続している場合もあり，消化がよく，口当たりのよい食事を勧めることも効果的である．難治性の口内炎については，食前にアセトアミノフェンの内服や，キシロカイン含有の含嗽を行うと疼痛緩和による食事摂取の維持が期待できることがある．

2）ドセタキセル（DTX）単独療法について（表2）

a. 投与初日

アレルギー反応や，体腔液貯留による末梢性浮腫がみられることがある．後者はドセタキセルによる毛細血管透過性の亢進が主たる原因と考えられており，いずれも**ステロイドの前投薬で回避することが可能**である．

b. 投与数日後

特徴的な副作用として，強い骨髄毒性があげられる．主に投与後12〜18日に好中球減少のピークがみられるものの，その後は比較的すみやかに回復することが知られている．好中球減少に伴う感染のリスクがあることを医師および患者が認知しておく必要があり，**リスク患者には予防的な抗菌薬投与も考慮される**．

そのほか，倦怠感や，それに伴う食欲不振などが認められるが，具体的な対策は乏しく，安静と休息を患者に勧め，自然に回復を待つことが多い．

ドセタキセルは主に肝代謝であることから，**肝機能低下患者においては投与禁忌あるいは慎重投与となっている**ことも忘れてはならない．

表2 ドセタキセル（DTX）単独療法

〈外来〉3〜4週ごと　　　　　　　　　　　　　　　　　　　　　　　infusion reactionに注意（日）

レジメンと副作用	1	8	15	22	28
DTX（60〜70 mg/m²）点滴静注	↓				
infusion reaction	●				
アルコール過敏	●				
好中球減少			●●		
脱毛				●●●	
末梢神経障害				●●●	

（文献1より引用）

3) パクリタキセル（PTX）単独療法について（表3）

a. 投与初日

　適切な前投薬による予防策を講じても，アレルギー反応がみられることがある．主に溶解剤であるクレモフォールELによる場合が多いが，溶剤である無水アルコールによる急性アルコール中毒様の反応がアレルギー反応に類似した形で出現することがある．アルコール不耐の症例の場合，パクリタキセルの投与を避け生食溶解によるドセタキセル投与を行うか，パクリタキ セルの投与時間の延長（通常1時間を2〜3時間程度）を考慮する．

b. 投与数日後

　ドセタキセルに類似したものが多いが，末梢神経毒性の頻度が比較的高い．感覚鈍麻，ビリビリ感，灼熱感などの知覚異常を，四肢遠位端を優位として発症し，投与継続により発現頻度が高まる蓄積毒性である．また，食道がんにおけるパクリタキセル投与は通常，6週間連続投与であることから，骨髄毒性の頻度が経過とともに高まるため，定期的な血液検査と，感染への留意が必要である．

表3　パクリタキセル（PTX）単独療法

〈外来〉6週間連続投与（毎週）のち，1回休薬　　アレルギー反応，アルコール過敏，末梢神経障害に注意（日）

レジメンと副作用	1st コース	2nd コース	3rd コース	4th コース
	1・・4・・7	1・・4・・7	1・・4・・7	1・・4・・7
PTX（100 mg/m^2）点滴静注	↓	↓	↓	↓
アレルギー反応				
アルコール過敏				
悪心・嘔吐				
好中球減少				
脱毛				
末梢神経障害・爪の変形				

（文献1より引用）

Pitfall　緩和ケアへの移行

　ドセタキセル，パクリタキセルの場合，2回目以降の投薬は外来での投与がほとんどとなる．原病増悪時には次に有効な治療レジメンがないことから，緩和ケアへの移行のタイミングを逃すことがないように留意して診療にあたるべきである．

■ 文　献

1）『改訂版 がん化学療法副作用対策ハンドブック』（岡元るみ子，佐々木常雄 編），p.359，357，363，羊土社，2015

第2章 胃がん

1 ファーストラインの選択
S-1 + CDDP療法のエビデンスと実際

中島貴子

> 年間約12万人が胃がんに新たに罹患し，約5万人が死亡している．本邦では内視鏡検査の普及により早期発見，早期治療が可能となり死亡率は減少しているが，それでも死亡者数は依然として男性では2位，女性では3位のがん種である．本項では，切除不能・再発胃がんに対するファーストラインにおける臨床試験と，治療の実際について概説する．

1 切除不能・再発胃がんに対するファーストラインのエビデンス

1）海外の状況

海外では，切除不能・再発胃がんを対象にしたBSC（best supportive care）と薬物療法との比較試験で薬物療法の有用性が相次いで報告され［BSCのMST：3〜5カ月 vs FAMTX（5-FU＋ドキソルビシン＋MTX），ELF（エトポシド＋5-FU＋LV）などのMST：10〜12カ月］，薬物療法はBSCと比較して生存の延長をもたらすことが証明された．その後，多くの臨床試験を経て，CF療法［シスプラチン（CDDP）＋5-FU］，ECF療法（エピルビシン＋CDDP＋5-FU），EOX療法［エピルビシン＋オキサリプラチン（L-OHP）＋カペシタビン］，DCF療法（ドセタキセル＋CDDP＋5-FU），XP療法（カペシタビン＋CDDP）などが標準治療として行われている．

2）日本の状況

a. S-1 + CDDP療法

本邦では，JCOG9912［切除不能・再発胃がんに対する5-FU持続静注 vs イリノテカン（CPT-11）＋CDDP vs S-1単独による第Ⅲ相試験］，SPIRITS（S-1単独 vs S-1＋CDDP）試験が行われ，**切除不能・再発胃がんに対する第一選択治療はS-1＋CDDP併用療法となった**（表1）[1)2)]．JCOG9912は，当時の標準治療である5-FU持続静注群に対してCPT-11＋CDDP療法群の優越性とS-1単独療法群の非劣性を検証した第Ⅲ相試験である．一次エンドポイントは全生存期間（OS）であり，そのMSTは，5-FU療法が10.8カ月であったのに対して，CPT-11＋CDDP療法が12.3カ月（$p=0.055$），S-1単独療法が11.4カ月（非劣性$p<0.001$）とCPT-11＋CDDP療法の優越性は示せなかったものの，S-1単独療法の非劣性が証明された．SPIRITS試験は，S-1単独療法に対するS-1＋CDDP療法の優越性を検証する試験である．一次エンドポイントのMSTは，S-1単独療法が11.0カ月に対し，S-1＋CDDP療

表1 本邦で近年行われた代表的な第Ⅲ相試験の結果

試験名（発表年）	レジメン	n	奏効割合（%）	PFS中央値（月）	MST（月）	p値
SPIRITS (2008)	S-1	150	31	4	11.0	
	S-1 + CDDP	148	54	6	13.0	0.037
JCOG9912 (2009)	5-FU	234	9	2.9	10.8	
	CPT-11 + CDDP	236	38	4.8	12.3	0.055
	S-1	234	28	4.2	11.4	0.034
TOP002/GC0301 (2009)	S-1	160	27	3.6[※1]	10.5	
	CPT-11 + S-1	155	41	4.5[※1]	12.8	0.233
START (2011)	S-1	313	18	4.1[※2]	11.0	
	ドセタキセル + S-1	310	30	5.3[※2]	12.8	0.142
G-SOX (2015)	S-1 + CDDP	324	52.2	5.4	13.1	
	S-1 + L-OHP	318	55.7	5.5	14.1	0.0583*

※1 治療成功期間, ※2 time to progression, *非劣性についての検定
PFS：progression-free survival（無増悪生存期間）
MST：median survival time（生存期間中央値）

が13.0カ月（$p = 0.0366$）と有意な延長を示した．一方，S-1 + CPT-11 vs S-1の第Ⅲ相試験（TOP002試験），S-1 + ドセタキセル vs S-1の第Ⅲ相試験（START試験）では，いずれもS-1単独療法に対する優越性を証明することができなかったため，現時点でS-1のベストパートナーはCDDPであるとされた[3)4)]．

b. L-OHPを含む併用療法

また，切除不能・再発胃がんに対するSOX（S-1 + L-OHP）療法とSP（S-1 + CDDP）療法を比較する第Ⅲ相試験（G-SOX試験）が行われた[5)]．統計学的には全生存期間におけるSOX療法のSP療法に対する非劣性は証明されなかったものの，SOX療法はSP療法と臨床的にはほぼ同等の有効性を示し，また重篤な有害事象の頻度が少なかったことから，**2015年3月にL-OHPは切除不能・再発胃がんに対して保険承認され，本邦でも使用可能となった**．胃癌ガイドライン速報版では，L-OHPを含む併用薬物療法として，カペシタビンとの併用（XELOX療法）とS-1との併用（SOX：S-1 80 mg/m²/日，2週内服，1週休薬，L-OHP 100 mg/m²，day1，3週ごと）療法が，臨床試験のエビデンスに基づく治療レジメンの選択肢となり得る，と記載されているが，以下の理由から，XELOX療法，SOX療法ともに「推奨度2」とされている[6)]．REAL-2試験において切除不能進行・再発胃がんにおけるCDDPに対するL-OHPの非劣性が検証された（全生存期間におけるHR0.92；95％CI0.80〜1.10）ものの，エピルビシンを含む3剤併用療法が用いられていたことと，REAL-2試験には本邦からの参加はなく，本邦において切除不能進行・再発胃がんに対するXELOX療法の有効性・安全性に関するデータがない[7)]．また，G-SOX試験では無増悪生存期間（PFS）と全生存期間（OS）ともに主たる評価項目と設定されているが，胃癌治療ガイドラインの推奨度分類ではPFSではなくOSをもっとも重要な有効性の指標と考えており，SOX療法はSP療法に対する非劣性を統計学的には検証できなかった．

一方，L-OHPの承認用法・用量は，REAL-2試験に基づき，130 mg/m²，3週ごとであるが，本邦の胃がんに対するデータではG-SOX試験で用いられたSOX療法での100 mg/m²，3週ごとの投与方法での臨床情報が最も豊富である．XELOX療法（カペシタビン2,000 mg/m²/

日，2週内服，1週休薬，L-OHP 130 mg/m², day1，3週ごと），L-OHP 130 mg/m²でのSOX療法の本邦の胃がんにおけるデータはまだ少ない．現時点では，L-OHPを使用する場合に，XELOX療法，SOX療法いずれを用いるのか，L-OHPを100 mg/m²，130 mg/m²のいずれで投与するのか，については，患者ごとに臨床的背景をしっかり評価したうえで選択することになるだろう．また，L-OHPを投与する際には，特徴的な末梢性感覚ニューロパチー（G-SOX試験ではグレード3以上が4.7%）のコントロールをしっかり行い，Gradeや症状の持続期間に応じて減量，休薬を行うことが重要である．

> **MEMO** **HER2陽性胃がんのファーストライン**
>
> HER2陽性進行・再発胃がん患者を対象として，日本を含む国際共同第Ⅲ相試験（ToGA試験）が行われ，トラスツマブのCFもしくはXP療法に対する上乗せ効果が証明された．詳細は別稿（p74）にゆずるが，約20%のHER2陽性胃がんに対しては，経口フッ化ピリミジン＋シスプラチン＋トラスツマブがファーストラインの世界的標準治療となった[8]．
>
> **腹膜転移胃がんのファーストライン**
>
> 切除不能・再発胃がん患者の約半数が腹膜転移を有するが，腹膜転移を有する場合は予後不良と考えられ，また腸管閉塞，腹水貯留，水腎症などの合併症を生じることが多いため，薬物療法のリスクは高く，使用できる薬剤も制限される．JCOG0106は腹膜転移を有する進行胃がんを対象として行われた第Ⅲ相試験であるが，5-FU持続静注療法に対するMF（メトトレキセート＋5-FU）療法の優越性を示すことはできなかった[9]．しかしJCOG0106の生存期間は両群ともに10カ月程度であり，腹膜転移を有さない胃がんの治療成績と大きな差は認められず，また有害事象も大きな差を認めなかった．このため現在では，大量の腹水を有する症例や経口摂取不能の症例のみを除いて一般的な治療開発が行われている．
>
> **G-SOX試験の統計解析**
>
> SP療法に対するSOX療法の非劣性を検証することを目的として，PFSとOSの両方が一次エンドポイントで行われた．PFS中央値はSP群5.4カ月，SOX群5.5カ月，HRは1.004（95%CI 0.840〜1.199）（$p=0.0044$），OSの中央値はSP群13.1カ月，SOX群14.1カ月，HRは0.969（95%CI 0.812〜1.157）（$p=0.0583$）であった．全生存期間は事前に設定された非劣性マージンの上限1.15をわずかに超え，統計学的には非劣性を検証することができなかった．ただし，この解析にはperformance status（PS）0/1/2，切除不能/再発＋術後補助化学療法なし/再発＋術後補助化学療法ありによる，3×3の9層に分けた層別COX回帰法が用いられ，PS 2かつ再発＋術後補助化学療法ありの層でSP群には該当する症例がなかったため，SOX群の1例が解析から除外された．事後に，この1例をPS 2かつ切除不能の層またはPS 1かつ再発＋術後補助化学療法ありの層に併合した解析方法を用いると，いずれもHRの上限が1.15を下回っていた．

2 投与方法

1) S-1 + CDDP療法の実際

　S-1 + CDDP療法の治療スケジュール，薬剤用量を下記に示す（図1，表2）．CDDPを含む治療では，悪心，嘔吐，食欲不振などの消化器症状，腎機能障害の管理が治療の遂行において重要である．本邦では，**CDDPの投与は腎機能保護のための大量補液を行う必要がある**と考えられており，大多数の施設で入院で行われているのが現状であるが，海外においてはほとんどが外来で実施されている．胃がんの場合は，その病変部位がゆえに飲水量を保持することが困難な場合があること，さらに腹膜播種による通過障害などのリスクもあることからCDDPの外来投与は慎重に行うべきであるが，本邦でも，経口での飲水が可能と推測される胃がん症例に対して，飲水量のチェックと必要に応じた入院治療への切り替えに注意すれば安全に可能であるとの結論が臨床試験より得られている（表3）[10]．

薬剤名（投与量）	1	8	15	21	28	35 （日）
CDDP（60 mg/m^2/日）点滴静注（2時間以上）		↓				
S-1（80 mg/m^2/日）経口	→→→→→→→→→→→→→					

図1　治療スケジュール：1コース

表2　S-1投与量

体表面積	S-1投与量
1.25 m^{2}未満	1回 40 mg　1日2回（20 mg × 4カプセル）
1.25 m^{2}以上 1.5 m^{2}未満	1回 50 mg　1日2回（25 mg × 4カプセル）
1.5 m^{2}以上	1回 60 mg　1日2回（20 mg × 6カプセル）

2コース目以降のコース開始の目安

　コース開始予定前2日以内に確認すべき標準的なコース開始規準を下記に示す．いずれか1つでも満たさない場合はコース開始を延期する．

① 経静脈的な水分・栄養補給が必要なく，経口摂取が可能
② 38度以上の発熱などの感染を疑う症状がない
③ 好中球数 ≧ 1,200 /mm^3
④ 血小板数 ≧ 7.5 × 10^4 /mm^3
⑤ 血清クレアチニン ≦ 1.5 mg/dL または
　 推定クレアチニンクリアランス ≧ 50 mL/分
⑥ 前コースで出現した非血液毒性がすべて Grade 1以下に回復

表3 CDDP投与方法の例

		外来投与法			入院投与法	
day 8	生食 KCL 硫酸マグネシウム	1,000 mL 20 mEq 8 mEq	2時間	生食 KCL 硫酸マグネシウム	1,000 mL 20 mEq 8 mEq	2時間
	生食	50 mL	全開で	生食	50 mL	全開で
	デキサメタゾン グラニセトロン プロイメンド® 生食	12 mg 1 mg 150 mg 100 mL	30分	デキサメタゾン グラニセトロン プロイメンド® 生食	12 mg 1 mg 150 mg 100 mL	30分
	生食	50 mL	全開で	生食	50 mL	全開で
	シスプラチン 生食	60 mg/m² 500 mL	1時間	シスプラチン 生食	60 mg/m² 500 mL	1時間
	フロセミド 生食	20 mg 50 mL	全開で	フロセミド 生食	20 mg 50 mL	全開で
	生食	1,000 mL	2時間	生食	1,000 mL	20時間30分
day 9〜10	デキサメタゾン	8 mg 内服		デキサメタゾン 生食	8 mg 50 mL	15分
	飲水	≧1.5 L		生食 ソルデム®3A	1,000 mL 1,000 mL	23時間45分

上より順番に投与する
フロセミド 40 mg 適宜使用（投与前体重に比し 1.5 kg 増加時）
デキサメタゾン：デカドロン®　　　グラニセトロン：カイトリル®　　　シスプラチン：ランダ®，ブリプラチン®，プラトシン®

CDDP投与の目安

Day 8のCDDP投与予定前2日以内に確認すべき標準的な投与規準を下記に示す．いずれか1つでも満たさない場合はCDDP投与を延期する．

① 好中球数 ≧ 1,000 /mm³
② 血小板数 ≧ 5.0 × 10⁴ /mm³
③ 血清クレアチニン ≦ 1.5 mg/dL または
　推定クレアチニンクリアランス ≧ 50 mL/分
④ 同一サイクル内のS-1を累積で7日間以上内服できている

S-1休薬・再開の目安

休薬は患者が自己判断せず，必ず担当医に連絡して指示を受けるよう，患者に注意確認を行っておく．各コース内のS-1投与期間中の標準的な「S-1休薬規準」を下記に示す．休薬後，すべて規準を満たした場合には内服再開可能と考える．

① S-1による毒性のために経静脈的な水分・栄養補給が必要となり，十分な経口摂取が不能
② 38度以上の発熱や感染を疑う症状がある
③ 好中球数 ＜ 1,200 /mm³
④ 血小板数 ＜ 7.5 × 10⁴ /mm³
⑤ 血清クレアチニン値 ＞ 1.5 mg/dL または
　推定クレアチニンクリアランス ＜ 50 mL/分
⑥ Grade 2以上の非血液毒性（口内炎，爪の変化，なみだ目は除く）

減量の目安と用量レベル

標準的な減量規準を下記に示す．前のコース期間中に下記のいずれかに該当する有害事象がみられた場合は，次コース以降はS-1，CDDP，または両方の用量レベルを1つ下げて投与し，以降の再増量は行わない．減量に当たってはまずCDDPの減量から考慮するが，S-1の減量が必要と判断される場合にはその限りではない（表4）．

① 白血球数　＜1,000 /mm^3
② 好中球数　＜500 /mm^3
③ 血小板数　＜2.5×10^4 /mm^3
④ Grade 3以上の非血液毒性（口内炎，爪の変化，なみだ目は除く）

表4　薬剤用量レベル

薬剤	レベル	用量				
S-1	レベル0	120	100	80	mg/body/日 po	day 1～21
		↓	↓	↓		
	レベル-1	100	80	50	mg/body/日 po	day 1～21
CDDP	レベル0	60 mg/m^2 div				day 8
		↓				
	レベル-1	50 mg/m^2 div				day 8

po：経口，div：点滴静注

 患者セルフケアの重要性

近年薬物療法のほとんどは外来で行われるようになり，患者のQOLは向上している．それに伴い，患者のセルフケア指導がより重要になってきている．特にS-1やカペシタビンなどの経口抗がん剤療法は，内服期間中の外来受診回数が少なくてすむため，セルフケアによる副作用対策が非常に重要である．副作用対策としての薬物療法開始時の処方例をあげる（表5）．

表5　薬物療法開始時の処方例

プロクロルペラジンマレイン酸塩（ノバミン®）	吐き気時，1回5 mg，1日3回まで
アルプラゾラム（ソラナックス®）	吐き気時，1回0.4 mg，1日3回まで
ラクトミン製剤（ビオフェルミン®）	下痢開始時より1回1 mgを1日3回食後，止まるまで内服
ロペラミド塩酸塩（ロペミン®）	下痢開始時より6時間ごとに1回2 mg内服 12時間以上止まるまで内服
塩酸シプロフロキサシン（シプロキサン®）	38度以上の発熱時，1回200 mg，1日3回 解熱しても7日間飲みきる
アセトアミノフェン（カロナール®）	38度以上の発熱時，1回400 mg，1日3回まで
がいそう用ハチアズレ®	口内炎時
トリアムシノロンアセトニド（ケナログ®軟膏）	口内炎時

POINT

- 切除不能・再発胃がんに対する標準ファーストラインは"S-1＋CDDP療法"である
- 薬物療法を安全に効果的に遂行するためには，支持療法，セルフケア指導が重要である
- コース開始時や減量時などの規準を頭に入れたうえで適確に治療を継続することが安全性と有効性につながる

文献

1) Boku N, et al：Lancet Oncol, 10：1063-1069, 2009
2) Koizumi W, et al：Lancet Oncol, 9：215-221, 2008
3) Narahara H, et al：Gastric Cancer, 14：72-80, 2011
4) Koizumi W, et al：J Cancer Res Clin Oncol, 140：319-328, 2014
5) Yamada Y, Higuchi K, Nishikawa K, et al：Ann Oncol, 26：141-148, 2015
6) 『胃癌ガイドライン 第4版 速報』(http://www.jgca.jp/pdf/ohpsokuhou20150709.pdf)
7) Cunningham D, et al：Capecitabine and oxaliplatin for advanced esophagogastric cancer. N Engl J Med, 358：36-46, 2008
8) Bang YJ, et al：Lancet, 376：687-697, 2010
9) Shirao K, et al：Jpn J Clin Oncol, 43：972-980, 2013
10) Okazaki S, et al：Gastric Cancer, 16：41-47, 2013

第2章 胃がん

高齢者に対する胃がん薬物療法の選択
S-1単独,S-1 + CDDP療法

佐藤　温

　がん患者の増加は世界的な課題であり，International Agency for Research of Cancer (IARC) の試算では新規患者は2010年の1,280万人から，2030年には2,600万人への増加が見込まれている[1]．また，本邦における死因の第1位は悪性新生物であり，2013年の死亡数は全死亡の約3分の1にあたる364,872人であった[2]．

　2012年に報告された日本の将来推計人口によると，長期の人口減少過程にある日本において，高齢者の割合は第二次ベビーブーム世代が老年人口に入った後の2042年のピークまで増加し続けることになる．すでに2014年の65歳以上の人口は26.3％であり世界で最もその割合が高い超高齢社会である[3]．胃がん領域においても他がん腫と同様に，高齢化社会が進むにつれ，胃がん患者における高齢者の割合は確実に増加しており，その対策は大変重要な問題となってきている．

　胃がん治療に関しては，日本胃癌学会より『胃癌治療ガイドライン 第4版』が公表されている[4]．ガイドラインはエビデンスに基づき，実際の治療の位置づけを「日常診療」と「臨床研究」とに明確に分けて作成されている．早期の高齢者胃がんは内視鏡的切除の対象となり，また進行胃がんでも治癒切除が望める場合は外科的切除の成績は良好であるため日常診療治療となるが，進行度が増すにつれエビデンスは少なくなり，高齢者胃がん薬物療法のほとんどは「臨床研究」の域を出ていない．高齢者がんを対象とした薬物療法の研究は徐々に報告されてきているものの，高齢者の特性や背景から臨床試験を組み立てにくい実状もある．今後さらに高齢者がんの増加が予想される今日，その治療法のあり方の検討は避けられない状況である．

　本項では，高齢者胃がん患者の薬物療法施行における特殊性と，S-1を中心に薬物療法の現状について記述する．

1 高齢者の特性

　高齢者がん患者の治療にあたっては，まず若壮年者と異なる特有の背景因子が存在することを熟知すべきである．

　身体的面では，**主要臓器の機能低下**および**薬物動態の変化**がある．薬物の主要代謝排泄経路である肝腎肺機能の低下により，薬物血中濃度が上昇し有害反応が出現しやすくなる．腎機能に関しては，筋肉量の低下（サルコペニア）も伴っているため，血中クレアチニン（Cr）の測定のみでは不十分であり，Cockcroft-Gault計算式などでのクレアチニンクリアランス（Ccr）の推定が必須となる[5]．

● Cockcroft-Gault 計算式

$$\text{Ccr推定値} = \frac{(140 - \text{年齢}) \times \text{体重(kg)}}{72 \times \text{血清 Cr 値}}$$

Ccrは70歳以上になると20歳に比べて，約3分の2になり，加齢とともに腎機能が低下してくる．また，高齢者においては，特に**一般状態（PS）**や**栄養状態**が低いときは予後不良となるため，薬剤投与を留意しなければならなくなる[6]．

　さらに社会的・心理的面では，家族との関係や人生の終焉により近いという特殊な状況から生じる問題がある．社会，経済的基盤の変化や配偶者や子供との関係が良好であるか否かの家庭環境の問題などが心理面に大きく影響する．倫理，宗教的には人生の終焉により近く『生』と『死』に対する価値観が若壮年と異なり，死を十分に意識しているなどである[7]．治療の場において患者の家族の協力はどうしても必要である．これら，身体的背景および社会的・心理的背景を十分理解したうえで治療を選択する必要がある．

2 高齢者がん患者の背景

　胃がん患者に限らず，加齢ががんの成長，進展にどのような影響を及ぼすかについては，明確ではないが，高齢者の社会的・心理的背景から検診率が低くなり，高齢者は若壮年に比べ，病期の進んだ状態でがんが発見されている可能性がある．Holmesらは30,991人の病期と年齢の関係を検討している[8]．その結果，有意に高齢者で病期の進んだ状態で発見されるがんは，乳腺，子宮頸部，子宮内膜，卵巣，膀胱であり，胃がんも高齢者で病期の進んだ状態で発見される傾向があった．

　また，高齢者は，肺・肝・腎などの主要臓器の機能低下に加え，高血圧，糖尿病，脳血管，冠動脈疾患などさまざまな合併疾患をもっていることが多い．そのため，合併疾患に対して複数の薬剤を長期間内服していることが多い．一方，**多くの薬剤の使用は特にチトクロームP450の経路に関連した抗がん剤と薬物相互作用を起こす可能性がある**[9]．2013年の人口動態統計における年齢別死因では全体で死因の第1位が悪性新生物であるのに対し，90歳以上では心疾患・肺炎が悪性新生物の占める割合を超えている[2]．高齢者においては，がん以外に全身状態に悪影響を及ぼす因子をもつ症例が多く，手術および薬物療法の治療不適応の症例が多い．さらに，治療不適応以外にも，個人の価値観から治療拒否する例も少なからず存在し，前項で記した高齢者の特殊性を十分認識しなければならない．

3 包括的老年学評価（CGA）

　包括的老年学評価（comprehensive geriatric assessment：CGA）は，高齢がん患者を多分野にわたって徹底して評価することにより組織的ながん治療計画，およびがん患者への問題への適切な介入を展開するものである．がん領域において老年医学は欧米では重視されており，専門家も多いが，高齢者人口の割合が世界で最も多い本邦ではがん腫瘍学の一分野として確立されていないのが現状である．CGAの評価には，機能・依存症・社会経済的問題・老人症候群・多剤投与・栄養のカテゴリーが必要であるが，すべてを網羅することは難しい．

　また，エビデンスの根幹をなす臨床試験において，高齢者や脆弱な患者を許容する臨床試験はほとんどない．脆弱な高齢者の指標の1つとしては，NCCN（National Comprehensive

Cancer Network）の高齢者がん治療ガイドラインにおいて推奨されているVES-13がある（http://www.nccn.org）．VES-13は年齢，健康状態，身体的活動，健康状態・身体的状況に関する質問票であり，合計スコア3点以上が脆弱な高齢者として，1年以内の死亡リスクが4.2倍と推定される[10]（詳細はガイドラインを参照[11][12]）．

VES-13に加え，薬物療法に特化した有害事象予測モデルが開発されつつある．Hurrioらの報告では，65歳以上のがん薬物療法前の患者に網羅的なCGAを行い，多変量解析結果として，Grade3以上の有害事象モデルを作製した[13]．CGAの有用性は非常に高く，薬物療法のリスク評価に用いられているが，今後はさらに簡便かつ客観的な指標を検討する必要がある．

4 高齢者胃がんに対する薬物療法

1）高齢者における臨床試験（phase Ⅲ）

本邦における多施設共同研究で行われた切除不能進行胃がんに対する3つの臨床比較第Ⅲ相試験[14]〜[16]の結果を70歳以上と70歳未満とに分けて後解析すると，いずれの試験においても腫瘍縮小効果は高齢者（70歳以上）症例で劣ることはなく，かつMSTにおいても高齢者症例と若壮年者症例での差は認められない[17]．Trumperらは過去の3つ進行胃・食道がんを対象とする臨床試験のなかから，70歳以上の257例（23.8％）を抽出して若年者との比較を行っている[18]．CDDPを含むエピルビシン＋CDDP＋5-FU（ECF療法），マイトマイシンC＋CDDP＋5-FU（MCF療法），5-FU±マイトマイシンC，またはメトトレキサート＋5-FU followed byドキソルビシン（FAMTX療法）で，多変量解析の結果，予後因子は年齢ではなく，PS，局所進行がんであり，Grade3/4の有害事象も同等と報告している．MonfardiniらはEuropean Organization for Research and Treatment（EORTC）の第Ⅱ相試験に参加した1,266例および第Ⅰ相試験に参加した1,589例の血液毒性をレトロスペクティブに解析し，Grade3/4では60歳以下43％，60〜65歳45％，66〜70歳43％，71〜80歳36％と年齢には差を認めないと報告した[19]．このように有害事象は単に暦年齢によるものではないため，臨床試験の適格規準を満たすような身体レベルをもっている高齢者がん症例は，新規抗がん剤の治験に参加することは可能と結論づけている報告もある[20]．これらの結果および報告は，問題となる臓器障害がなく，十分な生理機能を有している高齢者は若壮年者の適応と変わらないことを示唆している．しかしながら，一方でこのような高齢者は高齢者全体の一部であることも理解しなければならない．

生物学的年齢を考慮

元来人間の生理，生化学的諸機能は個人差があるが，このような個人差は年齢とともにますます大きくなっていく．つまり，高齢者においては**暦年齢**（chronological age）と**生物学的年齢**（biological age）の開きが大きくなってくるのである．高齢者治療の際は，暦年齢と生物学的年齢を分けて認識することが重要であり，患者の生理諸機能を個々によく評価し，肉体的若さとしての生物学的年齢を考慮すべきである．ただし，生理，生化学的検査等で評価はしているものの，実際の臨床現場では確立した生物学的年齢の評価方法がないのも現状である．このため，生物学的年齢に応じた治療方法

の検討が困難となっている[21]．これらの特性と背景より，高齢者胃がん患者に選択されるべき抗がん剤治療レジメンは，有効性と同時に簡便性，低毒性とのバランスが求められる．

2）高齢者を対象としたL-OHPを含む臨床試験

プロスペクティブに実施された高齢者を対象とした第II相試験としては，高齢者にも比較的安全に使用できるオキサリプラチン（L-OHP）を含んだweeklyL-OHP＋5-FU＋ロイコボリン（ℓ-LV）（OXALF療法）[22]，L-OHP＋カペシタビン（XELOX療法）[23] の2試験がイタリア，中国から報告されている．両試験とも70歳以上を対象に，OXALFではCGAを実施し，患者を選択している．その結果，効果は良好で，Grade3/4の有害事象で5％を超える事象としては，OXALFでは疲労（7.1％）のみであった一方，XELOXでは好中球減少（13.6％），血小板減少（11.4％），下痢（13.6％），手足症候群（9.1％）と高率であった．

3）高齢者におけるS-1＋CDDP療法

本邦における切除不能進行・再発胃がんの標準療法はJCOG9912試験[24] とSPIRITS試験[25] の成績からS-1＋CDDP療法である．しかしながら，S-1＋CDDP療法のS-1に対する優越性を証明したSPIRITS試験の適格規準は，75歳未満でCcrが50 mL/分以上である．また，本試験のsubset解析によると60歳未満またはPS0の患者ではS-1＋CDDP療法が有意に良好であったが，60歳以上またはPS1,2の患者では統計学的な差はなかった．また，S-1の使用成績調査の解析において，Cockcroft-Gault式を用いて算出したCcr別の有害事象発現率が検討され，Ccrが低値の症例ほどGrade3以上の有害事象累積発現率が高くなることが示されている（図1）[26]．これはS-1の配合成分であるギメラシル（CDHP）が腎排泄であるため，DPD阻害作用が増強されることにより，5-FUの血中濃度が上昇することによると考えられる．

『胃癌治療ガイドライン』では，**高齢者へのS-1＋CDDPの適応については慎重に判断し，状況によっては，経口可能であればS-1単独の選択を考慮するとしている**[4]．

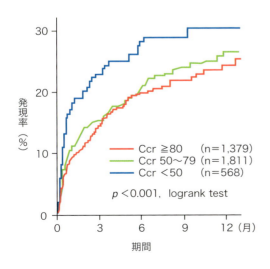

図1　S-1のGrade 3以上の副作用累積発現率（Ccr別）

4）高齢者を対象としたS-1単独療法の臨床試験

a. 日本

　高齢者を対象としたS-1を用いた第Ⅱ相試験としては，東京癌化学療法研究会（The Tokyo Cooperative Oncology Group：TCOG）で実施された「高齢胃癌患者に対するS-1単独療法の第Ⅱ相臨床試験」がある[27]．75歳以上の切除不能進行・再発胃がん患者を対象とし，S-1単独療法の臨床効果，安全性，薬物動態について検討した前向き試験である．33例が登録され，S-1の投与量はCcrが50 mL/分以上の場合は基準投与量（80 mg/m^2）とし，50 mL/分未満30 mL/分以上の場合は1段階減量し，4週間投与2週間休薬を1コースとして投与された．33例の年齢の中央値は80歳（76歳〜91歳）であった．6例での薬物動態の検討では，S-1投与後の各代謝物の最高血中濃度は若年がん患者で報告されている値とほぼ同等の値が示された．奏効率は21.2％，PFS中央値は3.9カ月，MSTは15.7カ月であった（図2）．頻度の高い副作用として，白血球減少，好中球減少，ヘモグロビン減少，食欲不振，疲労等が認められたが，Grade3/4の有害事象で5％を超える事象は，ヘモグロビン減少（9.1％），食欲不振（12.1％），悪心（6.1％），疲労（6.1％）が認められたのみで，Grade4の副作用は認められなかった．この結果より，**75歳以上の高齢胃がん患者に対しても，腎機能を考慮して慎重に投与量を設定することで，S-1単剤療法の安全性と有用性が確認された**．

b. 海外

　また，韓国にて65歳以上の切除不能進行・再発胃がん患者を対象にS-1とカペシタビンのランダム化第Ⅱ相試験が報告されている[28]．登録症例の年齢の中央値は両群とも71歳であった．S-1は4週間投与2週間休薬を1コース，カペシタビンは2週投与1週休薬を1コースとして投与された．主要評価項目の奏効率をはじめ効果は両群とも良好であったが，比較薬剤強度（relative dose intensity：RDI）は，S-1は6サイクルまで約90％のRDIを保っていたが，カペシタビンはサイクルを追うごとにRDIは低くなり，12サイクルでは約60％であった（図3）．有害事象に関してはS-1，カペシタビンとも血液毒性では貧血が高率に発現し，それぞれ88.1％

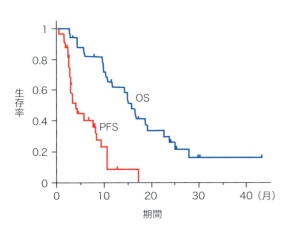

図2 無増悪生存期間（PFS）と全生存期間（OS）（n＝33）

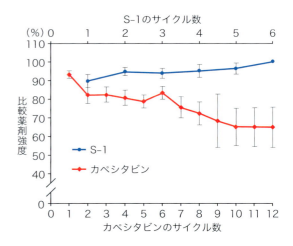

図3 S-1とカペシタビンのrelative dose intensity（比較薬剤強度）

(Grade3/4：14.3％)，88.6％（Grade3/4：11.4％）であった．非血液毒性では口内炎，手足症候群の発現率がS-1でそれぞれ21.4％（Grade3/4：0.0％），16.7％（Grade3/4：0.0％），カペシタビンでそれぞれ54.5％（Grade3/4：0％），59.1％（Grade3/4：6.8％）であった．そのため，カペシタビンは主に手足症候群に起因する治療の延期，減量が必要となりRDIが低くなっている．この結果，韓国においても高齢胃がん患者に対するS-1単剤療法の安全性と有用性が確認された．

前述のように海外では高齢者にも比較的安全に使用できるL-OHPを含んだ高齢者胃がん対象の第Ⅱ相試験が実施されている．本邦ではS-1＋CDDP（SP療法）に対するS-1＋L-OHP（SOX療法）の無作為化比較第Ⅲ相臨床試験が実施され，胃がんにおける安全性と有用性が検証された[29]．Grade3以上の副作用を比較すると，SOX療法は，感覚性神経障害以外の，血液毒性および発熱性好中球減少，腎機能でSP療法より発現率が低かった．生存期間については，70歳以上のサブグループ解析でSP療法に有意に優れていたわけではないが，副作用のプロファイルを考えると高齢胃がん患者におけるSOX療法の意義は大きい．

また，術後補助化学療法としてはACTS-GCによりS-1の有効性が示され，本邦における標準療法となっている[30]．本試験の年齢別解析が実施されており，65歳未満，60歳以上70歳未満，70歳以上80歳未満の生存期間は年齢にかかわらずS-1群が手術単独群と比較して予後良好となる傾向がみられている（図4）[31]．

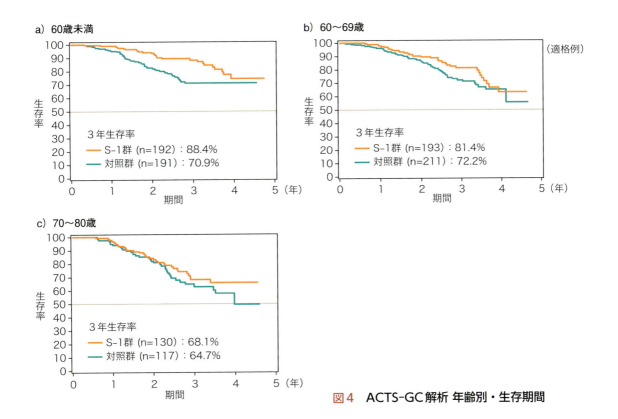

図4　ACTS-GC解析 年齢別・生存期間

5 今後の方向性

　今後さらに高齢者がんの増加が予想される今日，その治療法のあり方の検討は避けられない状況である．1999年に日本胃癌学会で行った全国アンケート調査（297施設）では75歳以上の胃がん症例に抗がん剤治療を行わないと答えた施設は41.8％と半数近くもあった．高齢者に対しては，余命や合併症，患者をとりまく社会環境などから，対症的に，あるいは消極的にしか治療されないことが多い．しかし，暦年齢の高齢者であるという理由のみで治療を放棄することなく，がんに伴う症状の緩和やQOL向上の観点からも適切かつ十分な治療が行われなければならない．まず，高齢者の背景因子を十分に理解することが大切である．そして，暦年齢と生物学的年齢を離して考慮し，適切な治療が施されるべきである．高齢者消化器がんの薬物療法のあり方について依然として十分に検討されていない現状において，今後は簡便かつ客観的なCGAや生物学的年齢の評価方法を確立して，それに応じた前向き試験を組んで検討を重ねていかなければならない．

POINT

- 本邦では高齢化社会に伴い，高齢者がんが増加している
- 高齢者胃がんに対する薬物療法のエビデンスは少なく，実臨床現場では，ほとんどが「臨床研究」の立場で治療が行われている
- 高齢者の重要な特性は，暦年齢と生物学的年齢の開きが大きいことである．薬物治療を行う際は，生物学的年齢を考慮する
- 高齢者胃がんの薬物療法として，経口抗がん剤S-1が有望である．腎機能を考慮して投与量を設定することを推奨する

文献

1) "World Cancer Report 2008"（Boyle P and Levin BE ed），IARC Press, Lyon, 2008
2) 厚生労働省：平成25年人口動態統計の年間推計．
http://www.mhlw.go.jp/toukei/saikin/hw/jinkou/suikei13/index.html
3) 国立社会保障・人口問題研究所：日本の将来推計人口
http://www.ipss.go.jp/syoushika/tohkei/newest04/sh2401top.html
4) 『胃癌治療ガイドライン（医師用2014年5月改訂　第4版）』（日本胃癌学会 編），金原出版，2014
5) Launay-Vacher V, et al：Ann. Oncol., 18：1314, 2007
6) 森　眞由美：血液・腫瘍科，35：40-43，1997
7) 村上俊吾ほか：癌治療と宿主，4：51-59，1992
8) Holmes FF and Hearne E 3rd：J Am Geriatr Soc, 29（2）：55-57, 1981
   → 30,991人の病期と年齢の関係を検討．その結果，有意に高齢者で病期の進んだ状態で発見されるがんは，乳腺，子宮頸部，子宮内膜，卵巣，膀胱であった．
9) Kivisto KT, et al：Br J Clin Pharmacol, 40：523, 1995
10) Saliba D, et al：J Am Gariatr Soc, 49：1691-1699, 2001
    → VES-13の合計スコア3点以上が脆弱な高齢者として，1年以内の死亡リスクが4.2倍と推定される．
11) NCCN clinical Practice Guidelines in Oncology：Senior Adult Oncology
http://www.nccn.org
12) NCCN腫瘍学実践ガイドライン：高齢者のがん治療2007年第2版
http://www.jccnb.net/guideline/images/gl08_sior.pdf

13) Hurria A, et al：J Clin Oncol, 29（25）：3457-65, 2011
   ➡ 65歳以上のがん薬物療法前の患者に網羅的なCGAを行い，多変量解析結果として，Grade3以上の有害事象モデルを作製した．
14) 佐々木常雄ほか：癌と化療，16：2545-2555，1989
15) Kurihara M, et al：Jpn J Cancer Res, 82：613-620, 1991
16) Kurihara M：Chemotherapy in gastric cancer."Gastric Cancer"（Nishi M, et al ed），Spring-Verlag, Tokyo, pp425-443, 1993
17) 佐藤 温ほか：日本臨床，59：611-615，2001
   ➡ 本邦における多施設共同研究で行われた切除不能進行胃がんに対する3つの臨床比較第Ⅲ相試験14)～16)の結果を70歳以上と70歳未満とに分けて後解析すると，いずれの試験においても腫瘍縮小効果は高齢者（70歳以上）症例で劣ることはなく，かつMSTにおいても高齢者症例と若壮年者症例での差は認められなかった．
18) Trumper M, Cunningham D, et al：Eur J Cancer, 42：827-834, 2006
   ➡ 過去の3つ進行胃・食道がんを対象とする臨床試験のなかから，70歳以上の257例（23.8％）を抽出して若年者との比較を行った．エピルビシン＋CDDP＋5-FU（ECF療法），マイトマイシンC＋CDDP＋5-FU（MCF療法），5-FU±マイトマイシンC，またはメトトレキサート＋5-FU followed byドキソルビシン（FAMTX療法）で，多変量解析の結果，予後因子は年齢ではなく，PS，局所進行がんであり，Grade3/4の有害事象も同等であった．
19) Monfardini S, et al：Entry to elderly patients n EORTC new drug denelopment studies. Proc ASCO, 12：132, 1993
   ➡ EORTCの第Ⅱ相試験に参加した1,266例および第Ⅰ相試験に参加した1,589例の血液毒性をレトロスペクティブに解析し，Grade3/4では60歳以下43％，60～65歳45％，66～70歳43％，71～80歳36％と年齢には差を認めないとした報告．
20) Schneider M：Cancer chemotherapy in elderly. "Principles of antineoplastic drug development and pharmacology"（Schilsky RL, et al ed），New York, 363-373, 1996
21) 佐藤 温ほか：Practical Oncology, 12：2-4, 1999
22) Santini D, et al：MBC Cancer, 6：125, 2006
   ➡ プロスペクティブに実施された高齢者を対象とした第Ⅱ相試験．weekly L-OHP，5-FU＋ロイコボリン（OXALF療法）を実施．効果は良好で，Grade3/4の有害事象で5％を超える事象は疲労（7.1％）のみであった．
23) Dong N, et al：Am. J. Clin. Oncol, 32（6）：559-563, 2009
   ➡ プロスペクティブに実施された高齢者を対象とした第Ⅱ相試験．L-OHP＋カペシタビン（XELOX療法）を実施．
24) Boku N, et al：Lancet Oncol, 10（11）：1063-1069, 2009
   ➡ JCOG9912試験の報告．5-FUに対して，イリノテカン＋CDDP併用の優越性，およびS-1の非劣性を評価することが目的とされた．試験の結果，イリノテカン＋CDDPの併用の優越性は示されなかったが，S-1の非劣性は明らかになった．
25) Koizumi W, et al：Lancet Oncol, 9（3）：215-221, 2008
   ➡ SPIRITS試験の報告．S-1＋CDDP療法のS-1に対する優越性を証明した．
26) Yamanaka T, et al：Cancer Chemotherapy and Pharmacology, 61（2）：335-343, 2008
   ➡ S-1の使用成績調査の解析において，Cockcroft-Gault式を用いて算出したCcr別の有害事象発現率が検討され，Ccrが低値の症例ほどGrade3以上の有害事象累積発現率が高くなることが示された．
27) Koizumi W, et al：Cancer Chemother Pharmacol, 65（6）：1093-1099, 2010
   ➡ 東京癌化学療法研究会（TCOG）で実施された高齢胃癌患者に対するS-1単独療法の第Ⅱ相臨床試験．75歳以上の切除不能進行・再発胃がん患者を対象とし，S-1単独療法の臨床効果，安全性，薬物動態について検討した前向き試験．33例が登録され，S-1の投与量はCcrが50 mL/分以上の場合は基準投与量（80 mg/m²）とし，50 mL/分未満30 mL/分以上の場合は1段階減量し，4週間投与2週間休薬を1コースとして投与された．33例の年齢の中央値は80歳（76歳～91歳）であった．6例での薬物動態の検討では，S-1投与後の各代謝物の最高血中濃度は若年がん患者で報告されている値とほぼ同等の値が示された（RR 21.2％，PFS中央値3.9カ月，MST 15.7カ月）．
28) J-L Lee, et al：Br J Cancer, 99（4）：584-590, 2008
   ➡ 韓国で実施された65歳以上の切除不能進行・再発胃がん患者を対象にしたS-1とカペシタビンのランダム化第Ⅱ相試験の報告．登録症例の年齢の中央値は両群とも71歳．S-1は4週間投与2週間休薬を1コース，カペシタビンは2週投与1週休薬を1コースとして投与された．主要評価項目のRRをはじめ効果は両群とも良好であったが，RDIは，S-1は6サイクルまで約90％のRDIを保っていたが，カペシタビンはサイクルを追うごとにRDIは低くなり，12サイクルでは約60％であった．
29) Yamada Y, et al：Annals of Oncol, 26：141-148, 2015
   ➡ 本邦の高齢者胃がん対象の第Ⅲ相試験．S-1＋CDDP（SP療法）に対するTS-1＋L-OHP（SOX療法）の無作為化比較第Ⅲ相臨床試験が実施され，胃がんにおける安全性と有用性が検証された．
30) Sakuramoto S, et al：N Engl J Med, 357（18）：1810-1820, 2007
   ➡ ACTS-GC試験．ステージⅡ，Ⅲの胃がん治癒切除後，補助化学療法としてS-1の投与の効果が示された．
31) 桜本信一：日本癌治療学会誌，43：321，2008
   ➡ ACTS-GC試験の年齢別解析．65歳未満，60歳以上70歳未満，70歳以上80歳未満の生存期間は年齢にかかわらずS-1群が手術単独群と比較して予後良好となる傾向がみられた．

第2章 胃がん

3 セカンドラインの選択
CPT-11単独療法，wPTX（±ラムシルマブ）

廣中秀一

近年，海外からbest supportive care（BSC）と薬物療法の複数の第Ⅲ相試験が報告され，セカンドライン薬物療法による全生存期間の延長効果が示された．さらに，薬剤同士の比較試験結果も相次いで報告され，2015年3月には新しい分子標的薬であるラムシルマブが保険承認された．本項では，最近の臨床試験の結果を踏まえた胃がん薬物療法のセカンドラインのエビデンスや実際の治療について概説する．

1 薬物療法の適応

『胃癌治療ガイドライン第4版』[1]では，適応の原則として，切除不能進行・再発症例，あるいは非治癒切除（R2）症例で，全身状態が比較的良好，主要臓器機能が保たれている症例とされており，具体的には，performance status（PS）0〜2，T4b（SI）あるいは高度リンパ節転移症例，H1，P1またはその他のM1を有する切除不能あるいは再発症例，非治癒切除症例とされている（表1）．

セカンドライン薬物療法は，ファーストライン薬物療法の副作用の遷延・蓄積がしばしば認められ，また，ファーストライン薬物療法に比べ治療効果が劣ることから病状が変化しやすい．そのため，PSや食事摂取状況，全身状態のチェック，採血結果の確認を行ったうえで投与することが望ましい．特にPSの悪化，黄疸の出現，腹部膨満の出現や嘔吐回数の増加，腹鳴の出現，下肢の浮腫がみられた場合には原病の増悪が疑われるため，画像による評価が必要である．

表1 薬物療法の適応規準の目安

薬物療法実施の際には，以下の条件を参考として適応を判断する
① 臨床診断，病理組織診断が確認されている
② PS 0〜2，PS 3以上は一般的に推奨されず，適応は安全性と効果を考慮して慎重に判断する．多量の腹水や高度の腹膜播種を伴う場合には，特に安全性に配慮する
③ 腫瘍臓器機能が保たれている
④ 重篤な併存疾患を有さない
⑤ 患者本人からのインフォームドコンセントが得られている
⑥ 重篤な合併症を有さない

> **MEMO　セカンドライン適応の注意点**
>
> 切除不能・再発胃がん患者に対する薬物療法の主たる目的は延命であり，状態のよい時間を長く保つことである．そのため，PSが不良な症例や延命効果が期待できない患者に対する薬物療法は勧められない．セカンドライン薬物療法は奏効割合が低い反面，薬の副作用は必ず伴うため，ファーストラインよりも治療の適応を慎重に判断する必要がある．

2　セカンドラインのエビデンス

1）BSCと薬物療法の比較（表2）

　2011年以降，ドイツ，韓国，イギリスからBSCを対照とした第Ⅲ相試験の結果が相次いで報告された．最初に報告されたドイツAIO試験は，化学療法薬剤としてイリノテカン（CPT-11またはIRI）療法を比較した試験であるが，もともと120例の症例集積予定であったものの，症例集積が不良のため全体で40例が登録され，結果が公表された．そのため，統計学的に試験の仮説が検証されたとは言えないが，CPT-11の良好な成績が示された[2]．その後，韓国からドセタキセル（DTX）とCPT-11の医師選択の二次薬物療法と英国からDTXを用いた第Ⅲ相試験が報告されたが，いずれも十分な症例集積のもとでセカンドライン薬物療法による全生存期間（OS）の延長効果が示された[3][4]．これらの結果から，**セカンドライン薬物療法は，一次治療後の全身状態が良好な症例には積極的に行うべきである**．

2）薬物療法薬剤同士の比較（表3）

　本邦では2000年頃からセカンドライン薬物療法が盛んに行われていたため，薬剤同士を比較する第Ⅲ相試験が複数実施された．

　最初に報告されたWJOG4007試験は，フッ化ピリミジンとプラチナ系薬剤併用療法の不応例を対象としてパクリタキセル毎週投与法（weeklyパクリタキセル：wPTX）とCPT-11療法を比較した第Ⅲ相試験である．その結果，主要評価項目であるOSにおいてwPTXに対するCPT-11の優越性は示されなかったが（図1），両群ともにOSの中央値（MST）が8カ月を超

表2　BSCと薬物療法の第Ⅲ相試験

試験	治療法	投与法	n	MST（月）	HR（95%CI） p値
AIO[2]	BSC CPT-11	—— CPT-11 250→350 mg/m²　3週ごと	19 21	2.4 4.0	0.48（0.25～0.92） 0.012
韓国[3]	BSC SLC	—— DTX 60 mg/m²，3週ごと， またはCPT-11 150 mg/m²，2週ごと	69 133	3.8 5.3	0.657（0.485～0.891） 0.007
COUGAR-02[4]	BSC DTX	—— DTX 60 mg/m²，3週ごと	84 84	3.6 5.2	0.67（0.49～0.92） 0.01

MST：median survival time（生存期間中央値）

表3 薬物療法薬剤間の第Ⅲ相試験

試験名	治療法	症例数	MST（月）	HR（95%CI）p値	PFS中央値（月）	RR（%）
WJOG4007[5]	wPTX CPT-11	108 111	9.5 8.4	1.13（0.86〜1.49） 0.38	3.6 2.3	21 14
TCOG GI-0801[6]	CPT-11 CPT-11+CDDP	63 64	10.1 10.7	1.00（0.69〜1.44） 0.9823	2.8 3.8	16 22
TRICS[7]	CPT-11 CPT-11+CDDP	84 84	12.7 13.9	0.834（0.596〜1.167） 0.288	4.1 4.6	15 17
JACCRO GC-05[8]	CPT-11 CPT-11+S-1	148 145	9.5 8.8	0.99（0.78〜1.25） 0.92	3.4 3.8	7 8

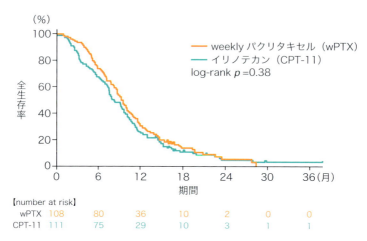

図1 WJOG4007試験の全生存期間
（文献5より引用）

え，有害事象が忍容可能であったことから，いずれの薬剤も選択可能と考えられた[5]．

次に，CPT-11単剤とCPT-11＋CDDP療法を比較したTCOG GI-0801試験[6]とTRICS試験[7]が報告され，両試験ともにOSにおけるCPT-11＋CDDP療法の統計学的有意差は示されなかった．しかし，いずれの試験もMSTが10カ月以上と良好な成績が得られ，さらに有害事象も同等に忍容可能であったことから，いずれも選択可能な治療法と考えられた．

さらに，S-1の継続投与の有効性を検証したJACCRO GC-05試験[8]は，S-1を含む一次治療不応例を対象にCPT-11療法とCPT-11＋S-1療法を比較した第Ⅲ相試験であるが，OSにおけるCPT-11＋S-1療法の優越性は示されなかった．それだけでなく，CPT-11＋S-1療法のGrade 3以上の白血球減少，貧血，発熱性好中球減少症が高頻度であったことから，**S-1不応例に対するS-1の継続投与は推奨できない**．

 胃がんの三次治療

全身状態が良好ならば，三次治療としてそれぞれ別のレジメン（二次薬物療法がタキサン系なら三次薬物療法はイリノテカン，二次薬物療法がイリノテカンなら三次薬物療法はタキサン系）を行うことを考慮する．

3) 新規分子標的薬剤

2015年3月に新規分子標的薬ラムシルマブが保険承認された．その根拠となった第Ⅲ相試験がRAINBOW試験である[9]（表4）．本試験は，国際共同治験として西欧諸国，中南米，アジアの3つの地域で行われた．その結果，wPTX＋ラムシルマブ療法は，wPTX＋プラセボ療法に対して統計学的に有意にOSの延長を示した（図2）．また，無増悪生存期間（PFS）や奏効割合においてもwPTX＋ラムシルマブ療法が良好であった．以上から，**wPTX＋ラムシルマブ療法はセカンドライン化学療法の新たな標準治療と位置づけられる**．

一方で，海外ではBSC併用でのラムシルマブ療法とプラセボ療法の第Ⅲ相試験（REGARD試験）が行われ，主要評価項目であるOSにおいてラムシルマブ療法は有意に良好な成績を示した[10]．ラムシルマブは単剤でも切除不能・再発胃がんの二次治療においてOSの延長を示したはじめての分子標的薬剤であり，**胃がん化学療法においてVEGFR-2を阻害することはきわめて重要である**ことが示された．

> **MEMO　ラムシルマブの作用機序**
>
> ラムシルマブは抗VEGFR-2完全ヒトモノクローナルIgG1抗体であり，VEGFR-2のリガンドであるVEGF-A，C，DとVEGFR-2との結語を競合的にブロックすることで血管新生シグナルの伝達を阻害し，抗腫瘍効果を発揮する．

表4　REGARD試験とRAINBOW試験の治療成績

試験名	治療法	症例数	PFS中央値（月）	HR（95%CI）p値	MST（月）	HR（95%CI）p値
REGARD[10]	プラセボ ラムシルマブ	117 238	1.3 2.1	0.483（0.376〜0.620） ＜0.0001	3.8 5.2	0.776（0.603〜0.998） 0.047
RAINBOW[9]	wPTX＋プラセボ wPTX＋ラムシルマブ	335 330	2.86 4.40	0.635（0.536〜0.752） ＜0.0001	7.36 9.63	0.807（0.678〜0.962） 0.0169

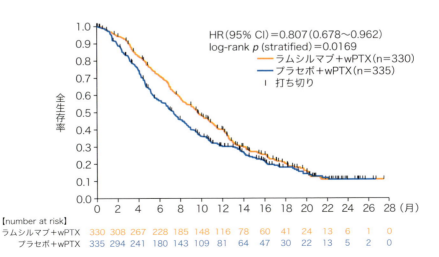

図2　RAINBOW試験の全生存期間

（文献9より引用）

> **ラムシルマブの適応について**
> 術後補助化学療法や一次化学療法，パクリタキセル以外の抗悪性腫瘍薬との併用におけるラムシルマブの有効性および安全性は確立していないので，注意を要する．

3 レジメンの実際（図3）

❶ パクリタキセル（タキソール®）＋ラムシルマブ（サイラムザ®）療法

① 生食（50 mL）
　d-クロルフェニラミンマレイン酸塩（ポララミン®）5 mg
　デキサメタゾンリン酸エステルナトリウム（デキサート®）6.6 mg
　ラニチジン（ザンタック®）50 mg またはファモチジン（ガスター®）20 mg
　30分で投与．

② 生食（250 mL）
　ラムシルマブ（サイラムザ®）8 mg/kg
　1時間で投与．

❶ パクリタキセル＋ラムシルマブ療法

薬剤名（投与量）	1	8	15	22（日）
パクリタキセル（80 mg/m²）	↓	↓	↓	
ラムシルマブ（8 mg/kg）	↓		↓	

4週ごと

❷ wPTX療法

薬剤名（投与量）	1	8	15	22（日）
パクリタキセル（80 mg/m²）	↓	↓	↓	

4週ごと

❸ イリノテカン単独療法

薬剤名（投与量）	1	15	（日）
イリノテカン（150 mg/m²）	↓	↓	

4週ごと

❹ ラムシルマブ単独療法

薬剤名（投与量）	1	15	（日）
ラムシルマブ（8 mg/kg）	↓	↓	

4週ごと

図3 各レジメンスケジュール

③5％ブドウ糖注射液または生食 250 mL
　パクリタキセル（タキソール®）80 mg/m²
　1時間で投与.

> **MEMO** **パクリタキセル投与時の注意**
> 　パクリタキセルの希釈液は過飽和状態にあるため，パクリタキセルが結晶として析出する可能性があり，投与時には0.22ミクロン以下のメンブランフィルターを用いたインラインフィルターを通して投与する．また，溶解液が接触する部分に可塑剤としてDEHP〔フタル酸ジ-（2-エチルヘキシル）〕を含有しているものの使用を避ける．

> **Pitfall** **ラムシルマブ投与時の観察**
> 　ラムシルマブ（サイラムザ®）投与の最初の2サイクルは，infusion reactionの発現確認のために，投与終了後に1時間の観察期間が必須である．Infusion reactionの発現がなければ，3サイクル目以降は省略可能．

❷wPTX（タキソール®）療法

①ジフェンヒドラミン塩酸塩 50 mg（レスタミンコーワ錠®）経口投与
②生食（100 mL）
　デキサメタゾンリン酸エステルナトリウム（デキサート®）6.6 mg
　ラニチジン（ザンタック®）50 mgまたはファモチジン（ガスター®）20 mg
　上記をパクリタキセル投与30分前までに30分で投与．
③5％ブドウ糖注射液または生食 250 mL
　パクリタキセル（タキソール®）80 mg/m²
　1時間で投与.

> **Pitfall** **糖尿病患者への投与に注意**
> 　前投薬のデキサートがweeklyで投与されるため，糖尿病患者では血糖コントロールが悪化する．デキサートはパクリタキセルの過敏症状がなければ，6.6 mg → 3.3 mg → 1.65 mgと減量を考慮する．
>
> **パクリタキセルはアルコールを含む**
> 　パクリタキセルは溶剤として無水エタノールを含有するため，アルコール過敏の患者には慎重投与することが肝要．また，前投薬で投与されるジフェンヒドラミン塩酸塩錠とアルコールの相互作用による中枢神経抑制作用が増強する可能性があるため，パクリタキセル投与後は，自動車の運転など危険を伴う機械の操作に従事させないよう注意することが必要である．

❸ CPT-11（カンプト®，トポテシン® など）単独療法

① 生食（100 mL）
　塩酸グラニセトロン（カイトリル®）3 mg
　デキサメタゾンリン酸エステルナトリウム（デキサート®）9.9 mg
　30分で投与．
② 生食 500 mL
　塩酸イリノテカン（カンプト®，トポテシン® など）150 mg/m²
　90分以上で点滴静注．
③ デキサメタゾン　8 mg（内服）をday2～3に処方．

MEMO　UGT1A1遺伝子多型に注意

　CPT-11の代謝にはUGT1A1遺伝子多型が影響する．遺伝子多型がホモ群（*28，*6がホモ型またはともにヘテロ型），ヘテロ群（*28，*6の一方がヘテロ型），ワイルド群（*28と*6が野生型）に分類すると，それぞれの高度の好中球減少（1,000未満）発生割合は80％，24％，14％であり，高度の下痢の発生割合は20％，7％，14％とホモ群で発現率が高くなる．

コツ　遺伝子多型の判定とCPT-11の減量

　2008年11月に積水メディカル株式会社より，UGT1A1遺伝子多型判定試薬「インベーダー®UGT1A1アッセイ」が保険適用された．UGT1A1遺伝子多型がホモの患者では，本邦で行われたUGT0601試験の結果から，CPT-11の用量を150 mg/m²より減量することを考慮する．

CPT-11による下痢の対応

　CPT-11による下痢には，早発型と遅発型がある．早発型ではブチルスコポラミン（ブスコパン®）で対応する．投与後24時間以降に起こる遅発型は，投与2週間後に起こり重症化することもあるため注意する．高度な下痢の場合はロペラミド塩酸塩（ロペミン®）の投与（2 mgを2時間ごとに下痢が止まるまで12時間以上）で対応するが，漫然と投与することは勧められない．

❹ ラムシルマブ（サイラムザ®）単独療法

① 生食（50 mL）
　d-クロルフェニラミンマレイン酸塩（ポララミン®）5 mg
　30分で投与．
② 生食（250 mL）
　ラムシルマブ（サイラムザ®）8 mg/kg
　1時間で投与．

> **MEMO** ラムシルマブのinfusion reaction
>
> ラムシルマブ投与中にinfusion reactionが発現した場合，Grade 1または2の場合は投与速度を50％減速し，次回以降のラムシルマブ投与時に抗ヒスタミン剤（ジフェンヒドラミン等）の前投与を行い50％減速し投与する．Grade 3または4の場合は，ラムシルマブの投与を直ちに中止し，再投与はしない．

4 実際のセカンドライン薬剤の選択

1）HER2陽性胃がん

　HER2陽性胃がんに対象を限定したセカンドライン化学療法の臨床試験においてOSの延長を示した薬剤はない．しかし，一次治療がフッ化ピリミジン系薬剤とプラチナ系薬剤を用いた治療法であれば，RAINBOW試験の39例のサブグループ解析の結果からラムシルマブ投与によるネガティブなインパクトはなく，**wPTX＋ラムシルマブ療法**が選択可能であろう．なお，トラスツズマブの継続投与の有効性は現時点で示されていない．

2）フッ化ピリミジン＋プラチナ不応例

　コントロール不良な高血圧や蛋白尿2＋以上，出血傾向や血栓塞栓症などラムシルマブの投与困難な合併症がない症例に対しては，**wPTX＋ラムシルマブ療法**が第一選択である．三次治療はCPT-11療法を考慮する．

3）S-1単独療法不応例

　合併症や全身状態，または患者希望等の理由により，一次治療としてS-1単独療法を行うことは珍しくない．このような症例に対しては，厳密にはTRICS試験のエビデンスが該当し，CPT-11療法またはCPT-11＋CDDP療法が選択できる．しかし，WJOG4007試験でCPT-11療法とwPTX療法が同等であり，RAINBOW試験でwPTX＋ラムシルマブ療法が勝ることを考えると，**wPTX＋ラムシルマブ療法**は有望な治療法の1つであろう．

4）腹膜転移を有する症例

　ここでいう腹膜転移とは，注腸造影・小腸造影にて「明らかながん性腸管狭窄または腸管壁の変形所見」（狭窄，集束像，腸管壁不整）を有する患者や，腹部CTで明らかな腹膜腫瘤または腹水が存在している状態を指し，通常，治験には参加しづらい対象である．

　このような患者に対しては，JCOG0407試験[11]の結果から**wPTX療法**が勧められる．一方，wPTX＋ラムシルマブ療法については，このような対象に対する治療成績は報告がなく，その適応には慎重な判断が求められる．特に高度腹水，亜腸閉塞・腸閉塞の患者には腸管穿孔のリスクもあり，さらに慎重な判断を要する．また，CPT-11を選択される際には下痢や白血球減少などの副作用に十分に注意が必要であるが，**腹膜転移による腸管麻痺，腸閉塞，または多量の腹水を有する患者にはCPT-11は投与禁忌**であることに留意する．

POINT

- セカンドラインは,ファーストラインの副作用の遷延・蓄積があるため,治療の適応をしっかりと見極める
- wPTX＋ラムシルマブ療法が,一次治療フッ化ピリミジン系＋プラチナ系薬剤併用療法無効例に対する標準治療である
- 全身状態が良好ならば,二次治療のwPTX療法（＋ラムシルマブ）療法後はCPT-11を考慮する
- 腹膜転移を有する患者のセカンドラインは,wPTX療法が勧められる
- 薬物療法により症状コントロールが困難な場合は,緩和ケアに切り替えるなど適切な対応が必要である

文 献

1) 『胃癌治療ガイドライン 医師用 2014年5月改訂 第4版』（日本胃癌学会 編）,金原出版,2014
   → 最新版の胃癌治療ガイドライン.胃がん治療における必読の書.
2) Thuss-Patience PC, et al : Eur J Cancer, 47 : 2306-2314, 2011
   → 二次治療初のランダム化第Ⅲ相試験.BSCとCPT-11を比較した.
3) Kang JH, et al : J Clin Oncol, 30 : 1513-1518, 2012
   → BSCに対して二次化学療法の有効性を示した韓国からの第Ⅲ相試験.
4) Ford HE, et al : Lancet Oncol, 15 : 78-86, 2014
   → BSCに対してドセタキセルの有効性を示した第Ⅲ相試験.
5) Hironaka S, et al : J Clin Oncol, 31 : 4438-4444, 2013
   → 本邦初の薬剤間の第Ⅲ相試験（WJOG4007試験）.wPTX療法とCPT-11療法を比較した結果,OSにおいてwPTXに対するCPT-11の優越性は示されなかったが,両群ともにMSTが8カ月を超え,有害事象が忍容可能であった.
6) Higuchi K, et al. Eur J Cancer 50 : 1437-1445, 2014
   → 本邦からのCPT-11単独とCPT-11＋CDDP療法を比較した第Ⅲ相試験.OSにおけるCPT-11＋CDDP療法の優越性は示されなかったが,両群ともMSTが10カ月以上と良好な成績が得られ,さらに有害事象も同等に忍容可能であった.
7) Nishikawa K, et al : Eur J Cancer.51 : 808-816, 2015
   → S-1の前治療を有する胃がん患者に対するCPT-11単独とCPT-11＋CDDP療法を比較した第Ⅲ相試験.OSにおけるCPT-11＋CDDP療法の優越性は示されなかったが,両群ともMSTが10カ月以上と良好な成績が得られ,さらに有害事象も同等に忍容可能であった.
8) Tanabe K, et al : Ann Oncol, 26 : 1916-1922, 2015
   → S-1不応例に対するCPT-11単独とCPT-11＋S-1療法を比較した第Ⅲ相試験.OSにおけるCPT-11＋S-1療法の優越性は示されなかった.
9) Wilke H, et al : Lancet Oncology, 15 : 1224-1235, 2014
   → wPTX＋ラムシルマブ療法の有効性を示した重要な第Ⅲ相試験.
10) Fuchs CS, et al : Lancet, 383 : 31-39, 2014
    → BSCに対するラムシルマブ単独療法の有効性を示した第Ⅲ相試験.
11) Takiuchi H, et al : J Clin Oncol, 28 : 15s, 2010（suppl; abstr 4052）
    → 腹膜転移を有する胃がんを対象とした,はじめてのセカンドラインのランダム化第Ⅱ相試験.パクリタキセル毎週投与法の有用性が示唆された.

第2章 胃がん

4 S-1術後補助化学療法後の再発に対する選択
CPT-11（＋CDDP），PTX（＋ラムシルマブ），DTX，XP療法

松本寛史，川添彬人，設楽紘平

　本邦においてはACTS-GC試験の結果により，Stage Ⅱ，Stage Ⅲの治癒切除後胃がんに対する術後補助療法として，S-1の1年間内服が標準である．5年無再発生存割合は，S-1内服群で65.4％（Stage Ⅱ 79.2％，Stage ⅢA 61.4％，Stage ⅢB 37.6％）と決して少ないとはいえず，S-1後の再発例の治療や予後について複数の検討が報告されている[1)～5)]．胃がんにおけるkey drugとしては，5-FU系抗がん剤（S-1，カペシタビン），白金製剤，タキサン系抗がん剤，イリノテカン（CPT-11），分子標的薬としてトラスツズマブ（HER2陽性例）があげられ，また，2015年3月に抗VEGFR2抗体薬であるラムシルマブが承認された．これらの薬剤をS-1投与中もしくは投与後の再発例にどのように使用すべきか概説する．

コツ　再発例に対しての治療
- 術後補助療法中もしくは，S-1終了後早期（6カ月以内）の再発例は，S-1抵抗性と考え治療を変更する．
- 術後補助療法施行後一定期間（6カ月以上）の後に再発が顕在化した場合は，全身状態が良好であればファーストライン例と同様に治療する．

1 病歴・病状の把握

　S-1術後補助化学療法後の再発胃がんの治療を検討する際に重要な点は，病歴と病状の把握である．補助療法としてのS-1投与期間，毒性，中止理由，再発形式について情報を得る．**術後再発の最も多い形式は腹膜転移・ついでリンパ節転移**である．腹膜転移には腹水貯留，消化管狭窄，水腎症，閉塞性黄疸といった併発症を伴うことがある．一方リンパ節転移や肝転移は症状を伴わず画像検査で指摘されることが多い．全身状態，腫瘍による症状の有無，臓器機能，併発症をもとに，化学療法について検討する．

2 治療方針（化学療法前の検討）

　全身状態や臓器機能が保たれていれば化学療法の適応である．水腎症や閉塞性黄疸では化学療法の前にステント治療などで臓器機能が改善できるか？　行うメリットはあるか？　といったことを検討する．

3 治療方針（化学療法の選択）

　ACTS-GC試験の後解析結果によると，術後S-1内服後に再発した症例においては，S-1を含む治療を行った群のほうがS-1を含まない治療を行った群よりも予後が良好であったことが報告された[4]．しかし再発時の全身状態やその後の後治療についての情報は一切得られておらず，この結果のみから再発後もS-1を継続するべきという結論にはならないと考えられる．他がん腫における報告[6)7]や，S-1後再発例に対するS-1＋シスプラチン（CDDP）療法の効果を検討した解析[5]によると，治療を終了した後に増悪や再発までの期間が短いほど同系統の薬剤に抵抗性であることが示唆されている．これらに準じて，**再発までの期間により，①術後補助療法中もしくは終了早期（6カ月以内）の再発，②術後補助療法一定期間後の再発の2つに分けて考える**．

> **Pitfall　S-1抵抗性のときは慎重に**
> S-1に抵抗性と考える状況で漫然とS-1を含む化学療法を行わないように注意する．

1）術後補助療法中もしくは終了後早期（6カ月以内）の再発

　基本的にはS-1（5-FU系抗がん剤）に抵抗性と判断する．少数例（n＝25）の検討であるが，S-1終了後6カ月未満の再発に対するS-1＋CDDP（SP）療法の効果は奏効割合5.2%，PFS 2.3カ月，OS 7.3カ月と報告されており[5]，いずれも6カ月以降の再発例に比較して有意に不良な結果であった．よって現時点では，この対象には進行再発例に対する標準治療としてS-1を含む治療を行うよりも，他のkey drugであるタキサン系抗がん剤［パクリタキセル（PTX）］，CPT-11，プラチナ製剤（CDDP）を使用することが望ましいと考えられる．最近，二次治療としてPTX単剤（週1回投与法）に対してラムシルマブの上乗せ効果が示されたことから[8]，ラムシルマブ＋PTXも選択肢となると考えられる．

　また，S-1術後補助療法後6カ月未満に再発した胃がん40例に対するカペシタビン＋CDDP療法（XP療法）の第Ⅱ相試験の結果では，奏効割合21.6%，PFS 20週（4.7カ月），OS 77週と報告され，間接的な比較ではあるが，前述したSP療法のレトロスペクティブな検討と比し，良好な結果であった[9]．治療効果の差異の原因として，5-FU系抗がん剤としてのS-1とカペシタビンのプロファイルの違いやCDDPの投与量がXP療法で多いことなどが可能性としてあげられるが，S-1術後早期再発例に対してXP療法は選択肢の1つとなり得る．

　したがって，**術後補助療法中もしくは終了後早期（6カ月以内）の再発例に対する治療選択肢としては，PTX（＋ラムシルマブ），CPT-11（＋CDDP），ドセタキセル（DTX），ナブパクリタキセル（nab-PTX），XP療法（カペシタビン＋CDDP）**がいずれも選択肢としてあげられる．現時点では大規模な臨床試験に基づく単一の推奨レジメンの決定は不可能であり，各薬剤の特徴を把握し，病態にあわせて使い分けることが必要である．

> **Pitfall　臓器機能に注意する**
> CDDPは肝機能低下例にも投与可能だが，腎機能低下例には投与が困難である．
> タキサン系は腹膜播種や腎機能低下例には比較的使用しやすいが，肝機能低下例では毒性が増加するため，減量や十分な注意が必要である．

> CPT-11は，腎機能にはあまり影響を受けないと報告されているが，骨髄抑制が強く出ることが経験されるので，十分な注意が必要である．肝機能高度悪化・黄疸例では毒性が非常に強く出る．
>
> **各薬剤の特徴と病態を把握する**
> 有症状の腹膜転移例・腹水大量貯留例にはCPT-11がその毒性のため使用しづらく，ラムシルマブの使用も穿孔のリスクが高くなる可能性があり注意が必要である．他，ラムシルマブの使用に際しては，深掘れ潰瘍，出血の恐れがある原発巣，肺動脈血栓，深部静脈血栓症，尿蛋白，高血圧の有無に十分注意する必要がある．

❖実際の治療─レジメン例（当院の処方例）

❶ラムシルマブ＋PTX：ラムシルマブ 8 mg/kg day1，15 ＋PTX 80 mg/m² day1，8，15（3週投与，1週休薬）
①デキサメタゾン（デキサート®）6.6 mg＋ガスター® 1A＋ポララミン® 1A＋生食 100 mL：30分
②ラムシルマブ（サイラムザ®）8 mg/kg＋生食 250 mL：60分
③生食 50 mL：フラッシュ
④PTX（タキソール®）80 mg/m²＋5％ブドウ糖 250 mL：60分
⑤生食 50 mL：フラッシュ

❷CPT-11＋CDDP：CPT-11 60 mg/m²＋CDDP 30 mg/m² 隔週
①パロノセトロン酸塩（アロキシ®）1A＋デキサメタゾン（デキサート®）13.2 mg＋生食 100 mL：30分
②CPT-11（カンプト®）60 mg/m²＋生食 500 mL：60分
③CDDP（ブリプラチン®）30 mg/m²＋生食 500 mL：60分
④生食 500 mL：60分
※軽度の腎機能低下例や経口摂取低下例では補液の追加を検討，軽度の心機能低下例では補液のペースを適宜調整する．

❸CPT-11単独療法：150 mg/m² 隔週
①パロノセトロン酸塩（アロキシ®）1A＋デキサメタゾン（デキサート®）3.3 mg＋生食 50 mL：15分
②CPT-11（カンプト®）150 mg/m²＋5％ブドウ糖 250 mL：90分
③生食 50 mL：フラッシュ

❹DTX：60 mg/m² 3週ごと
①デキサメタゾン（デキサート®）6.6 mg＋生食 50 mL：15分
②クロルフェニラミンマレイン酸塩（クロール・トリメトン®）1A＋生食 50 mL：15分
③DTX（タキソテール®）60 mg/m²＋生食 250 mL：60分
④生食 50 mL：フラッシュ

いずれも一般的な原則として，Grade4以上の血液毒性（貧血は除く），Grade3以上の非血液毒性が出現した際には各薬剤の減量・もしくは中止を検討する．
＊1A：1アンプル

2) 術後補助療法6カ月以降の再発

前述の術後S-1補助療法後の再発例に対するS-1＋CDDPのレトロスペクティブなデータによると，S-1終了後6カ月以降の再発（n＝27）に対するS-1＋CDDP療法の効果は奏効割合37.5％，PFS 6.2カ月，OS 16.6カ月とファーストラインの報告とほぼ同様の結果が報告されている[5]．よって**全身状態が良好であれば，ファーストラインと同様に治療することが可能と考えられる**（S-1＋CDDPまたはオキサリプラチン，カペシタビン＋CDDP＋トラスツズマブなど）．ただし，6カ月以前より腹痛や便通障害等の症状や腫瘍マーカーの上昇を明らかに認めていた症例では，他のkey drugを使用することも考慮される．一方，術後S-1補助療法を短期間で消化器毒性などにより中止した場合には，再発時期を問わず，認容性に留意しながらS-1＋プラチナ系製剤の投与を行うことも考慮されよう．

いずれにしても有効な薬剤の使い切りを念頭においた治療戦略が重要と考えられる[10]．

POINT

- S-1後の再発例においては，全身状態，S-1内服状況，再発時期，再発形式，HER2 statusを把握することが重要である
- S-1内服中，もしくは終了後早期（6カ月以内）の再発例は，S-1抵抗性と考え，薬剤の変更を考慮する
- S-1終了後6カ月以降の再発例であれば，初回治療と同様に治療を行うことが考慮される
- 病態や臓器機能に応じた薬剤選択，key drugの使い切りが重要である

文献

1) Shitara K, et al：Jpn J Clin Oncol, 38：786-789, 2008
   → S-1後再発例51例の検討．S-1を含む治療よりも他のkey drugを再発後に用いた症例でPFSが良好であったが，早期再発例が多く含まれている．

2) Hasegawa H, et al：Chemotherapy, 56：436-443, 2010
   → 89例の再発胃がんの検討．S-1後再発例（n＝30）では予後不良であったことを報告．

3) Aoyama T, et al：Survival and prognosticators of gastric cancer that recurs after adjuvant chemotherapy with S-1. Gastric Cancer, 24：150-154, 2011
   → S-1後再発例34例のうち，化学療法を受けた28例の生存期間は8.5カ月であり，組織型がdiffuse（低分化）の症例において予後不良であったことを報告．

4) 伊藤誠二 ほか：S-1術後補助療法後の転移再発例における生存期間：ACTS-GCにおける後ろ向き探索解析．胃癌学会, 2011, O2-1
   → S-1術後補助療法としての有用性を示した比較試験の後解析．再発後の予後は手術単独群と術後S-1群においてほぼ同等であり，これまでの報告と異なっている．

5) Shitara K, et al：Gastric Cancer, 15：245-251, 2012
   → 多施設で治療された52例の後方視的検討．本文で言及したようにS-1治療後の無再発期間がS-1＋CDDPの治療有効性を予測するうえで重要であることが示された．

6) Markman M, et al：J Clin Oncol, 22：3120-3125, 2004
   → 卵巣がんにおいて，プラチナを含んだ初回治療終了後再発までの期間が同系統の治療の有効性を予測することを示した報告．

7) Chibaudel B, et al：European J Cancer, 49：3813-3820, 2013
   → 進行大腸がんにおける報告．補助療法後の検討ではないが，FOLFOX療法の再導入までの期間が長いほどFOLFOX療法が再度奏効しやすいことが報告されている．

8) Wilke H, et al：Lancet Oncol, 15：1224-1235, 2014
   → セカンドラインでのPTX単剤に対するラムシルマブの上乗せを示した．ただし本試験ではPS 0～1が対象であり，実臨床で使用する際には本文で言及した病態の把握が重要である．

9) Takahashi M, et al：J Clin Oncol, 33：2015（suppl 3; abstr 124）
   → S-1術後補助療法後の6カ月未満に再発した胃がん40例に対するXP療法の報告．本文で言及したように比較的高い治療効果を示した．

10) Shitara K, et al：Gastric Cancer, 14：155-160, 2011
    → 704例の進行再発胃がんの後方視的検討．key drugの使用が独立して予後に関連していることが示された．薬剤の使い切りの重要性が示唆される．

第2章 胃がん

5 HER2陽性胃がんに対する治療選択
トラスツズマブ＋XP療法（カペシタビン＋CDDP）

佐藤太郎

> 進行再発胃がんに対する薬物療法は日々進歩しているが，生存期間中央値（MST）が1年をやっと超えはじめたのが現状である．さらなる予後の改善をめざし分子標的治療薬の開発が精力的に行われているが，進行再発胃がんに対して化学療法と分子標的治療薬の併用を行い，有意に生存期間を延長した臨床試験としてToGA試験が報告された．
> 本項ではHER2陽性胃がんとToGA試験の内容およびレジメンについて概説する．

1 HER2とトラスツズマブ

　HER2タンパク〔human epidermal growth factor receptor type-2：HER2（別名neu, ErbB2）〕は分子量185kDaの膜貫通型受容体であり，EGFRファミリーに属する．EGFRファミリーにはHER1（EGFR），HER2，HER3（ErbB3），HER4（ErbB4）の4つが存在し，類似の構造を有している．各種リガンドが受容体に結合し，MAPK経路，Akt経路，STAT経路など下流の経路へ増殖因子活性シグナルを伝達することにより，細胞増殖・アポトーシス・遊走・分化にかかわっている．HER2は染色体17q21に座する遺伝子にコードされており，遺伝子の増幅がHER2の高発現を引き起こし，悪性腫瘍に特徴的な特性の獲得につながると考えられている．**HER2は胃がんの6～35％で過剰発現している**と報告され，基礎研究においてHER2を過剰発現した胃がんの細胞株に対して，抗HER2モノクローナル抗体のトラスツズマブが有効であることが示されている．

　トラスツズマブは，HER2受容体の細胞外ドメインに対する，マウスモノクローナル抗体（mu4D5）の相補性決定領域（complementarity determining region：CDR）をヒトIgG1のフレームワークに組み込んだヒト化抗体（rhu4D5）である．トラスツズマブはHER2の細胞外ドメインに結合することで，HER2の活性化を抑制しシグナル伝達を抑制するほか，抗体依存性細胞傷害（antibody dependent cell-mediated cytotoxicity：ADCC）も引き起こして，HER2陽性腫瘍細胞に対して抗腫瘍効果をもたらす．トラスツズマブはHER2陽性乳がんに対して有効性が示され，2000年に転移性HER2陽性乳がんに対し，また2006年にはHER2陽性乳がんの術後補助化学療法に承認され幅広く用いられている．

2 ToGA試験が示したエビデンス

　ToGA試験は「化学療法未施行のHER2陽性の進行再発胃がんおよび胃食道接合部がんを対象に，トラスツズマブと化学療法〔XP療法（カペシタビン＋CDDP）またはCF療法（5-FU＋CDDP）〕の併用を化学療法単独と比較検討した第Ⅲ相の国際共同臨床試験」である．本試験には日本からも102例の症例登録が行われた．ToGA試験のデザインを図1に示す．

　スクリーニングされた3,803例のうち3,665例が評価可能であった．そのなかでHER2陽性は810人（HER2陽性率21.3％）おり，試験の適格規準を満たした594例をカペシタビン（ゼローダ®）＋CDDPまたは5-FU＋CDDP（ランダ®ほか）＋トラスツズマブ（ハーセプチン®）（XPまたはCF＋T群：298例），カペシタビン＋CDDPまたは5-FU＋CDDP（XPまたはCF群：296例）に無作為に割り付けた．主要評価項目（primary endpoint）は全生存期間（overall survival：OS）とした．

> **MEMO　OSとPFS**
> 　がん化学療法の有効性に関する臨床試験においては全生存期間（OS）が主要評価項目として選択されることが多いが，近年は無増悪生存期間（PFS）が主要評価項目として用いられる傾向がある．ただし胃がんにおいてPFSが真にOSの代替と言えるかどうかについてはまだ結論が出ていない．

●**試験デザイン**：非盲検多施設共同ランダム化比較試験

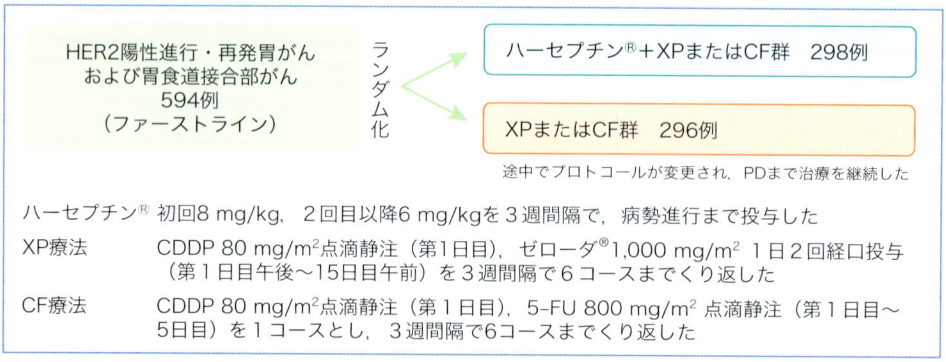

```
HER2陽性進行・再発胃がん              ハーセプチン®＋XPまたはCF群  298例
および胃食道接合部がん    ランダム化
    594例                             XPまたはCF群  296例
（ファーストライン）
                                     途中でプロトコールが変更され，PDまで治療を継続した
```

ハーセプチン®	初回8 mg/kg，2回目以降6 mg/kgを3週間隔で，病勢進行まで投与した
XP療法	CDDP 80 mg/m²点滴静注（第1日目），ゼローダ®1,000 mg/m² 1日2回経口投与（第1日目午後～15日目午前）を3週間隔で6コースまでくり返した
CF療法	CDDP 80 mg/m²点滴静注（第1日目），5-FU 800 mg/m² 点滴静注（第1日目～5日目）を1コースとし，3週間隔で6コースまでくり返した

● **対象**：化学療法未治療のHER2陽性進行・再発胃がんおよび胃食道接合部がん※患者（594例）（日本人登録症例102例を含む）　※胃食道接合部の腺がん
　　LVEF 50％以上の患者
● **HER2陽性の定義**：IHC法 3＋またはFISH法 陽性
● **プライマリーエンドポイント**：全生存期間（OS）
● **セカンダリーエンドポイント**：無増悪生存期間（PFS），無増悪期間（TTP），奏効期間，全奏効割合，クリニカルベネフィット率，安全性，QOL，薬物動態

図1　ToGA試験デザイン
LVEF：left ventricular ejection fraction（左室駆出分画）
（文献1より引用）

OSはCF＋T（ハーセプチン®）群で有意に優れていた（ハザード比［HR］0.74，p＝0.0046，図2）．OS中央値（MST）はCF＋T群で13.8カ月，CF群で11.1カ月であった．PFSもCF＋T群で有意に優れており（HR 0.71，p＝0.0002，図3），PFS中央値はCF＋T群で6.7カ月，CF群で5.5カ月であった．奏効割合はCF＋T群が47％，CF群が35％でCF＋T群で有意に高かった（p＝0.0017）．毒性については両群で明らかな差を認めなかった．

（FAS 集団）

	MST（月）	HR	95%CI	p 値※
ハーセプチン®＋XP/CF 群	13.8	0.74	0.60～0.91	0.0046
XP/CF 群	11.1			

※Log-rank検定

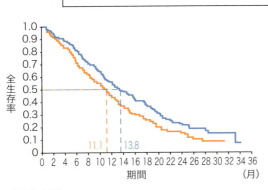

図2　ToGA試験：全生存期間（OS）
（文献1より引用）

（FAS 集団）

	MST（月）	HR	95%CI	p 値※
ハーセプチン®＋XP/CF 群	6.7	0.71	0.59～0.85	0.0002
XP/CF 群	5.5			

※Log-rank検定

図3　ToGA試験：無増悪生存期間（PFS）
（文献1より引用）

3 HER2検査の方法

ToGA試験の結果を受けて本邦でも2011年3月に「HER2過剰発現が確認された切除不能な進行・再発胃癌」にトラスツズマブの効能・効果が追加承認されたことから，胃がんの治療方針を決定する際にHER2 statusを調べることも検討すべきである．

HER2陽性の確認には免疫組織化学染色（immunohistochemistry：IHC）法を用いたHER2タンパクの過剰発現ないし，ISH（*in situ* hybridization）法を用いた遺伝子増幅を検査することで行う．いずれの方法も腫瘍検体（生検または手術標本をホルマリン固定・パラフィン包埋したもの）を用いるが，**HER2陽性の定義は「IHC法で3＋」または「ISH法で陽性（HER2/CEP17比≧2.0）」とされる．胃がんにおけるHER2発現の不均一性の理由からISH法に比べ全体像が把握しやすいIHC法を先行して実施することが推奨されている**（図4，表1）

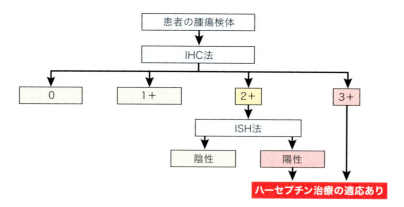

図4 HER2検査のフローチャート
（文献1より引用）

表1 HER2検査におけるIHCとISH
A）IHC法によるスコアリング

染色強度スコア	切除標本の染色パターン		生検標本の染色パターン		HER2過剰発現判定
0		細胞膜に陽性染色なし，あるいは細胞膜の陽性染色があるがん細胞が一切片に10％未満である		陽性染色なし，あるいは細胞膜の陽性染色があるがん細胞なし	陰性
1+		弱/ほとんど識別できないほどかすかな細胞膜の染色があるがん細胞が一切片に10％以上認められる がん細胞は細胞膜のみが部分的に染色されている		がん細胞の染色割合に関係なく，弱/ほとんど識別できないほどかすかな細胞膜の陽性染色があるがん細胞クラスター（集塊）※が1つ以上あり	陰性
2+		弱～中程度の完全な側方あるいは側方・基底膜側の細胞膜の陽性染色があるがん細胞が一切片に10％以上認められる		がん細胞の染色割合に関係なく，弱～中程度の完全な側方あるいは側方・基底膜側の細胞膜の陽性染色があるがん細胞クラスター（集塊）※が1つ以上あり	境界域（Equivocal）
3+		強い完全な側方あるいは側方・基底膜側の細胞膜の陽性染色があるがん細胞が一切片に10％以上認められる 全周性に認められない場合もある		がん細胞の染色割合に関係なく，強い完全な側方あるいは側方・基底膜側の細胞膜の陽性染色があるがん細胞クラスター（集塊）※が1つ以上あり	陽性

※5個以上のがん細胞の集塊と定義される

MEMO **胃がんにおけるHER2の特徴**

免疫組織化学における胃がんHER2染色の特徴は，①乳がんと異なり同一症例の腫瘍内HER2発現の不均一性が高く，腫瘍細胞の基底側と側方側の膜にHER2が発現していることが多いこと，②組織型や腫瘍の局在によってHER2陽性率に差を認めること；ToGA試験ではintestinal typeで32.2％，diffuse typeで6.1％，混合型で20.4％，局在箇所別では胃がんで20.9％，胃食道接合部がんで33.2％がHER2陽性であった．

B）FISH法による判定

FISH法陰性		FISH法陽性	
	IHC法 0, FISH法陰性 HER2/CEP17 比 1.8		IHC法 2+, FISH法陽性 HER2/CEP17 比 2.0
FISH法陰性		FISH法陽性	
	IHC法 0, FISH法陰性 HER2/CEP17 比 1.1		IHC法 3+, FISH法陽性 HER2/CEP17 比 11.1

C）DISH法による判定

DISH法陰性		DISH法陽性	
	IHC法 0, DISH法陰性 HER2/CEP17 比 1.0		IHC法 2+, DISH法陽性 HER2/CEP17 比 11.97
DISH法陽性		DISH法陽性（Heterogeneity）	
	IHC法 2+, DISH法陽性 HER2/CEP17 比 2.0		IHC法 3+, DISH法陽性 HER2/CEP17 比 5.17

（文献2より転載：国立がん研究センター中央病院病理科の症例である）

4 治療前までに行うこと

- インフォームドコンセント
- HER2検査
- バイタルサイン確認
- 血球数や肝機能などに関しては一般的ながん化学療法における基準を満たすもの．CDDPを使用するレジメンのため，糸球体ろ過率（GFR）が60mL/分を超えていることを確認する
- トラスツズマブ使用に際しては，トラスツズマブによる心障害があるため心機能検査を行ったうえで投与を検討すべきである．具体的には，①心エコーまたはMUGAスキャン（multiGated Acquisition Scan：心筋スキャンマルチゲート法）を施行しLVEF 50％以上あることを確認，②心電図や胸部X線画像の確認，③心疾患既往の確認などである．**トラスツズマブ投与期間中はLVEFを定期的に測定して心機能モニタリングをすることが望ましい**．通常の心機能であれば12週ごと，無症候性心機能障害患者であれば6〜8週ごとに測定する

5 レジメンの実際

トラスツズマブ（ハーセプチン®）＋XP療法〔カペシタビン（ゼローダ®）＋CDDP〕の治療スケジュールと当院で用いている実際のレジメンを図5，表2に示す．

カペシタビンは2週間内服1週間休薬であるが，day1当日に採血結果を確認してから投与開始となる場合は厳密にはday1夕食後からday15朝食後の内服までとなる．なお，カペシタビンの用法用量にはA法からC法まで3種類あるが，本レジメンはC法（1,000 mg/m²，1日2回経口投与）であるため用量を間違えないよう注意を要する．

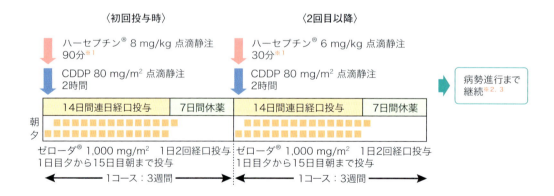

※1 ハーセプチン®は，初回は90分以上かけて投与し，忍容性が良好であれば，2回目以降は投与時間を30分間まで短縮することが可能
※2 ToGA試験では，併用する化学療法終了後も，病勢進行または容認できない毒性の発現が認められるまでハーセプチン®投与を継続している
※3 ToGA試験では，CDDPの投与は6サイクルまでとされていた

図5 ハーセプチン® ＋XP療法の投与スケジュール
（文献1より引用）

表2 レジメンの実際

day1	点滴注射		制吐薬（内服）
Rp1	10：00～10：30（30分かけて）	生理食塩水 100mL デキサメタゾン（6.6mg）1A デキサメタゾン（3.3mg）1A ファモチジン（20mg）1A グラニセトロン（3mg）1A	10：30（Rp5の1.5 h前） アプレピタント 125 mg
Rp2	10：30～12：00（90分かけて）	3号液 500mL	
Rp3	10：30～12：00 （90分かけてRp2の側管から）※1	生理食塩水 50mL トラスツズマブ 8mg/kg※2	
Rp4	12：00～14：00（120分かけて）	生理食塩水 500mL＋MgSO₄（20meq）	
Rp5	12：00～13：00 （60分かけてRp4の側管から）	シスプラチン 80mg/m²	
Rp6	14：00～15：30（90分かけて）	3号液 500mL	
Rp7	15：30～17：00（90分かけて）	生理食塩水 500mL	
Rp8	17：00～18：00（60分かけて）	20%マンニトール 300mL	
Rp9	18：00～（5分かけて）	フロセミド 20mg 生理食塩水 50mL	

day2～4	点滴注射		制吐薬（内服）
Rp10	10：00～10：30（30分かけて）	生理食塩水 100mL デキサメタゾン（6.6mg）1A グラニセトロン（3mg）1A	【day2, 3】朝食後 アプレピタント 80 mg
Rp11	10：30～12：00（90分かけて）	乳酸リンゲル液 500mL	
Rp12	12：00～13：30（90分かけて）	生理食塩水 500mL	

※1：トラスツズマブの投与時間は初回投与において認容性が良好であれば2回目以降は30分間まで短縮することが可能
※2：トラスツズマブは初回投与量が8mg/kg，2回目以降は6mg/kg

　当院では『制吐薬適正使用ガイドライン』に基づきアプレピタント（イメンド®）も用いているためday1のデキサメタゾンは9.9mgに減量している．アプレピタントはday1に125 mgをCDDP点滴開始1～1.5時間前に内服，day2およびday3の朝食後に80mgを内服している．悪心の状況によりアプレピタントをday5まで延長，グラニセトロンをパロノセトロンに変更するなどして2コース目を行っている．昨今はCDDPの外来投与も広まりつつあるが，当院では外来化学療法室のキャパシティの問題もあり入院投与を行っているのが現状である．
　CDDPの投与サイクルに関してはToGA試験では6コースまでとされており，当院でも7コース目以降は病勢進行が認められるまでトラスツズマブとカペシタビンのみを継続している（その際の点滴はプレメディケーションやハイドレーションは行わずRp3のみ行う）．

腎障害予防のマグネシウム

欧米における外来CDDP投与ではマグネシウムを加えることが標準とされており，マグネシウムを追加した群としない群の腎障害の程度を比較した試験では，マグネシウムをCDDP投与前に追加した群で有意に腎障害が軽いと報告されている．

有害事象の早期発見のため，トラスツズマブの心毒性の観点からは動悸や息切れなどの自覚症状，カペシタビンの手足症候群の観点からは診察ごとに手掌や足底の確認を忘れないようにする．

> **infusion reactionについて**
> 　トラスツズマブ投与の際に発現する副作用の1つ．投与中または投与開始24時間以内に多く出現するが，2コース目以降でも発現することがある．症状は，発熱，悪寒，悪心，嘔吐，頭痛，咳嗽，めまい，発疹などで，軽度～中等度の場合は解熱鎮痛薬や抗ヒスタミン薬を投与することで症状消失することが多い．しかし重篤な場合はアナフィラキシー様症状も呈するため，酸素やエピネフリン，ステロイドの迅速な処置が可能な体制を整えておく必要がある．

6 フォローアップ

　病勢のフォローアップの頻度については症例ごとに異なるため一概には言えないものの，3カ月をめどにCT検査を行っている．初回評価は比較的早めに治療開始後2カ月で画像検査を行う場合もある．胃がんに限らず，使える抗悪性腫瘍薬の種類が限られているがゆえに，1レジメンで病勢をコントロールできる時間をできるだけ長く保つように心掛ける．すなわち病勢は，①自覚症状，②画像検査，③腫瘍マーカーを含めた採血検査全般を総合的に判断するものであり，腫瘍マーカーの上昇のみでPDと判断してレジメンを次から次へと変更するのはあまり好ましくない．もちろん，時期を逸せずに治療レジメンを変更して病勢のコントロールを図ることも重要である．

　積極的に薬物療法を行っている時期からPS低下などにより症状緩和治療に専念せざるを得ない時期がくることを念頭に置いて，比較的早期のうちに在宅訪問診療やホスピスなどの調整を行っておくことも大切である．

> **POINT**
> - カペシタビン＋CDDP＋トラスツズマブ併用療法の適応は，HER2陽性の未治療進行再発胃がんである
> - HER2陽性は生検ないし手術標本を用いて判定する
> - トラスツズマブの心毒性やinfusion reaction，CDDPの腎毒性やカペシタビンの手足症候群など本レジメンにかかわる主要な有害事象について知っておく必要がある

文献

1）『ハーセプチン適正使用ガイド』，中外製薬，2014
2）『HER2検査ガイド 胃がん編 第3版』，中外製薬，2014
3）Bang YJ, et al：Lancet, 376：687-697, 2010
　➡ ToGA試験の詳細は本文献を参照．

第2章 胃がん

6 胃がんに対する術後補助化学療法の選択
S-1単独療法，カペシタビン＋オキサリプラチン療法

吉川貴己

> 術後補助化学療法は，根治切除術後の目に見えない微小ながんを駆逐するために行う．本邦の標準治療であるD2根治手術後のStageⅡ／Ⅲ症例に対して，有効性が証明された術後補助化学療法は，術後S-1療法および術後カペシタビン＋オキサリプラチン療法である．そこで，本項では，術後補助化学療法の概念と，術後S-1療法および術後カペシタビン＋オキサリプラチン療法のエビデンスの詳細とその相違，選択について解説する．

1 術後補助化学療法とは

1）再発とは（図1）[1]

根治的な手術が行われた後に，遺残した微小ながんが，増殖して目に見える大きさまで育った状態を再発と呼ぶ．

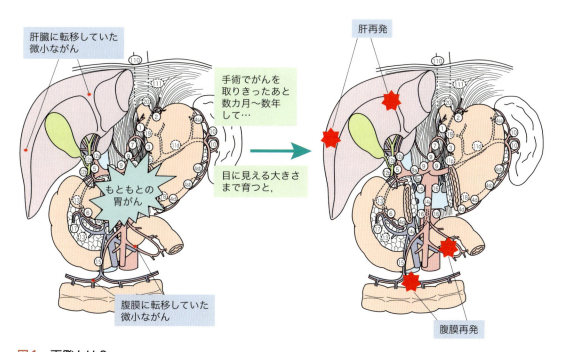

図1 再発とは？

> **MEMO** がんの大きさと細胞数
>
> 臨床的に検出できる1〜2cmのがんは10^9個のがん細胞からなる．10^9個未満の目に見えないがん細胞が増殖して再発する[1]．

2）術後補助化学療法とは （図2）[1]

目では見えない微小ながんを標的とした治療を補助療法と呼ぶ．術後に抗がん剤を用いて行う補助療法を術後補助化学療法，術前に行う場合を，術前補助化学療法と呼ぶ．

すなわち，術後補助化学療法とは，肉眼的にも顕微鏡にもがんの遺残がない根治手術が行われた後に，再発を抑える目的で行う化学療法である．

> **MEMO** 補助療法の標的細胞数
>
> 補助療法の標的は，10^9個未満の目に見えないがん細胞である[1]．

3）効果が証明されている補助療法 （表1）[2]

本邦および海外で効果が証明されている胃がん補助療法には，米国の術後補助化学放射線療法，英国のECF〔エピルビシン＋5-FU＋シスプラチン（CDDP）〕周術期補助化学療法，本邦のS-1術後補助化学療法，韓国のカペシタビン＋オキサリプラチン術後補助化学療法がある．

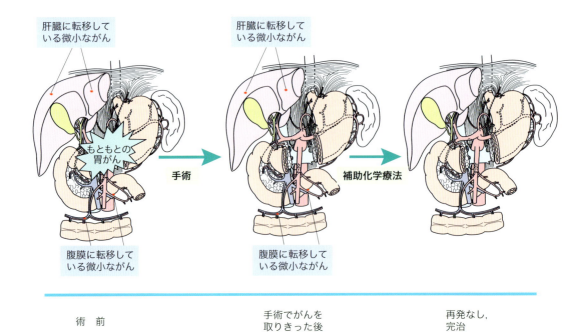

図2　補助化学療法とは？

表1　効果が証明されている補助療法

	術前の補助療法	手術	術後の補助療法
米国	なし	D0やD1手術	5-FU ロイコボリン ＋ 5-FU 放射線治療
英国	エピルビシン 5-FU CDDP	D0やD1手術	エピルビシン 5-FU CDDP
日本	なし	D2手術	S-1
韓国	なし	D2手術	カペシタビン＋オキサリプラチン

4) 本邦と欧米での手術の違い（図3）[2]

　本邦でのD2手術とは，胃から転移しやすいリンパ節を含めて，胃を切除する術式である．一方，欧米で行われているD0/D1手術とは，主に胃のみを切除する術式である．

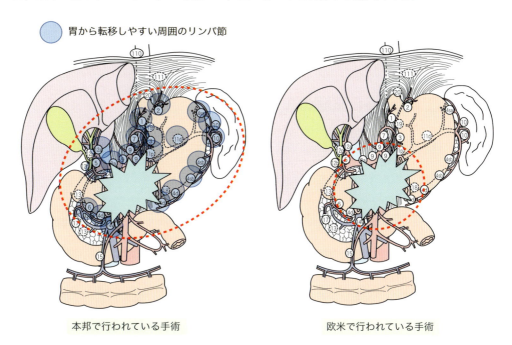

図3　本邦と欧米での取り切る範囲の違い

5) 本邦で行うべき補助療法[2]

　D0/D1手術が標準の欧米では局所再発率が高く，補助療法により局所をコントロールすることで予後が改善する．一方，D2手術を標準とする本邦での局所再発率は低く，局所はすでに手術でコントロールされている．したがって，欧米で証明された補助療法を本邦に適用することはできない．D2胃切除として規定された局所治療を組み合わせた補助療法として，証明されたのは，術後S-1療法および術後カペシタビン＋オキサリプラチン療法のみである．

> **コツ** 奏効のための条件
>
> 術後補助化学療法の効果が発揮されるためには，D2根治手術が適切に行われていることが必須である．

> **MEMO** S-1ならびにカペシタビン＋オキサリプラチン療法の有効性
>
> 胃がんD2根治切除後に，手術単独群と補助化学療法群とを比較したPhase III試験には，ACTS-GC試験（Adjuvant Chemotherapy for Gastric Cancer with S-1, an Oral Fluoropyrimidine[3) 4)]）およびCLASSIC試験[5) 6)]がある．ACTS-GC試験によりS-1の有効性が，CLASSIC試験によりカペシタビン＋オキサリプラチン療法の有効性が証明された．

> **Pitfall** リンパ節のサンプリングに注意
>
> 摘出標本からのリンパ節サンプリング"通称いもほり"により摘出されたリンパ節が少ないと，適切な進行度診断がなされない．ステージマイグレーションが生じ，本来なら対象となる症例が，対象外となってしまう危険性がある．

2 ACTS-GC試験のエビデンス[3) 4)]

1）対象

根治的D2郭清術を受け腫瘍の遺残がない（R0）症例で，『胃癌取扱い規約第13版』に基づくStage II / IIIが対象となっている（図4）．

> **MEMO** 『胃癌取扱い規約第14版』の改訂点
>
> 『UICC-TNM第7版』と協調するため，2010年に『胃癌取扱い規約第14版』が改訂された．最大の変更点はN分類が転移部位から転移個数になったこと，T分類でT2（MP/SS）がT2（MP）とT3（SS）に細分類されたこと，およびTとNのステージグルーピングが変更になったこと，Stage IVはM1のみとなったことである．

		N0 転移なし	N1 1群+	N2 2群+	N3(M1) 3群+
T1	M/SM	IA	IB	II	IV
T2	MP	IB	II	IIIA	IV
	SS				
T3	SE	II	IIIA	IIIB	IV
T4	SI	IIIA	IIIB	IV	IV

図4 胃癌取扱い規約第13版とACTS-GC試験の対象

2) S-1療法

手術後45日以内に投与が開始されている．S-1（80 mg/m^2/日）を朝夕食後の1日2回，28日間連日経口投与し，その後，14日間休薬する．安全性に問題がない場合には休薬を短縮できるが，その場合でも少なくとも7日間は休薬する．「術後1年を超えたら新たなコースには入らない」という規定で投与されている．

3) 主要評価項目の結果

2001年から2004年にかけて1,059例が登録され，手術単独群とS-1補助化学療法投与群にランダム割付されている．

2007年，中間解析が行われ，主要評価項目である全生存の結果が報告された．術後3年生存率は，S-1群が80.5％，手術単独群が70.1％であり，有意にS-1群が手術単独群を上まわった．

3 CLASSIC試験のエビデンス [5) 6)]

1) 対象

根治的D2郭清術を受け腫瘍の遺残がない（R0）症例で，『UICC-TNM第6版』に基づくStage II/IIIが対象となっている（図5）．

> **MEMO** 『UICC-TNM第6版』と『第7版』『胃癌取扱い規約第14版』との違い
>
> 『UICC-TNM第6版』と『第7版』『胃癌取扱い規約第14版』との違いは，N分類が転移個数により細かく分類されたこと，T分類でT2（MP/SS）がT2（MP）とT3（SS）に細分類されたこと，およびTとNのステージグルーピングが変更になったこと，Stage IVはM1のみとなったことである．

		N0	N1		N2	N3
		0	1〜2	3〜6	7〜15	16〜
T1	M/SM	IA	IB		II	IV
T2	MP	IB	II		IIIA	IV
	SS					
T3	SE	II	IIIA		IIIB	IV
T4	SI	IIIA	IV		IV	IV

図5　UICC-TNM第6版とCLASSIC試験の対象

2) カペシタビン＋オキサリプラチン療法

手術後6週間（42日）以内に投与が開始されている．カペシタビン（1,000 mg/m^2）を朝夕食後の1日2回，day1より14日間連日経口投与するとともに，オキサリプラチン（130 mg/m^2）

をday1に投与する．その後7日間休薬する．3週間を1コースとして，6カ月間投与されている．

3）主要評価項目の結果

　　2006年から2009年にかけて1,035例が登録され，手術単独群とカペシタビン＋オキサリプラチン補助化学療法投与群にランダム割付された．2010年，中間解析が行われ，主要評価項目である無再発生存期間の結果が報告されている．術後3年無再発生存率は，カペシタビン＋オキサリプラチン群が75％，手術単独群が60％であり，有意にカペシタビン＋オキサリプラチン群が手術単独群を上まわった．

4　J-CLASSIC 試験[7]

1）試験の概要

　　CLASSIC試験の結果を本邦に外挿することを目的として行われた，忍容性と安全性を評価したPhase II試験である．主要評価項目はdose intensityと設定している．

2）対象

　　『胃癌取扱い規約第14版』でのStage II（T1症例およびT3N0症例を除く）/III（T4bN1〜N3症例を除く）と診断された100例が対象となっている（図6）．

		N0	N1	N2	N3
		0	1〜2	3〜6	7〜
T1	M/SM	IA	IB	IIA	IIB
T2	MP	IB	IIA	IIB	IIIA
T3	SS	IIA	IIB	IIIA	IIIB
T4a	SE	IIB	IIIA	IIIB	IIIC
T4b	SI	IIIB	IIIB	IIIC	IIIC

図6　UICC-TNM第7版/胃癌取扱い規約第14版とJ-CLASSIC試験の対象

3）カペシタビン＋オキサリプラチン療法

　　CLASSIC試験と同様の投与法で実施されている．

4）主要評価項目の結果

　　Relative performanceは，カペシタビンで67.2％（61.9〜72.5％），オキサリプラチンで73.4％（68.4〜78.4％）と，設定した閾値を上回った．

5 ACTS-GC試験[3)4)]とCLASSIC試験の相違[5)6)]

両試験の主な概略を表2に記す．重要な相違点は，①主要評価項目がACTS-GCで全生存期間，CLASSICで無再発生存期間であったこと，②登録期間がACTS-GCで2001～2004年，CLASSICで2006～2009年であったこと，③ACTS-GCのみでTNM6でのStage IVとなるT4N1～3/T2～3N3が適格基準に入っており75例が登録されている一方で，CLASSICではUICC-TNM6でのStage IIとなるT1N2が適格基準に入っていたこと，④年齢中央値がACTS-GCでは63歳，CLASSICでは56歳とACTS-GCでやや高齢であったこと，である．

表2 ACTS-GC試験とCLASSIC試験の概略

		ACTS-GC試験		CLASSIC試験	
試験治療		S-1		カペシタビン＋オキサリプラチン	
実施地域		日本		おもに韓国，他に中国/台湾	
登録期間（年）		2001～2004		2006～2009	
患者数（例）		1,059		1,035	
対象（UICC-TNM6）	Stage IB	—	N=1	—	—
	Stage II	T2N1/T3N0	N=546	T1N2/T2N1/T3N0	N=515
	Stage IIIA	T2N2/T3N1/T4N0	N=327	T2N2/T3N1/T4N0	N=377
	Stage IIIB	T3N2	N=110	T3N2	N=143
	Stage IV	T4N1～3/T2～3N3	N=75	—	—
平均年齢（歳）		63		56	
登録期間（月）		39		37	
主要評価項目		全生存期間		無再発生存期間	
原発腫瘍の大きさ（TNM6）		T2（54％）/T3（43％）		T2（54％）/T3（44％）	
所属リンパ節転移陽性率（％）		89		90	

Pitfall

CLASSIC試験の主要評価項目

主要評価項目が無再発生存期間であったCLASSIC試験では，公表までの再発イベントは正確にとられていたと思われるが，公表後のフォローアップがきちんと行われたかは不明である．

ACTS-GC試験とCLASSIC試験の解釈における注意点

・CLASSIC試験での5年フォローアップのKaplan-Meier曲線には，多くの打ち切り例がある．打ち切り例の多寡は，両試験における5年目のnumber at riskをみれば一目瞭然である．したがって，打ち切り例の多いCLASSIC試験では，無再発生存割合に比し，全生存割合が高く出やすい．
・登録期間の相違は，再発後の生存期間に影響する可能性がある．2001～2004年にACTS-GC試験に登録され再発した症例と2006～2009年にCLASSIC試験に登録され再発した症例では，一次化学療法で用いられた薬剤，その後の二次化学療法や三次化学療法などを施行したか否か，が異なり，再発後生存期間がACTS-GC試験に比しCLASSIC試験では長くなっている可能性がある．

- ACTS-GC試験では予後が不良なTNM6でのStage IVが登録されており，手術単独群での予後が低下していた可能性がある．一方，Stage IIのなかで，CLASSIC試験ではT1N2症例が登録されていた．
- 年齢はACTS-GC試験では約7歳高齢であり，ACTS-GC試験で予後がやや不良となる可能性がある．特にその差は，再発後の化学療法でより顕在化する可能性もある．

6 両試験結果の解釈における注意点

S-1，カペシタビン＋オキサリプラチンの有効性の特徴を解釈する場合には，UICC-TNM第6版で規定されるステージと無再発生存を用いるのが，もっとも妥当である．

MEMO 無再発生存期間を比較するのが妥当

表3に，両試験のフォローアップデータに基づく無再発生存期間と全生存期間を示す．手術単独群の5年無再発生存割合はACTS-GC試験とCLASSIC試験とでほぼ等しいが，5年生存割合はCLASSIC試験で明らかに高い．無再発生存と全生存のハザード比を比較すると，ACTS-GC試験ではほぼ等しいのに対し，CLASSIC試験では明らかに全生存のハザード比が1に近づいている．この理由は，CLASSIC試験での「全生存」のフォローアップデータの信頼性が乏しいためである．したがって，それぞれの試験の有効性を解釈する場合には，無再発生存を用いるのが妥当である．

表3 ACTS-GC試験とCLASSIC試験におけるハザード比（HR）と生存割合

	ACTS-GC試験	CLASSIC試験
ハザード比（無再発生存）	0.653	0.58
ハザード比（全生存）	0.669	0.66
5年無再発生存割合（治療群 vs 手術単独群）（％）	65.4 vs 53.1	68 vs 53
5年全生存割合（治療群 vs 手術単独群）（％）	71.7 vs 61.1	78 vs 69

MEMO 有効性の解釈には『UICC-TNM第6版』を用いる

ACTS-GC試験では，比較可能性を担保するために，『胃癌取扱い規約第13版／第14版』および『UICC-TNM第6版／第7版』での詳細な結果が報告されている．一方，CLASSIC試験では『UICC-TNM第6版』の結果が報告されているのみである．それぞれの試験でのステージごとの有効性を解釈する場合には，『UICC-TNM第6版』を用いるほかない．

7 S-1，カペシタビン＋オキサリプラチンの有効性における特徴

『UICC-TNM第6版』に基づく，無再発生存期間を比較した結果を表4に示す．S-1はステージが進むほど効果が減弱しているが，カペシタビン＋オキサリプラチンではステージによらず同程度の有効性が得られている．

表4 UICC-TNM第6版に基づくステージごとにみた無再発生存におけるハザード比(HR)

	ACTS-GC試験 点推定値（95%信頼区間）	CLASSIC試験 点推定値（95%信頼区間）
Stage Ⅱ（T1N2/T2N1～2/T3N0）	0.57（0.41～0.80）	0.55（0.38～0.80）
Stage ⅢA（T2N2/T3N1/T4N0）	0.63（0.45～0.87）	0.61（0.44～0.84）
Stage ⅢB（T3N2）	0.71（0.45～1.14）	0.52（0.33～0.82）
Stage Ⅳ（T4N+/T1～3N3）	0.83（0.49～1.43）	―

> **MEMO** ハザード比(HR)
> ハザード比が1とは，手術単独群と補助化学療法群の生存曲線が等しいことを意味している．ハザード比が0に近づくほど，効果が大きいことを示している．

8 S-1とカペシタビン＋オキサリプラチンの有害事象の比較

表5と表6に有害事象の詳細を示す．Grade 3以上の全有害事象の頻度は，S-1，カペシタビン＋オキサリプラチンともに，許容範囲内であり，安全に投与できると考えられる．特にS-1は，Grade 3以上の発生頻度は少なく安全性が高い．

S-1に多い有害事象は，肝機能障害，色素沈着であるが，ほとんどが軽微なものである．一方，カペシタビン＋オキサリプラチンに多い有害事象は，骨髄抑制，消化器症状，手足症候群，末梢神経障害である．Grade 3以上の頻度も少なくない．

> **Pitfall** 胃がん術後の化学療法の毒性
> 同じ化学療法でも，胃がん術後と，それ以外の状況では毒性が大きく異なっている．胃がん術後には，手術による体蛋白異化，胃切除による貯留能低下，食欲刺激などの作用を有するグレリン低下，早い食物の消化管通過などの影響により，体重や筋肉量が大きく低下する．最近の研究で，術後の体重減少や筋肉量低下は，補助化学療法の毒性を高めコンプライアンスを低下させることがわかっている．

> **MEMO** 減量切除後の化学療法の有害事象
> 単一の遠隔転移を有するStage Ⅳ胃がんを対象とし，S-1+CDDPによる化学療法と減量切除後のS-1+CDDP化学療法を比較したPhase Ⅲ試験では，減量切除群でS-1+CDDPによる消化器毒性，骨髄抑制が2～3倍程度に著増していた．

> **Pitfall** J-CLASSIC試験の有害事象の注意点
> J-CLASSIC試験では，好中球減少症以外でも，食思不振，悪心，末梢性ニューロパチーの頻度も10％を超えている．特に筋肉の低下した高齢者や胃全摘術後などではより注意する必要があろう．

表5 主な有害事象の比較（全Grade）

	ACTS-GC試験 S-1（n＝517）	CLASSIC試験 カペシタビン＋オキサリプラチン（n＝496）	J-CLASSIC試験 カペシタビン＋オキサリプラチン（n＝100）
	N（%）	N（%）	N（%）
好中球減少	―	300（60）	76（76）
白血球減少	307（59）	―	―
血小板減少	134（26）	130（26）	43（43）
貧血	466（90）	―	―
末梢性ニューロパチー	―	277（56）	94（94）
食思不振	316（61）	294（59）	66（66）
悪心	202（39）	326（66）	87（87）
嘔吐	117（23）	191（38）	40（40）
下痢	309（60）	236（48）	64（64）
疲労	305（59）	156（31）	43（43）
手足症候群	―	93（19）	48（48）
口内炎	166（3）	59（12）	26（26）
肝機能異常	―	―	21（21）
AST上昇	232（45）	―	―
ALT上昇	224（43）	―	―
総ビリルビン上昇	238（46）	―	―
色素沈着	241（47）	―	12（12）

表6 主な有害事象の比較（Grade 3以上）

	ACTS-GC試験 S-1（n＝517）	CLASSIC試験 カペシタビン＋オキサリプラチン（n＝496）	J-CLASSIC試験 カペシタビン＋オキサリプラチン（n＝100）
	N（%）	N（%）	N（%）
好中球減少	―	107（22）	33（33）
白血球減少	6（1）	―	―
血小板減少	1（0.2）	40（8）	6（6）
食思不振	31（6）	23（5）	17（17）
末梢性ニューロパチー	―	12（2）	14（14）
悪心	19（4）	39（8）	10（10）
嘔吐	6（1）	37（7）	5（5）
下痢	16（3）	9（2）	2（2）
疲労	3（0.6）	23（5）	6（6）
手足症候群	―	5（1）	0
AST上昇	9（1.7）	―	―
ALT上昇	6（1.2）	―	―
総ビリルビン上昇	8（1.5）	―	―

9 S-1かカペシタビン＋オキサリプラチンか，の選択

　現在のガイドラインで推奨されている術後補助化学療法を行うべき対象は，T1N2とT3N0を除くStage II / IIIとなる（図7）．有効性の特徴を考慮すると，Stageが進んだ症例ほど，カペシタビン＋オキサリプラチンが期待できる．しかしながら，S-1に比しカペシタビン＋オキサリプラチン療法では，特に高齢者で，Grade 3以上の消化器症状と骨髄抑制の頻度が高くなりやすい．個々の患者で，リスクとベネフィットを考慮したうえで選択するべきである．

		N0	N1	N2	N3
		0	1〜2	3〜6	7〜
T1	M/SM	IA	IB	IIA	IIB
T2	MP	IB	IIA	IIB	IIIA
T3	SS	IIA	IIB	IIIA	IIIB
T4a	SE	IIB	IIIA	IIIB	IIIC
T4b	SI	IIIB	IIIB	IIIC	IIIC

図7　ガイドラインで推奨される補助化学療法の対象
（UICC-TNM第7版／胃癌取扱い規約第14版）

POINT

- 術後補助化学療法を実施することで，生存率は大きく改善する．D2手術と補助化学療法を含めた「1つの治療」として行う意識を持つことが重要である

文献

1) 吉川貴己, 円谷彰：『オンコロジークリニカルガイド　消化器癌化学療法　食道・胃・大腸』, pp1-13, 南山堂, 2007
　➡ 腫瘍学の基礎的理論と補助化学療法の理論をわかりやすく解説している．
2) Sasako M：Int J Clin Oncol, 13：193-195, 2008
　➡ 胃がんの局所治療と補助化学療法について，本邦，米国，欧州の標準治療の違いをわかりやすく解説している．
3) Sakuramoto S, et al：N Engl J Med, 357：1810-1820, 2007
　➡ S-1補助化学療法の有効性を証明したACTS-GC試験結果を報告している．
4) Sasako M, et al：J Clin Oncol, 29：4387-4393, 2011
　➡ ACTS-GC試験の最終結果を報告している．
5) Bang YJ, et al：Lancet, 379：315-321, 2012
　➡ カペシタビン＋オキサリプラチン補助化学療法の有効性を証明したCLASSIC試験結果を報告している．
6) Noh SH, et al：Lancet Oncology, 15：1389-1396, 2014
　➡ CLASSIC試験の最終結果を報告している．
7) Fuse N, et al：Adjuvant capecitabine plus oxaliplatin after D2 gastrectomy in Japanese patients with gastric cancer: a phase II study. Gastric Cancer. 2016 Mar 8. [Epub ahead of print]
8) 『胃癌治療ガイドライン（第3版）』（日本胃癌学会 編）, 金原出版, 2010
　➡ 最新版の胃癌取扱い規約をもとに作成されたガイドライン．胃癌学会のホームページ（http://www.jgca.jp/）で最新のエビデンスに基づく「胃癌治療ガイドライン速報」が公表されるので参照されたい．

第2章 胃がん

7 腹腔内洗浄細胞診陽性（CY1）胃がんに対する治療
S-1単独療法，S-1＋CDDP療法，S-1＋DTX療法，S-1＋オキサリプラチン療法

藤谷和正

腹腔内洗浄細胞診が陽性（CY1）であることは，すでにがん細胞が腹腔内全体に播種していることを意味し，もはや外科切除のみでは治癒は望めない．過去に経験した「遠隔転移がない，重複がんがない，CY1を除いて非治癒因子がない，肉眼的にがんの遺残のない外科切除（R1）がなされた」29例のCY1胃がん患者の予後は図1に示すように5年生存率11.9％であった．国立がん研究センター中央病院の報告でも5年生存率7.8％と報告されており，CY1胃がん患者の予後は著しく不良であり，CY1胃がんに対する治療においては薬物療法が重要な役割を演じる．

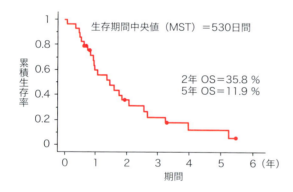

図1　CY1胃がん患者の生存期間

1 CY1胃がんに対して期待される薬物療法

肉眼的にがんの遺残のない外科切除（R1）がなされた後のCY1胃がん患者の予後を改善する可能性がある薬物療法レジメンとしては，図2に示すS-1単独療法，S-1＋シスプラチン（CDDP）療法，S-1＋ドセタキセル（DTX）療法，S-1＋オキサリプラチン療法があげられる．

1）S-1単独療法

『胃癌治療ガイドライン第4版』では，S-1単独療法により生存期間中央値（MST）705日，5年生存率26％が得られることから[1]，S-1単独療法が推奨されている．しかしながら，腹膜再発が62％の症例に認められることから，次に述べるS-1＋αのレジメンを行うことも許容される．

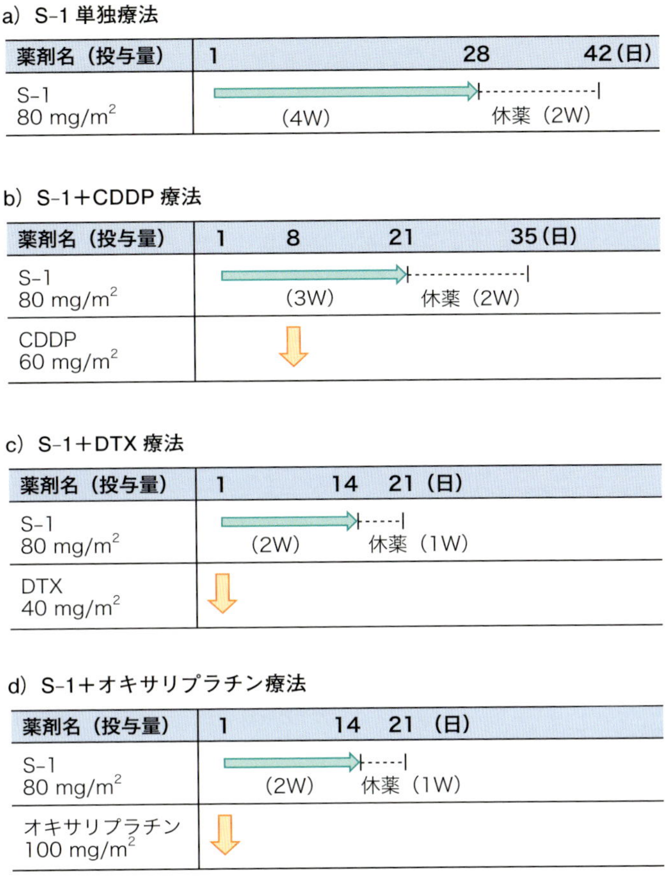

a）S-1 単独療法

薬剤名（投与量）	1	28	42（日）
S-1 80 mg/m²	（4W）	休薬（2W）	

b）S-1＋CDDP 療法

薬剤名（投与量）	1	8	21	35（日）
S-1 80 mg/m²		（3W）	休薬（2W）	
CDDP 60 mg/m²	↓			

c）S-1＋DTX 療法

薬剤名（投与量）	1	14	21（日）
S-1 80 mg/m²	（2W）	休薬（1W）	
DTX 40 mg/m²	↓		

d）S-1＋オキサリプラチン療法

薬剤名（投与量）	1	14	21（日）
S-1 80 mg/m²	（2W）	休薬（1W）	
オキサリプラチン 100 mg/m²	↓		

図2 CY1胃がんに対する薬物療法レジメン

2）S-1＋CDDP療法

　S-1＋CDDP療法は切除不能進行・再発胃がん患者に対して奏効割合54％・MST13カ月（CY1胃がんのような測定病変のない非治癒病変に対してのMST 548日）を示した，切除不能進行・再発胃がん患者に対する日本における標準レジメンである[2]．特に腹膜播種（P1）症例に対しての際立った有効性が報告されている．

3）S-1＋DTX療法

　S-1＋DTX療法はCY1胃がんを含む測定病変のない切除不能進行・再発胃がん患者に対して奏効割合66.7％・MST 524日を示し，P1症例に対する際立った有効性が報告されている[3]．

4）S-1＋オキサリプラチン療法

　S-1＋オキサリプラチン療法は切除不能進行・再発胃がん患者に対して奏効割合55.7％・MST 14.1カ月を示し，日本における標準レジメンであるS-1＋CDDP療法との同等性が報告されている[4]．

5) S-1＋αのレジメン選択

　S-1＋αのレジメン選択に関しては，S-1＋CDDP療法では後述するように輸液負荷を要するため，**腎機能障害例，心不全症例，大量の腹水や胸水の貯留例では，S-1＋DTX療法やS-1＋オキサリプラチン療法が選択される**．

　また，本項ではとり上げないが，腹膜播種を伴ったCY1胃がんで経口摂取が困難な場合にはS-1の内服ができないため，weeklyパクリタキセル（タキソール®）療法（パクリタキセル80 mg/m^2, day 1, 8, 15 / 4週静脈内投与）が行われることがあり[5]，最近報告されたFLTAX療法[6]（5-FU 500 mg/m^2＋ℓ-LV 250 mg/m^2＋パクリタキセル60 mg/m^2, day 1, 8, 15 / 4週静脈内投与）も期待される治療法である．

2 化学療法の実際

1) S-1（ティーエスワン®）単独療法（図1a）

　S-1, 40 mg/m^2/回（体表面積＜1.25 m^2, 40 mg; 1.25 m^2≦体表面積＜1.5 m^2, 50 mg; 1.5 m^2≦体表面積, 60 mg）を1日2回朝夕内服でday 1～28まで28日間行う．これを1クールとして6週間ごとにくり返す．

2) S-1（ティーエスワン®）＋CDDP（ランダ®）療法（図1b）

　S-1, 40 mg/m^2/回を1日2回朝夕内服でday 1～21まで21日間行い，day8にCDDP 60 mg/m^{2}を静脈内投与する．これを1クールとして5週間ごとにくり返す．CDDPの投与に際しては，**悪心嘔吐・食思不振などの消化器症状や腎機能障害を回避することが治療の継続性に大きな影響を及ぼすため，図3に示すような制吐薬の使用，補液を行う**（p106参照）．われわれの施設ではCDDP投与日のみ1泊2日の入院とし，他は外来で行っている．

3) S-1（ティーエスワン®）＋DTX（タキソテール®）療法（図2c）

　S1, 40 mg/m^2/回，1日2回朝夕内服をday 1～14まで14日間行い，day1にDTX40 mg/m^{2}を静脈内投与する．これを1クールとして3週間ごとにくり返す．DTXは消化器毒性や腎毒性がほとんどなく，図4に示すように制吐薬の使用や補液はほとんど行われない．すべて外来で行える治療である．

4) S-1（ティーエスワン®）＋オキサリプラチン（エルプラット®）療法（図2d）

　S1, 40 mg/m^2/回，1日2回朝夕内服をday 1～14まで14日間行い，day1にオキサリプラチン100 mg/m^{2}を静脈内投与する．これを1クールとして3週間ごとにくり返す．オキサリプラチンは腎毒性がほとんどなく，図5に示すように補液はほとんど行われない．すべて外来で行える治療である．

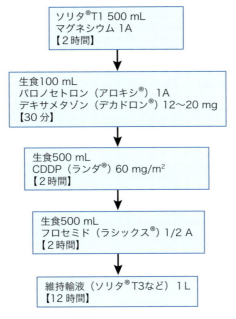

図3 CDDP投与時の輸液および処方例

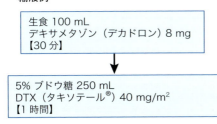

図4 DTX投与時の輸液および処方例

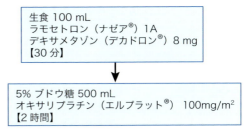

図5 オキサリプラチン投与時の輸液および処方例

3 副作用出現時の治療の中止，再開と用量調整

NCI-CTCAE v4.0によるGrade 4の血液毒性（表1a）や非血液毒性（表1b）のうち，どれか1つでも認められたときには直ちに薬物療法を中止し，G-CSF（ノイトロジン®）や抗生剤の投与，輸血，輸液など適切な治療を行う．

すべての副作用がGrade 1以下に回復したことを確認の後，化学療法を再開するが，原則としてS-1 80 mg/m²/日の**20％減量**（80 mg/日→50 mg/日，100 mg/日→80 mg/日，120 mg/日→100 mg/日）およびCDDP/DTX/オキサリプラチンの**20～25％減量**を行う．減量して薬物療法再開後に再度Grade 4の血液毒性やGrade 3相当の非血液毒性がみられたときには，さらに20～25％の減量を行うが，それでもまだみられる際には薬物療法を中止する．

表1　薬物療法の中止・減量を考慮すべき毒性

a) Grade 4の血液毒性

項目	内容
WBC	＜1,000/mm³
Neu	＜500/mm³
Hb	＜6.5 g/dL
血小板減少	＜2.5万/mm³

b) Grade 3相当の非血液毒性

項目	内容
悪心嘔吐	1日6回以上の嘔吐，輸液を要する経口摂取の著明な低下
食思不振	輸液を要する経口摂取の著明な低下
疲労	performance statusが2以上低下
下痢	1日7回以上の排便回数の増加，輸液を要するほどの脱水
口内炎	疼痛がある紅斑・浮腫・潰瘍で輸液を要する
発熱性好中球減少	Neu＜1,000/mm³かつ38.5度以上の発熱を伴う
Cr	＞1.5 mg/dL
AST/ALT	＞100 IU/L
T-Bil	＞3.0 mg/dL

a）およびb）のうち，いずれか1つでも認められた場合は，直ちに薬物療法を中止する
（NCI-CTCAE 4.0を参考に作成）

MEMO　NCI-CTCAE

NCI-CTCAE（National Cancer Institute-Common Terminology Criteria for Adverse Events）は世界中で広く用いられている副作用判定基準であり，がん化学療法施行時の評価にも用いられる．Grade 1　軽症，Grade 2　中等症，Grade 3　重症，Grade 4　生命を脅かす，Grade 5　死亡に分類されている．

4 CY1胃がんに対していつ薬物療法を行うか

CY1胃がんに対する**薬物療法を行う時期に関して標準と言えるものは存在しない**.
①胃切除術（CY1以外にがんの遺残のないR1切除）を優先して行い術後に薬物療法を行う,
②審査腹腔鏡検査などで術前にCY1が診断された場合に, 術前に薬物療法を2～3クール行った後に手術を行う,
③審査腹腔鏡検査などで術前にCY1が診断された場合に, 術前に薬物療法を2～3クール行うが, 再度審査腹腔鏡検査を行いCY1が残存している場合には手術を行わない,
などの立場がある.

高率に腹膜再発をきたす4型あるいは腫瘍径が8cmを超える大型3型胃がん症例を対象に, 腹膜播種巣のないCY1陽性症例も含めて, 生存期間をエンドポイントとして①と②の比較を行う, S-1＋CDDP療法を用いたJCOG0501試験の登録が終了し生存期間を追跡中である[7]. また, ①②のうちのよりよい治療方法と③を比較する臨床試験は将来の課題である.

> **MEMO　審査腹腔鏡検査**
> 腹膜播種巣の有無は胃がん患者の予後を大きく左右するが, 画像診断の進歩した今日においても腹膜播種巣の有無を術前に完全に言い当てることはできない. 広範な腹膜播種巣が認められる場合には手術の適応はなく, 無駄な開腹手術を避けるために行うのが審査腹腔鏡検査である. 臍部に10mm程度の穴を開け腹腔鏡を挿入し, 他に1～2カ所5mmの穴を開け鉗子を挿入し, 腹腔内の観察を行う.

5 おわりに

腹腔内洗浄細胞診陽性（CY1）胃がんに対する治療について概説した. 今後タキサン系薬剤の腹腔内投与法[8]が保険収載されれば, CY1胃がんに対する有力な治療法となることが予想される. またカツマキソマブ[9]をはじめとした分子標的治療薬の進歩も待たれるところである.

POINT

- 腹腔内洗浄細胞診陽性（CY1）胃がんに対する治療においては, 薬物療法が重要な役割を演じる
- CY1胃がんに対して期待される化学療法としては, S-1単独療法, S-1＋CDDP療法, S-1＋DTX療法, S-1＋オキサリプラチン療法があげられる
- 副作用出現時の治療の中止, 再開と用量調整を適切に行えることが重要である
- CY1胃がんに対する薬物療法を行う時期に関して標準と言えるものは存在しない

■ 文 献

1) Kodera Y, et al：Gastric Cancer, 15：335-337, 2012
   ➡ P0CY1胃がんにおける術後化学療法としてのS-1単独療法の有効性と安全性を示した第Ⅱ相試験.
2) Koizumi W, et al：Lancet Oncol, 9：215-221, 2008
   ➡ 切除不能進行・再発胃がんにおけるS-1＋CDDP療法のS-1単独療法に対する優位性を生存期間で示し，「胃癌治療ガイドライン第4版」においてS-1＋CDDP療法が推奨度1となる根拠を示した第Ⅲ相試験.
3) Koizumi W, et al：J Cancer Res Clin Oncol, 140：319-328, 2014
   ➡ 切除不能進行・再発胃がんにおけるS-1＋タキソテール療法のS-1単独療法に対する優位性を生存期間で示し，「胃癌治療ガイドライン第4版」においてS-1＋タキソテール療法が推奨度2となる根拠を示した第Ⅲ相試験.
4) Yamada Y, et al：Ann Oncol, 26：141-148, 2015
   ➡ 切除不能進行・再発胃がんにおけるS-1＋オキサリプラチン療法のS-1＋CDDP療法に対する同等性を生存期間で示し，2015年5月の「胃癌治療ガイドライン速報」においてS-1＋オキサリプラチン療法が推奨度2となる根拠を示した第Ⅲ相試験.
5) Imamoto H, et al：Gastric Cancer, 14：81-90, 2011
   ➡ 腹水貯留を伴う腹膜播種陽性胃癌におけるweeklyパクリタキセル療法の有効性と安全性を示した第Ⅱ相試験.
6) Iwasa S, et al：Jpn J Clin Oncol, 42：787-793, 2012
   ➡ 大量の腹水貯留や経口摂取困難を伴う腹膜播種陽性胃がんにおけるFLTAX療法の有効性と安全性を示した第Ⅱ相試験.
7) Iwasaki Y, et al：J Surg Oncol, 107：741-745, 2013
   ➡ 4型あるいは腫瘍径が8cmを超える大型3型胃がんにおける，術前S-1＋CDDP療法の有効性と安全性を示した第Ⅱ相試験．第Ⅲ相試験であるJCOG0501試験の根拠となった.
8) Ishigami H, et al：Ann Oncol, 21：67-70, 2010
   ➡ 腹膜播種陽性胃がんにおけるS-1＋パクリタキセル経静脈および腹腔内投与の有効性と安全性を示した第Ⅱ相試験.
9) Ströhlein MA, et al：Future Oncol, 6：1387-1394, 2010
   ➡ 腹膜播種陽性胃がんにおける抗体薬カツマキソマブ腹腔内投与の腹水貯留に対する有効性と他の治療法との組み合わせの可能性を概説している.

第2章 胃がん

8 術前補助化学療法
S-1 + CDDP 療法

岩崎善毅

> 手術療法のみでは難治性の予後不良例に対して，補助化学療法の開発によって予後の向上を目指す術前補助化学療法が注目されている[1]．ガイドラインでは日常診療として推奨されるには至っていないものの，有望な治療戦略の1つである．

1 術前化学療法

　　術前化学療法には，①診断時にR0手術が可能な進行胃がんであるが再発の危険が高度な症例に対してあらかじめ切除することを前提に施行する化学療法を指す場合と，②診断時には根治切除が不能であるがダウンステージを目的とした化学療法を先行し，結果的に切除可能と判断され切除を行った場合の化学療法を指す場合がある．本項では前者を術前補助化学療法と呼び，これを扱う．

2 術前補助化学療法のメリット・デメリット

1) メリット

　　術前に十分な化学療法を施行することで，再発の原因となる微小転移巣の増殖を防ぐ可能性があり，延命効果の観点からも有望と期待される．また，術後補助化学療法では，手術の合併症や術後の全身状態などにより化学療法の開始が大幅に遅れることによって化学療法が施行できない場合があるが，それに比べ術前補助化学療法では高いコンプライアンスが期待できる．さらに切除標本の病理組織学的検討により治療効果を判定することで薬剤の感受性を確認できるなどのメリットが考えられる．

2) デメリット

　　術前補助化学療法の効果がなかった場合に手術が遅れ，本来可能であったR0切除ができなくなる可能性，手術に先行して化学療法を行うことで術後の合併症が増加する可能性が考えられる．また，治療期間が延びることによる患者の精神的負担や治療費の増大などが考えられる．

3 適応

標準的な手術療法のみでは難治性の予後不良な進行胃がん．例えば診断時に胃壁全体に浸潤していることの多い4型胃がんやBulkyリンパ節転移を有する高度進行胃がんなどが適応となる．

> **コツ** 各コースの開始に際しては下記の規準をチェックする
> - 術前補助化学療法に引き続いて行われる胃切除術に対して耐術可能な臓器機能が保たれていること
> - 経口抗がん剤であるS-1投与を行うため経口摂取が可能
> - 血液検査では，白血球数≧3,000/mm^{3}かつ≦12,000/mm^3，ヘモグロビン≧9.0 g/dL，血小板数≧10×10^4/mm^3
> - 腎機能はCr値，およびCcr実測値または推定値で60 mL/分/body以上が望ましい

> **MEMO** CDDP投与時は入院
> CDDP投与時には腎臓機能の保護のため大量の輸液が必要となる（1日2,000～3,000 mL）．このため入院治療が必要となる．ただし，CDDP投与に前後して投与されるS-1は外来投与が可能である．

4 レジメン

術前化学療法のレジメンとしては高い有効性と同時に安全性が期待される薬剤が適している．現時点ではSPIRITS試験の結果[1]，**胃がんに対する初回の化学療法として推奨されるS-1＋CDDP療法が有望である**．その治療成績は54％の奏効割合と13カ月のMST（生存期間中央値）であった．副作用の面でもGrade3以上の副作用としては，白血球減少：5％，好中球減少：16％，食欲不振：26％，悪心・嘔吐：27％，下痢：5％であり，認容性があると考えられる．術前のコース数については，R0切除の可能性が高い対象であることから，あまり長期間は望ましくない．胃がんでは多くの化学療法のPR※確認までのコース数が2コースであることから，2～3コースが適切である．

※PR：partial response（腫瘍径30％以上の縮小）

1）制吐薬

S-1＋CDDP療法は『制吐薬適正使用ガイドライン』において高度催吐リスク（high emetic risk chemotherapy：HEC）に分類されており，5-HT$_3$受容体拮抗薬（アロキシ®静注）とデキサメサゾン（デキサート®）にアプレピタント（イメンド®）を加えた3剤併用療法が推奨される．

2）投与方法

術前補助化学療法として図1に示す投与スケジュールを4週1コース（3週投与1週休薬）として2～3コースくり返す．手術単独でも治癒切除が得られる対象症例であるため，手術まで

薬剤名（投与方法・投与量）	1	8	21	28（日）
S-1 80〜120 mg/m²/日		→→→→→→→→→→→→	休薬	
CDDP 60 mg/m²		↓		

図1　術前S-1＋CDDP療法

S-1：体表面積によって1日80〜120 mgを朝，夕に分割して1日目から21日目まで経口内服
CDDP：60 mg/m²を8日目に点滴投与

の期間があまり長くならない方がよいとの考えから，SPIRITS試験で採用された3週投与2週休薬のS-1＋CDDP療法よりも休薬期間を1週短くした3週投与1週休薬のS-1＋CDDP療法を採用した．

S-1の投与量はp48，表2を参照．

❖実際の治療−レジメン例

■1　1〜6日目
経口：S-1（ティーエスワン®）（1日2回，朝／夕）．
　　　投与量はp48，表2を参照．

■2　7日目（入院当日）
経口：S-1（ティーエスワン®）（1日2回，朝／夕）
点滴：
　メイン
　　①維持輸液（ソルデム®3A）：500 mL（2時間）　15時より2コース
　側管
　　①フロセミド（ラシックス®）：10 mg ＋ 生理食塩液50 mL（30分）18時より1コース

■3　8日目
経口：S-1（ティーエスワン®）（1日2回，朝／夕），
　　　アプレピタント（イメンド®）125 mg（1日1回，朝のみ）
点滴：
　メイン
　　①維持輸液（ソルデム®3A）：500 mL（6時間）　9時より4コース
　　　（体表面積，腎機能によって合計2,000〜3,000 mLに調整）
　側管
　　①フロセミド（ラシックス®）：10 mg ＋ 生理食塩液50 mL（30分）10時より1コース
　　②5-HT₃受容体拮抗薬（アロキシ®静注）0.75 mg ＋ デキサメサゾン（デキサート®注射液）9.9 mg ＋ 生理食塩液50 mL（15分）14時より1コース
　　③CDDP（ブリプラチン®またはランダ®）60 mg/m² ＋ 生理食塩液250 mL（2時間）15時より1コース
　　④フロセミド（ラシックス®）10 mg ＋ 生理食塩液50 mL（30分）18時より1コース

4 9日目

経口：S-1（ティーエスワン®）（1日2回，朝／夕），
アプレピタント（イメンド®）80 mg（1日1回，朝のみ）

点滴：

メイン

①維持輸液（ソルデム® 3A）：500 mL（6時間）　9時より4コース

側管

①デキサメサゾン（デキサート® 注射液）6.6 mg ＋ 生理食塩液 50 mL（15分）
9時より1コース

②フロセミド（ラシックス®）10 mg ＋ 生理食塩液 50 mL（30分）
10時より1コース

③フロセミド（ラシックス®）10 mg ＋ 生理食塩液 50 mL（30分）
18時より1コース

5 10日目

経口：S-1（ティーエスワン®）（1日2回，朝／夕），アプレピタント（イメンド®）
80 mg（1日1回，朝のみ）

点滴：

メイン

①維持輸液（ソルデム® 3A）：500 mL（6時間）　9時より4コース

側管

①デキサメサゾン（デキサート® 注射液）6.6 mg ＋ 生理食塩液 50 mL（15分）
9時より1コース

②フロセミド（ラシックス®）10 mg ＋ 生理食塩液 50 mL（30分）
10時より2コース

6 11日目

経口：S-1（ティーエスワン®）（1日2回，朝／夕），アプレピタント（イメンド®）
80 mg（1日1回，朝のみ）

点滴：

メイン

①維持輸液（ソルデム® 3A）：500 mL（6時間）　9時より2コース

側管

①デキサメサゾン（デキサート® 注射液）6.6 mg ＋ 生理食塩液 50 mL（15分）
9時より1コース

5 安全性のチェック項目

S-1投与開始日とCDDP投与開始日にあわせて，各コースのday 1，day 8，day 15，day 22に検査することが推奨される．ただし，day 1，day 8の検査値などを参考に，臨床的判断でday 15の採血は省略してもよい．

①末梢血算：白血球数，好中球数（桿状核球＋分節核球），ヘモグロビン，血小板数

②血液生化学：総蛋白，アルブミン，総ビリルビン，GOT，GPT，BUN，Cr，Ca，Na，Kなど

③全身症状，皮膚症状，消化管症状などの自他覚所見

6 支持療法

◇G-CSF製剤（グラン®，ノイアップ®，ノイトロジン®）の開始時期

下記が観察された時点で開始し，好中球が最低値を示す時期を経過後5,000/mm³以上に達した場合は投与を中止する．

- 好中球1,000/mm³未満で発熱（原則として38℃以上）がみられた時点
- 好中球500/mm³が観察された時点
- 前コースで好中球1,000/mm³未満で発熱（原則として38℃以上）がみられた場合や，好中球500/mm³が観察された場合，同一の化学療法施行後に好中球1,000/mm³未満

7 効果判定

可能であれば各コース終了後に腹部CT検査，内視鏡検査などを参考に化学療法の効果判定を行う．ただし，response evaluation criteria in solid tumors（RECIST）では消化管病変は評価不能病変であり，リンパ節病変をもたない胃がんであればRECISTで判定するのは不適切であるので上記の検査所見を参考に総合的に判断する．もし，化学療法の効果が無効であれば直ちに手術療法を考慮するべきである．

8 手術療法

最終コースのS-1最終投与日より14日以降に有効性評価のための画像診断および術前評価を行い，手術適応を確認する．その後，速やかに手術を行う．手術は進行胃がんに対する標準治療である2群リンパ節郭清（D2郭清）を伴う根治手術を行う．

9 術後補助化学療法

本邦において胃がんの術後補助化学療法の大規模な第Ⅲ相試験である**ACTS-GC試験**によりその有効性，安全性が示された[2]．したがって本治療の対象群であるStage Ⅱ/Ⅲ胃がんには術後補助化学療法としてACTS-GCで用いられていたレジメンを施行する．すなわち，術後42日以内に体表面積に応じた規定の初回投与量でS-1投与を開始，4週投与，2週休薬を1コースとし，投与期間は術後1年間とする．詳細はp84を参照．

10 臨床試験

　新しい治療戦略として期待される術前薬物療法であるが，現時点では安全性・有効性ともに確立したものでなく，これらを臨床試験で証明する必要がある．この目的で日本臨床腫瘍研究グループ（JCOG）は臨床的に根治切除可能と診断される大型3型胃がん・4型胃がんに対してS-1＋CDDPの術前補助化学療法を行った第Ⅱ相試験を実施した（JCOG0210）．その結果，安全性が証明され[3]，多施設共同ランダム化比較試験（第Ⅲ相試験）としてJCOG0501が実施された．現在，症例登録が終了し，追跡調査中である．

　一方，測定可能病変を有する切除不能な進行再発胃がんの初回治療例を対象に，無増悪生存期間（PFS）および全生存期間（OS）を主評価項目として，本邦の標準治療であるS-1＋CDDP併用療法に対するS-1＋オキサリプラチン併用（SOX）療法の非劣性を検証するオープンラベルの第Ⅲ相国内多施設共同試験であるG-SOX試験が行われ，その結果S-1＋CDDP併用療法とほぼ同等の有効性を示し，概してS-1＋CDDP併用療法よりも重篤な毒性が少なく，輸液を要さないなどS-1＋CDDP併用療法よりも簡便な治療法であると結論付けられた[4]．この結果を受け現在，局所進行胃がんに対して，SOX療法を2コース施行後に根治的胃切除術を施行し，術後S-1補助薬物療法を行う集学的治療法について，その有効性，安全性を検証するneo G-SOX療法の第Ⅱ相試験が進行中である．

> **！Pitfall　電解質・尿量に注意**
> 術前補助化学療法中，稀ながら低ナトリウム血症，低浸透圧血症，尿中ナトリウム排泄量の増加，高張尿，痙攣，意識障害などを伴う抗利尿ホルモン不適合分泌症候群（SIADH）が現れることがあるので，電解質や尿量には注意する．このような症状が現れた場合には抗がん剤の投与を中止し，水分摂取の制限などの適切な処置を行うことが必要である．

POINT

- 胃がんに対する術前補助化学療法は，ガイドラインでは日常診療として推奨されるには至っていないものの，有望な治療戦略の1つである
- 根治切除可能でも予後不良な胃がんに対して，S-1＋CDDP療法を2〜3コース施行後，胃切除術を施行する
- CDDP投与時は入院にて行い，好中球減少，腎機能障害と電解質バランスに注意する
- 現在，第Ⅲ相臨床試験が行われており，その結果が待たれる

文献

1) Koizumi W, et al：Lancet Oncol, 9：215-221, 2008
　→ SPIRITS臨床試験：進行再発胃がんに対するS-1＋CDDP療法の有効性を示した第Ⅲ相試験．
2) Sakuramoto S, et al：N Engl J Med, 357：1810-1820, 2007
　→ ACTS-GC臨床試験：S-1による胃がんの術後補助化学療法の有効性を示した第Ⅲ相試験．
3) Iwasaki Y, et al：J Surg Oncol, 107：741-745, 2013
　→ JCOG0210：根治切除可能な大型3型胃がん・4型胃がんに対するS-1＋CDDPの術前補助化学療法の有効性を示した第Ⅱ相試験．
4) Yamada Y, et al：Ann Oncol, 26：141-148, 2015
　→ G-SOX試験．進行再発胃がんの初回治療例を対象に，S-1＋CDDP療法に対するSOX療法の非劣性を検証した試験．

第2章 胃がん

9 知っておくべき副作用対策

後藤愛実

> がん患者は外来で薬物療法を行いながら，生活の質（QOL）を維持することが可能になった．新規抗がん剤や分子標的薬の出現により抗がん剤の毒性プロフィールは変化しつつあり，支持療法の充実と患者への適切な指導が薬物療法を安全かつ有効に実施するために必要不可欠となっている．薬物療法における副作用対策を各職種が理解し，副作用モニタリングと適切な対処を行うことは非常に重要となる．

1 S-1（ティーエスワン®）

S-1はテガフール（FT），ギメラシル（CDHP），オテラシルカリウム（Oxo）をモル比で1：0.4：1にて配合したバイオケミカルモジュレーションを利用した経口抗悪性腫瘍薬であり，コンプライアンスの遵守の確認が必要とされる．胃がんにおける使用成績調査の結果では，全副作用の発現頻度は74.3%（2,831例/3,808例）であり，**Grade3以上の副作用は25%** と報告されている．術後補助化学療法の有効性の検証試験であるACTS-GC[1)]の結果によると，Grade3以上の副作用は，血液毒性2%未満，食欲不振6.0%，悪心3.7%，下痢3.1%と報告されている．CDHPが腎排泄であることから，**腎機能障害を合併している症例には特に注意が必要であり，Ccr値に応じて減量し，30 mL/分未満には投与不可である**．頻度は少ないが涙道閉塞による流涙などにも注意が必要である．

> **！ Pitfall**
>
> **S-1と他剤との相互作用について①**
> 　患者が転院などしてきた場合に，5-FUや他のフッ化ピリミジン系薬剤が投与されていなかったか確認する必要がある．血中に残存した5-FUの代謝がS-1のCDHPにより阻害され，血中5-FU濃度が予想以上に上昇し重篤な副作用が生じる可能性がある．必ず適切な間隔（7日以上）あけることが必要である．
>
> **S-1と他剤との相互作用について②**
> 　ワルファリンカリウム（ワーファリン®，以下ワルファリン）と5-FU系薬剤の相互作用はよく知られている．5-FUが肝薬物代謝酵素CYP2C9を阻害し，予想以上にワルファリンの血中濃度が高くなりPT-INRが上昇することがある．ワルファリン服用患者には，S-1やカペシタビン服用開始後早期にPT-INRを測定し，相互作用を確認する必要がある．場合によってはワルファリンの減量などで対応を行い，PT-INRの変動に十分注意する．

2 SP療法〔S-1 + CDDP〕

　S-1 + CDDP療法はSPIRITS試験[2]の結果を受け，現在切除不能進行・再発胃がんの標準的化学療法とされており，汎用されているレジメンである．シスプラチン（CDDP）は腎毒性の副作用があり，ハイドレーションを必要とするため，投与後の尿量や体重を含む循環動態の変動にも慎重な対応が望まれる．The BC Cancer Agency's Cancer Drug Manualによれば，**CDDP 60 mg/m² 投与時には最低2 L/日の輸液が必要**とされている．最近では，外来で施行する施設もあるが，その場合には治療前に腎機能が十分保たれていることを確認し，患者へ多量の飲水指示を行う必要がある．投与後から尿量や体重を含む循環動態に注意し，腎障害時にはS-1の血中濃度が上昇することが知られているため，血清Crの変動にも注意をする．SPIRITS試験におけるGrade3以上の主な有害事象には，好中球減少40%，貧血26%，食欲不振30%，悪心11%が認められている．悪心・嘔吐に関しては，CDDPが高度催吐リスクであり，ガイドラインに沿った適切な制吐薬投与を行う必要がある．ガイドラインに示される制吐療法の例を図1に示す．

a）制吐薬処方例

	day1	day2	day3	day4	day5
アプレピタント（イメンド®）もしくはホスアプレピタント（mg）	125 / 150	80	80		
5-HT₃受容体拮抗薬	○（用量は以下bを参照）				
デキサメタゾン（デカドロン®）（mg）	9.9（注射薬）	8（経口）	8	8	8

b）5-HT₃受容体拮抗薬のわが国の承認用量

薬剤名	剤形	本邦承認用量
アザセトロン	注射剤	10 mg（塩酸塩として）を1日1回静注
	錠剤	10～15 mg（塩酸塩として）を1日1回経口
インジセトロン	錠剤	8 mg（塩酸塩として）を1日1回経口
オンダンセトロン	注射剤	4 mgを1日1回緩徐に静注
	錠剤	4 mgを1日1回経口 効果不十分には同用量の注射液を静注
グラニセトロン	注射剤	40 μg/kgを1日1回静注，点滴静注
	錠剤	2 mgを1日1回経口
パロノセトロン	注射剤	0.75 mgを1回静注または点滴静注
ラモセトロン	注射剤	0.3 mg（塩酸塩として）を1日1回静注
	錠剤	0.1 mg（塩酸塩として）を1日1回経口

図1　高度催吐性リスクにおける制吐療法
アプレピタントを併用しない場合は1日目のデキサメタゾン注射液は13.2～16.5 mgとする
（文献3を参考に作成）

> **コツ** 予測性嘔吐
>
> ガイドライン通りの制吐療法を行っても，悪心・嘔吐が起きた場合は，次回以降の化学療法時に予測性嘔吐を招く可能性がある．その場合には，ロラゼパム（ワイパックス®）0.5〜1 mg（1回量），アルプラゾラム（コンスタン®，ソラナックス®）0.2〜0.4 mg（1回量）などのマイナートランキライザー（抗不安薬）を化学療法実施前夜および当日朝に予防内服するとよい．

> **Pitfall** 5-HT₃受容体拮抗薬の選択について
>
> 本邦で承認されている5-HT₃拮抗薬はさまざまな種類があるが，海外での推奨用量とわが国の承認用量に差があるため，海外のガイドラインをそのまま使用できない現状がある（図1b）．パロノセトロン（アロキシ®）は第2世代の5-HT₃受容体拮抗薬であり，半減期が約40時間と長く，遅発性の悪心・嘔吐にも効果が期待できる．

3 SOX療法〔S-1+L-OHP（エルプラット®）〕

オキサリプラチン（L-OHP）は，2014年10月に公知申請を行い，2015年3月に「治癒切除不能な進行・再発の胃癌」の効能・効果及び用法・用量が承認された．承認用法・用量は，REAL-2試験[4]に基づき，B法：130 mg/m²，3週ごとであるが，S-1との併用（SOX）療法に関してはG-SOX試験[5]で用いられた100 mg/m²，3週ごとの投与方法での臨床情報が豊富である．CDDPとは異なり，**大量輸液が不要であり，外来でも可能な治療法である**．SP療法と比較すると，Grade 3以上の副作用発現頻度は低いものの，L-OHPによるGrade 3以上の末梢性感覚ニューロパチーが4.7％であり，末梢神経障害のマネジメントが必要である．

4 XP療法〔カペシタビン（ゼローダ®）＋CDDP〕

ML17032試験ではXP療法〔カペシタビン（ゼローダ®）＋CDDP〕とCF療法（5-FU＋CDDP）の比較によりXP療法の無増悪生存期間における非劣性が証明され，カペシタビンが静注5-FUに対し効果的な代替治療になることが示された[6]．副作用においては，手足症候群（hand-foot syndrome：HFS）の発現がXP群とCF群では全Gradeで22％（34/156例）vs 4％（76/155例）で有意に高くなっている．他の副作用においては，嘔吐49％（76/156例）vs 59％（91/155例），口内炎12％（18/156例）vs 26％（41/155例）とCF群のほうが副作用の発現率が高い．

カペシタビンの副作用であるHFSの頻度や重症度は投与量との相関について明らかではないが，カペシタビンの投与量が少ない場合にHFSの発症率が低かったと報告がある[7]．カペシタビンの添付文書上のHFSの発症率は59.1％（カペシタビン1回828 mg/m²，1日2回）となっており，HFSの出現に注意し，Grade2以上のHFSの発現がみられた場合には休薬などを行い，Grade0もしくは1に回復後，減量して投与を継続する．HFSのGrade分類を表1に示す．

表1 HFSのGrade分類

	Grade1	Grade2	Grade3
手掌・足底発赤知覚不全症候群 CTCAEv4.0 Grade判定基準	疼痛を伴わないわずかな皮膚の変化（例：紅斑，浮腫，角質増殖症）	疼痛を伴う皮膚の変化（例：角質剥離，水疱，出血，浮腫，角質増殖症）：身の回り以外の日常生活動作の制限	疼痛を伴う高度の皮膚の変化（例：角質剥離，水疱，出血，浮腫，角質増殖症）：身の回りの日常生活動作の制限
例			

（文献8を参考に作成）

表2 HFSに対する対処の実際

対処方法	処方例	
保湿 1日2～3回塗布	ヘパリン類似物質含有製剤	ヒルドイド® ヒルドイド® ソフト
	尿素含有製剤 （びらんなどの部位には適さない）	ウレパール® ケラチナミン®
	ビタミン含有軟膏	ザーネ® ユベラ®
	白色ワセリン （刺激性は少ないがべとつきあり）	
ステロイド外用剤 1日1回塗布	ストロング以上（アンテベート®，マイザー®，リンデロン® など） ・入浴後15分以内に塗布 ・手掌と足底はストロンゲスト（デルモベート®）から使用可能	
全身療法	NSAIDs内服	ロキソニン®，セレコックス® ボルタレン® など

　HFSの対処法としては，①保湿剤（尿素含有製剤，ヘパリン類似物質含有製剤など）の処方，②ステロイド外用剤（ストロング以上を使用する）の処方，③ピリドキシン塩酸塩（ビタミンB_6）の処方，④NSAIDs（内服）処方などがある（表2）．予防として，処方開始時よりHFSの説明を行い，保湿ケアを行うことや，過度の温度，摩擦，圧力を避けるように指導を行う．

　S-1＋CDDPと同様にCDDPによる腎障害には留意し，CDDP 80 mg/m^{2}の投与では4L/日の輸液と尿量の確保が必要である．

5 トラスツズマブ（ハーセプチン®）

ToGA試験[9]の結果，トラスツズマブの有用性が認められ，今後HER2陽性胃がんの標準的な選択肢の1つとなることが示されている．副作用については，トラスツズマブ併用群と化学療法単剤群に差はなく，**Grade3/4の発現頻度はおのおの68％**であった．両群で頻度の高い副作用（全グレード）は悪心（67％ vs 63％），嘔吐（50％ vs 46％），好中球減少症（53％ vs 57％）であり，心有害事象はおのおの6％に認められており，トラスツズマブ併用によるリスクの上昇は認められなかった．しかし，トラスツズマブは乳がん術後補助療法におけるHERA試験において駆出率の低下が3％（51/1,678例）に認められており，**定期的な心機能検査（心エコーなど）を行う必要がある**．また，トラスツズマブはヒト化モノクローナル抗体であり，**infusion reactionの出現にも注意を要する**．投与後24時間以内に発熱や悪寒などの症状が約**40％に認められており，症状により，解熱鎮痛薬の投与や抗ヒスタミン薬の投与を検討する．**infusion reactionの発現回避目的の前投薬の有用性は確認されておらず，漫然に前投薬をする必要はない．

6 イリノテカン塩酸塩〔CPT-11（カンプト®，トポテシン®）〕

イリノテカン（CPT-11）は**腸管麻痺や腸閉塞，黄疸，胸腹水を有する症例では投与禁忌である**．CPT-11は投与後24時間以内に発現する早発型の下痢と24時間以降，特に数日後に発現する遅発型の下痢の2種類に分かれる．早発型の下痢はCPT-11のアセチルコリンエステラーゼ阻害作用により，副交感神経が刺激され，腸管運動の亢進，水分吸収阻害が起こり下痢をきたす（図2）．一方，遅発性の下痢は活性代謝物であるSN-38のグルクロン酸抱合体が，腸管内のβ-グルクロニダーゼによりSN-38に脱抱合され，濃度依存的にCl⁻イオンの分泌を増加させ，これが腸管粘膜の細胞障害をきたすことが原因と考えられている．**早発性の下痢には，**

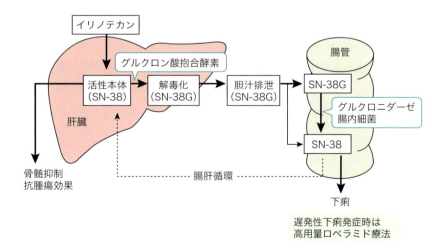

図2 イリノテカンの代謝経路と下痢対策
（文献10より引用）

抗コリン薬であるアトロピンやブチルスコポラミン（ブスコパン®）が効果を示す場合が多い．また，重曹内服やアルカリ水の飲水などによる腸管内のアルカリ化と半夏瀉心湯によるβ-グルクロニダーゼの阻害などで下痢の発症を低下できるという報告や，乳酸菌製剤を服用すると腸管内が酸性化され逆効果という報告もあるが定かではない．

また，CPT-11のアセチルコリンエステラーゼ阻害作用により，投与中に発汗やくしゃみなどを訴える患者もいる．脱毛は50％に認められるため，あらかじめ患者へ説明しておく必要がある．**悪心・嘔吐に関しては，中等度催吐リスクに分類され，5-HT$_3$受容体拮抗薬とステロイドを併用し，必要に応じてアプレピタントの投与を考慮する**．アプレピタントは肝代謝酵素CYP3A4阻害作用をもつため，CPT-11の血中濃度を増加させる可能性があることを理解しておく．

CPT-11はグルクロン酸転移酵素（UGT）の2つの遺伝子多型（UGT1A1*6，UGT1A1*28）について，いずれかをホモ接合体（UGT1A1*6/*6，UGT1A1*28/*28）またはいずれもヘテロ接合体（UGT1A1*6/*28）としてもつ患者において，UGT1A1のグルクロン酸抱合能が低下し，副作用の発現が高くなることが報告されている[11]．遺伝子多型を有する患者には，開始用量の減量が推奨されているが，減量に関するエビデンスは不足している．

> **MEMO　遺伝子多型と副作用**
> UGT1A1の遺伝子多型検査が2009年3月に保険適応となったが，実地診療においては遺伝子多型の検査が行われずにCPT-11を投与されていることもある．日本人におけるUGT1A1*6，UGT1A1*28のアレル発現頻度は13.0〜17.7％，8.6〜13.0％と報告されている．CPT-11投与の際には，副作用の発現状況を早期に把握し，適切な対応を行う必要がある．

7　パクリタキセル〔PTX（タキソール®）〕，nab-PTX（アブラキサン®）

パクリタキセル（PTX）は，卵巣がんにおいて分割投与することにより保険適応の210 mg/m^{2}の3週ごとの投与と同等の奏効率で，副作用が少ないとされているが[12]，胃がんを対象とした直接比較試験は報告されていない．**PTXは製剤中にアルコールが含有されており，アルコールが弱い患者には注意を要する**．weekly PTX（80 mg/m^2）で使用する場合には，体表面積1.5 m^{2}の患者でビール200 mL程度に換算されるアルコールが含有されている．また，**可溶化剤として含まれているクレモホールELがアレルギーを引き起こすとされており，投与に際しては，H$_1$受容体拮抗薬のジフェンドラミン（レスタミンコーワ®，50 mg）とH$_2$受容体拮抗薬のラニチジン塩酸塩（ザンタック® 50 mgなど），ステロイドであるデキサメタゾン（デカドロン® 8 mgなど）の前投薬が必要とされる**．ときに，そのアレルギー症状は重篤になる場合もある．フッ化ピリミジン系薬剤無効例に対する第II相試験の結果では，主なGrade3以上の副作用が白血球減少18％，好中球減少16％，食欲不振11％，関節痛2％，末梢神経障害2％と報告されており[13]，そのほか，脱毛が90％以上にみられ顕著であるため，患者へ説明を行う．

悪心・嘔吐に関しては，軽度催吐リスクに分類され，5-HT$_3$受容体拮抗薬は必要としない．PTXによる末梢神経障害は投与量に比例して出現頻度も増加し，牛車腎気丸，芍薬甘草湯，

ビタミンE製剤などの有効性の報告やプレガバリン，メコバラミンなどが使用されているが，明確な有効性が検証されている薬剤はない．一般的に症状は可逆的であり，投与中止により改善するが，回復までには数カ月を要する場合もあるため，症状によっては休薬や減量を行う．

ナブパクリタキセル（nab-PTX）については，人血清アルブミンと結合しており，アルコールやポリオキシエチレンヒマシ油等の溶媒を使用しておらず前投薬が不要である．国内の第Ⅱ相試験（J-0200試験）[14]ではGrade3以上の副作用が好中球減少49.1％，末梢性感覚ニューロパチー23.6％，であり，末梢神経障害がPTXよりも高く注意が必要である．nab-PTXの末梢神経障害の対策としては，PTXと同様に，加圧スリーブ，ストッキングの着用，メコバラミン，牛車腎気丸，ラフチジン内服などの効果が検証されている[15]が，症例数が少なく今後の検討課題である．

8 ドセタキセル〔DTX（タキソテール®）〕

国内の後期PhaseⅡによると，ドセタキセル（DTX）60 mg/m^{2}の投与量でGrade3以上の副作用は，白血球減少56.3％，好中球減少81.3％と報告されており，好中球減少症による発熱や感染に注意が必要である．外来投与時には発熱時の抗菌薬シプロキサシン（シプロキサン®）などの処方をしておき，感染予防について患者指導を行う．ほかのタキサン系の薬剤と同様に，脱毛の発現率は高く，患者への情報提供が必要である．しかし，PTXと比し，アナフィラキシーは起こりにくいとされていることから，抗アレルギー薬などの前投薬は不要とされている．先発品タキソテール®の添付溶解液にはアルコールが含有されているものの，生食での溶解も可能であり，アルコール過敏症の症例にも使用が可能である．添付溶解液を使用した場合でも，60 mg/m^{2}で体表面積1.5 m^{2}とするとアルコール量はビール20 mL程度に換算され少ない．また後発品ではアルコールフリーのDTXが発売されている．**DTXの特徴的な副作用としては，末梢性の浮腫があり**，1回投与量100 mg/m^{2}行う欧米においては，浮腫の軽減を目的として，デキサメタゾン16 mg/日などの投与を投与前日から3日間投与することが望ましいとされている．また，**涙道閉塞による流涙や爪の変化**なども投与回数を重ねていくと注意が必要になる．

POINT

- 悪心・嘔吐には『制吐薬適正使用ガイドライン』に沿った適切な制吐療法を行う
- 各薬剤による副作用の特徴を理解し，患者教育・指導，情報提供を行う
- 副作用モニタリングを行い，適切な対症療法を行うことで治療継続が可能になる

文 献

1) Sakuramoto S, et al：N Engl J Med, 357（18）：1810-1820, 2007
 → D2リンパ節郭清を伴った胃切除術を施行したstageⅡまたはⅢの胃がん患者を，S-1補助化学療法群vs手術単独群に割りつけ，登録終了1年後の中間解析において，S-1群が手術単独群よりも高い全生存率を示した．
2) Koizumi W, et al：Lancet Oncol, 9（3）：215-221, 2008
 → 切除不能・再発胃がん症例305例を対象としたS-1＋CDDP併用療法とS-1単独療法の第Ⅲ相試験で，S-1＋CDDP併用療法はS-1単独療法と比較して生存期間，無増悪生存期間とも有意な延長が認められた．

3) 『制吐薬適正使用ガイドライン 2015年10月　第2版』(日本癌治療学会 編), p21, 26, 金原出版, 2015
4) Cunningham D, et al：N Engl J Med J, 358 (1)：36-46, 2008
   → REAL2試験：食道，食道-胃接合部または胃の腺がん，扁平上皮がんまたは未分化がんに，4通りのレジメンのうち1つにランダムに割り付けし．進行胃食道がんの治療に用いた3剤併用レジメンでは，カペシタビンは5-FUと代替可能であり，オキサリプラチンはCDDPと代替可能であると考えられた．
5) Yamada Y, Higuchi K, Nishikawa K, et al：Ann Oncol, 26：141-148, 2015
   → G-SOX試験：本邦の標準治療であるSP療法対するSOX療法の非劣性を検証するオープンラベルの第Ⅲ相国内多施設共同試験で，SOX療法は，SP療法とほぼ同等の有効性を示し，概してSP療法よりも重篤な毒性が少なく，輸液を要さないなどSP療法よりも簡便な治療法であることが示された．
6) Kang YK, et al：Ann Oncol, 20 (4)：666-673, 2009
   → 切除不能・再発胃がん症例316例を対象とし，ファーストラインとしてカペシタビン＋CDDP療法（XP療法）vs 5-FU＋CDDP療法（CF療法）の比較を行った試験．XP療法はCF療法に対してPFS, OS, RR, ともに有意差なく非劣性が示された．
7) Cassidy J, et al：J Clin Oncol, 22 (11)：2084-2091, 2004
   → 切除不能・再発大腸がんにおいてオキサリプラチン＋カペシタビン併用療法の第Ⅱ相試験で，効果と有害事象を検討した試験．
8) 『手足症候群アトラス　ゼローダ投与のマネジメント〈第3版〉』, p8, 中外製薬, 2009
9) Bang YJ, et al：Lancet, 376 (9742)：687-697, 2010
   → HER2陽性進行胃がんに対するトラスツマブ＋化学療法 vs 化学療法単独の比較（ToGA試験）においてトラスツマブ＋化学療法はOSを改善させたが，その効果はHER2発現レベルの高い患者で認められた．
10) 『がん化学療法副作用対策ハンドブック』(岡元るみ子, 佐々木常雄 編), p60, 羊土社, 2010
11) Minami H, et al：Pharmacogenet Genomics, 17 (7)：497-504, 2007
    → 日本人におけるUGTの2つの遺伝子多型（UGT1A1*6, UGT1A1*28）について，いずれかをホモ接合体またはいずれもヘテロ接合体としてもつ患者においては副作用の発現が高くなる．
12) Rosenberg P, et al：Acta Oncol, 41 (5)：418-424, 2002
    → 卵巣がんにおけるtriweeklyPTXとweeklyPTXの比較において，同等の奏効割合でweekly投与のほうが，末梢神経障害などの副作用が少ないことが示された．
13) Kodera Y, et al：Anticancer Res, 27 (4C)：2667-2671, 2007
    → 切除不能・進行胃がんにおけるセカンドラインにおけるweeklyPTXの奏効割合は16％，PFSは2.6カ月，OS7.8カ月であった．
14) Sasaki Y, et al：Cancer Sci, 105 (7)：812-817, 2014
    → フッ化ピリミジン系抗悪性腫瘍剤を含む初回化学療法に不応となった進行・再発胃がん患者を対象としたABI-007（3週ごと投与）第Ⅱ相試験．
15) Ohno T, et al：Anticancer Research, 34：4213-4216, 2014
    → 乳がん患者14例に対して，加圧ストッキングと牛車腎気丸，メコバラミン，ラフチジンの予防投与群とコントロール群に割り付けをし，予防投与群において末梢神経障害が予防できたと報告した．

第3章 大腸がん

1 All *RAS* 野生型大腸がんのファーストラインの選択
FOLFIRI/FOLFOX＋ベバシズマブ/セツキシマブ/パニツムマブなど

河合貞幸，山﨑健太郎

　All *RAS* 野生型進行再発大腸がんのファーストライン（一次治療）では，殺細胞性抗がん剤である5-FU，オキサリプラチン（L-OHP），塩酸イリノテカン（CPT-11）に加え，5-FUの経口薬であるS-1，カペシタビン，さらに分子標的薬である抗EGFR抗体（パニツムマブ・セツキシマブ）と抗VEGF抗体（ベバシズマブ）など複数の治療薬が選択肢となり，一体どの薬をどの組み合わせで使うべきか臨床医を悩ませている．

　本邦の『大腸癌治療ガイドライン2014年版』では数通りの治療アルゴリズムが掲載されているものの，具体的な使い分けについての解説は乏しく，薬物療法に馴染みの薄い医師にとってはとっつきにくい．そこで本項では過去のエビデンスに基づき，現状における治療選択について解説する．

1 ファーストラインの選択

1）切除不能進行再発大腸がんに対する一次療法

　『大腸癌治療ガイドライン 医師用2014年版』[1]のなかで，切除不能進行再発大腸がんに対する一次治療としては表1のようなレジメンが推奨されている．そのなかで抗EGFR抗体は*KRAS*野生型症例に限って投与が推奨されているが，2015年4月からはAll *RAS*野生型症例に変更となった．

表1 切除不能進行再発大腸がんに対する一次治療

強力な治療が適応となる患者	FOLFOX/CapeOX + Bmab
	FOLFIRI + Bmab
	FOLFOX + Cmab/Pmab
	FOLFIRI + Cmab/Pmab
	FOLFOXIRI
	infusional 5-FU + LV / Cape + Bmab or UFT + LV
強力な治療が適応とならない患者	infusional 5-FU + LV / Cape + Bmab or UFT + LV

FOLFOX：5-FU + LV + L-OHP
CapeOX（XELOX）：カペシタビン + L-OHP
FOLFIRI：5-FU + LV + CPT-11
（文献1より引用）

2) All *RAS* とは？

　抗上皮成長因子受容体（epidermal growth factor receptor：EGFR）抗体はがん細胞表面に発現するEGFRに特異的に結合することで，そのリガンドである上皮成長因子（epidermal growth factor：EGF）の受容体への結合を競合的に阻害し，がん増殖のシグナル伝達を妨げることにより抗腫瘍効果を発揮する．

　このシグナル伝達経路の下流にはRASという蛋白が存在しKRAS，HRAS，NRASなどいくつかの種類がある．そのうち *KRAS* 遺伝子には大腸がんの約40％において変異が認められ，そのうち約90％がexon 2領域に存在している．近年の臨床研究でこの *KRAS* exon 2変異型大腸がん患者においては抗EGFR抗体の効果が認められないことが報告された．そのメカニズムとして，変異型KRASがEGFRの刺激と無関係に下流への増殖シグナルを伝達するためとされている（図1）．

　そして2014年4月以降，*KRAS* exon 2のみならず，exon 3，4領域ならびに *NRAS* exon 2，3，4領域の変異を有する症例に対しても，抗EGFR抗体が無効である（もしくは予後が悪化する）ことが複数の臨床試験の後解析で報告された．この患者群は従来の *KRAS* exon 2変異のない（野生型）患者の約20％と無視できない集団であり，海外に続いて本邦でも，これらすべての変異（All *RAS*）解析検査が保険適用となった．

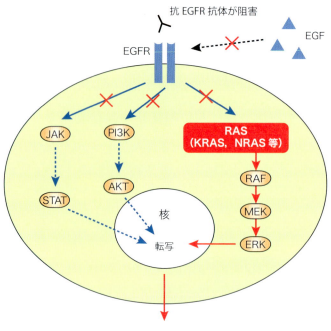

図1　RAS変異型大腸がん細胞におけるEGFRシグナル
変異型RASがEGFRの刺激と無関係に下流への増殖シグナル（→）を伝達するため，抗EGFR抗体の効果が認められない

3) 抗EGFR抗体の種類と違いは？

　2015年8月時点において，本邦ではセツキシマブ（Cetuximab：Cmab）とパニツムマブ

表2 セツキシマブとパニツムマブの比較

	セツキシマブ（アービタックス®）	パニツムマブ（ベクティビックス®）
抗体の種類	ヒト・マウスキメラ型IgG1モノクローナル抗体	完全ヒト型IgG2モノクローナル抗体
infusion reaction	発生頻度が高い（全Gradeで10～20%）	低い（全Gradeで3%程度）
前投薬	抗ヒスタミン薬やステロイドを使用する	基本的に不要
投与間隔	毎週	2週ごと
投与量	初回400 mg/m^2，2回目～250 mg/m^2	6 mg/kg
投与時間	初回120分，2回目～60分	60分

（Panitumumab：Pmab）の2種類の抗EGFR抗体が保険適用となっている．両者の違いを表2に簡単に示した．臨床的には投与間隔と過敏反応の出現率の違いが重要である．

> **MEMO** **CmabとPmabの効果の差は？**
> 基礎研究ではEGFR経路抑制効果以外に免疫学的抗腫瘍効果などの差が指摘されているが，この2剤を三次治療で比較したASPECCT試験では有効性に差はなく，臨床的効果はほぼ同等というのが一般的な認識である．

2 All *RAS* 野生型大腸がんのファーストラインの選択は？

1) 抗VEGF抗体か，抗EGFR抗体か？

いよいよ本題に入ろう．抗血管上皮成長因子（vascular endothelial growth factor：VEGF）抗体であるベバシズマブ（Bevacizumab：Bmab）はその作用機序がEGFRシグナル伝達経路に依存しないため，抗腫瘍効果はAll *RAS*変異の有無で変わらないと考えられており，実際*KRAS* exon 2変異型例においても野生型と同様に使用可能な分子標的薬である．そのため，All *RAS*野生型に対してBmabもしくは抗EGFR抗体のどちらを選択するべきかは臨床医にとって最大の疑問である．しかし結果を先に述べてしまうと，今までの臨床試験の結果から両者の抗腫瘍効果に一貫した統計学的な差は示されておらず「どちらを使ってもよい」というのが一般的な解釈である．これについて詳述する．

a. 根拠となる3つの比較試験

一次治療における抗EGFR抗体とBmabの比較については代表的な3つの試験の結果がある．PEAK試験[2]，FIRE-3試験[3]，CALGB 80405試験[4]である．おのおのの試験結果を表3にまとめた．これらは*KRAS* exon 2野生型症例対象に施行された試験であるので，All *RAS*野生型についての追加解析のデータも併せて示す．いずれもAll *RAS*野生型に絞ることで抗EGFR抗体薬の効果を見込める患者集団が選別され，おおむね治療効果の向上が認められていることが見てとれる．

さて，このうち最も重要な指標である全生存期間（overall survival：OS）を主要評価項目に設定したのはCALGB 80405試験であるが，表3に示す通り結果に差はつかなかった．ただ

表3 抗VEGF抗体と抗EGFR抗体を用いた大腸がん一次治療の比較試験

試験名	レジメン	\multicolumn{2}{c}{KRAS exon 2 野生型患者}		\multicolumn{2}{c}{All RAS 野生型患者}	
		N	RR (%), PFS中央値 (月), MST (月)	N	RR (%), PFS中央値 (月), MST (月)
PEAK[2]	FOLFOX + Pmab vs FOLFOX + Bmab	142 vs 143	RR ：57.8 vs 53.5 PFS：10.9 vs 10.1 (HR＝0.84, p＝0.22) MST：34.2 vs 24.3 (HR＝0.62, p＝0.009)	88 vs 82	RR ：63.6 vs 60.5 PFS：13.0 vs 9.5 (HR＝0.65, p＝0.029) MST：41.3 vs 28.9 (HR＝0.63, p＝0.058)
FIRE-3[3]	FOLFIRI + Cmab vs FOLFIRI + Bmab	297 vs 295	RR ：62.0 vs 58.0 (OR＝1.18, p＝0.183) PFS：10.0 vs 10.3 (HR＝1.06, p＝0.55) MST：28.7 vs 25.0 (HR＝0.77, p＝0.017)	171 vs 171	RR ：65.5 vs 59.6 (OR＝1.28, p＝0.32) PFS：10.4 vs 10.2 (HR＝0.93, p＝0.54) MST：33.1 vs 25.6 (HR＝0.70, p＝0.011)
CALGB 80405[4]	CTx + Cmab vs CTx + Bmab	578 vs 559	RR ：66.0 vs 57.0 PFS：10.4 vs 10.8 (HR＝1.04, p＝0.55) MST：29.9 vs 29.0 (HR＝0.925, p＝0.34)	256 vs 270	RR ：68.6 vs 53.8 PFS：11.4 vs 11.3 (HR＝1.1, p＝0.31) MST：32.0 vs 31.2 (HR＝0.9, p＝0.40)

CTx：FOLFOX or FOLFIRI, RR：奏効割合, PFS：無増悪生存期間, MST：生存期間中央値, HR：ハザード比, OR：オッズ比

し本試験は症例集積開始から10年に及んだ長期のtrialであること，有害事象や患者拒否による治療中止が50％以上もあること，治癒切除目的の症例が15％程度含まれておりOSへの影響が考えられることなどから，試験の質や背景の偏りが問題点として指摘されている．

一方OSで差がついたPEAK試験やFIRE-3試験については，PEAK試験はランダム化第Ⅱ相試験であり，厳密な仮説検定に基づいた試験ではなく，主要評価項目も無増悪生存期間（progression free survival：PFS）であったこと，FIRE-3試験はランダム化第Ⅲ相試験であるが，主要評価項目が奏効割合（response rate：RR）であり，OSは副次的評価項目に過ぎなかったことなどから厳密な意味で抗EGFR抗体のBmabに対する生存期間への優越性は示されていないのが現状である．現在この議論に決着をつけるべくAll RAS野生型を対象に検証（PARADIGM試験，STRATEGIC-1試験）が行われており，その結果が期待されている．

b. 実際にはどう使い分けるか

では現状，実臨床においてそれぞれの分子標的薬を使い分けるならどのように考えるべきか？

結論としては前述の通り「どちらを使ってもよい」が，個別の治療選択についてはAll RAS変異の有無にかかわらず，国内で最も汎用されているFOLFOX＋Bmabを軸に考えるとよいだろう．その理由としては2つある．1つはFOLFOX＋Bmabが多くの試験で対照群に設定され，実地診療で広く標準治療と認識されており，実際これに優越性を示した治療は現時点でないため．もう1つはAll RAS以外にも，実臨床では測定できない遺伝子変異（例えばBRAFやPIK3CAなど）を患者が持つ場合に，抗EGFR抗体が無効となる（場合によってはOSを悪化させる）可能性が，一部の研究で報告されているためである[5]．

これらの理由から，**基本的な治療方針としてFOLFOX＋Bmabを念頭においたうえで，Bmabが何らかの理由により使用できない，もしくは抗EGFR抗体によるベネフィットが望めそうな症例には抗EGFR抗体の使い分けを考える**，というのがわかりやすく，かつエビデンス的にも妥当かと考える．

例えば筆者は以下のような症例で抗EGFR抗体を選択している．

① Bmabが使用困難な症例．例えば出血や血栓塞栓症の既往，また消化管穿孔のリスクがある症例
② 腫瘍縮小を第一の目的とする症例

前述の3つの試験のRRは，いずれもわずかであるが一貫して抗EGFR抗体がよい傾向を示しており，*RAS*野生型に絞ることでその差はさらに顕著になる．それゆえ，抗EGFR抗体は腫瘍を縮小させる効果がBmabより高い可能性がある．ただしBmabには効果が腫瘍内部壊死として現れる症例など，従来の効果判定基準では測れない奏効を示す例があり，この解釈には注意が必要であるが，腫瘍随伴症状を有する症例や肝転移の根治切除（conversion）を狙える症例などは抗EGFR抗体のよい適応かもしれない．

> **MEMO** depth of response（DpR）とearly tumor shrinkage（ETS）
> 近年，奏効の深さ（DpR）という概念が提唱されている．例えばFIRE-3試験で，RRに差はなかったがOSには差がついたことの仮説として，Cmab群のほうがより深い奏効（腫瘍縮小）を示していたことがあげられている．さらに早期（治療開始から8週以内）に腫瘍が縮小した例ではPFSやOSが長い傾向があり，この縮小率（％）が早期腫瘍縮小（ETS）と表現され，効果予測因子となりうると報告されている．

> **Pitfall** 分子標的薬同士の併用は推奨されない
> Bmabと抗EGFR抗体の併用はむしろ予後を悪化させることが知られており，臨床での使用は推奨されない．FIRE-3試験の結果解釈で，半減期の長いBmabによる一次治療後にCmabを二次治療として使った場合，血中に残存したBmabがCmabの効果を減弱させるという仮説も提唱されている．

2）FOLFOXか，FOLFIRIか？

次に分子標的薬のパートナーとなる殺細胞性抗がん剤の選択に関して述べる．まずBmabのパートナーについては，WJOG 4407G試験[6]の結果から，FOLFOXに対しFOLFIRIのPFSにおける非劣性が証明され，RRやOSにも有意差は認めず，抗腫瘍効果において差はない．この試験では末梢神経障害に関連するQOL調査が実施されており，FOLFIRIのほうが長期に良好な結果を示していた．そのため**手足の痺れを避けたい症例や，L-OHPを含む術後補助化学療法後再発で痺れが残存しているような症例においてはFOLFIRIがよい適応となる**．一方，抗EGFR抗体のパートナーについては，WJOG4407Gのような直接比較はないものの，一次治療においてFOLFOX，FOLFIRIいずれとの併用でも生存期間を延長していることから，その抗腫瘍効果は同程度と考えられている．

3）経口フッ化ピリミジン系抗がん剤（カペシタビン，S-1）は？

経口フッ化ピリミジン系抗がん剤を含むレジメンは投与が簡便であることや，点滴の投与間隔が3週間ごとということもあり，患者と医療者どちらにもメリットがある治療法である．また5-FUと比較し血液毒性が軽微な代わりに，カペシタビンでは手足症候群が，S-1では消化器毒性が出やすいため副作用による使い分けもできる．L-OHPとの併用療法としては，カペシタビンがCapeOX（またはCapOX，XELOX），S-1がSOXというレジメンで知られており，塩酸イリノテカン（CPT-11）との併用療法としては，それぞれXELIRI，IRISなどとして知られている．

Bmabとの組み合わせではCapeOX＋BmabはNO 16966試験，SOX＋BmabはSOFT

試験の結果をもってFOLFOX＋Bmabとおおむね同等と考えられており，いずれも使用可能である．XELIRI＋Bmabは海外でFOLFORI＋Bmabに対するPFSでの非劣性は示されているものの，下痢等の毒性が強くOSも悪い傾向にあり，また3週ごとのCPT-11の用量（240 mg/m^2）も日本人にそのまま当てはめられない可能性があるため，本邦ではまだ標準的とは言えない．これについては現在日中韓共同でXELIRI＋Bmabの有効性・安全性が検証されている（AXEPT試験）．IRIS＋Bmabについても第Ⅱ相試験までの結果しかなく同様であるが，現在本邦で検証（TRICOLORE試験）が進行中であり，その結果が待たれる．

一方，**抗EGFR抗体と経口抗がん剤の組み合わせについては現時点で有効なエビデンスに乏しく推奨されない**．特にCapeOX＋Cmab療法はMRC COIN試験においてFOLFOX＋Cmab療法と比較し，手足症候群や末梢神経障害が増強する傾向にあり，PFSへの悪影響も示唆されていることから併用は控えるべきである．

4）FOLFOXIRI±Bmab療法

FOLFOXIRI療法はいわゆる細胞障害性抗がん剤の"全部のせ"レジメンである．分子標的薬登場以前に60％を超える高いRRと約2年という長いOSを示し，FOLFIRI療法と比べOSを有意に延長させた．そのためガイドラインにも一次治療としてあげられているが，有害事象も強く，根治を目指せない切除不能進行例においては積極的に用いられることはなかった．しかし近年それにBmabを上乗せしたレジメンが登場し話題を呼んでいる．本治療はTRIBE試験[7]においてFOLFIRI＋Bmab療法と比較しPFSやRRを有意に延長させ，OSも良好な傾向であった．これを受けて本邦では，現在安全性と有効性の検証（QUATTRO試験）が行われており，実臨床への導入が期待されている．

> **MEMO FOLFOXIRI＋Bmabと大腸がん薬物療法の治療戦略**
>
> 従来大腸がん薬物療法は，治療順序にかかわらず薬剤を使い切ることが予後改善につながると考えられてきたが，TRIBE試験から一次治療で腫瘍を十分に叩くことがさらなる延命に寄与する可能性が示唆された．本試験では最長12回のFOLFOXIRI＋Bmab治療の後，5-FU/LV＋Bmabを行うプロトコールとなっており，導入薬物療法→維持療法という新たな治療戦略も生まれつつある．

5）強力な治療が適応とならない患者に対する一次治療

70歳以上かつ，L-OHPやCPT-11の併用療法が適応とならないと主治医が判断した患者に対するCape＋Bmabの有効性を示したAVEX試験[8]によると，**Bmab併用はCape単独より有効であり，毒性も許容範囲であったと報告されている**．さらに75歳以上のサブグループにおいてもその有効性は変わらなかった．強力な治療が適応とならない患者，という定義は曖昧であるが，一般的には，①患者が重篤な有害事象を好まない場合，②患者の状態が悪く，薬物療法への忍容性が乏しいと考えられる場合，③腫瘍の進行が非常に緩徐であり，患者も強い治療を望まない場合，などがあげられる．

高齢者は比較的この条件に当てはまることが多いが，その反面高齢だからという理由で不必要に治療を弱くするのは適切ではない．筆者は，弱々しい患者に治療を行うかどうかについて「患者の状態がこの治療によって改善する見込みがあるかないか」を1つの基準としている．

全身状態が悪い場合でも，がんによる状態不良であれば腫瘍が縮小することで改善も期待できるため，罹患前の状態をよく問診して本人や家族とよく相談の上治療方針を決定するのが望ましい．そしてむしろ改善の見込みが乏しければ薬物療法にかかわらず，best supportive care を選択する決断力も必要である．

3 投与の実際

最後に実際の投与方法について簡単に述べる．治療プロトコールの一例と用量調整のしかたを表4, 5に示した．FOLFIRIのイリノテカンの用量は原法では180mg/m^{2}とされているが，本邦では有害事象の観点から150mg/m^{2}を用いている施設が多い．有害事象の対策については別項を参照のこと．

表4 抗EGFR抗体/抗VEGF抗体＋FOLFOX/FOLFIRI療法（治療プロトコールの例）

投与順	薬剤	用量	投与時間
1	D-クロルフェニラミンマレイン酸（ポララミン®） パロノセトロン（アロキシ®） デキサメタゾン（デカドロン®） 生理食塩水	5 mg 0.75 mg 9.9 mg （Cmabのみの場合6.6mg） 50 mL	30分
2	いずれか ・セツキシマブ（アービタックス®） ・パニツムマブ（ベクティビックス®） ・ベバシズマブ（アバスチン®） 生理食塩水	初回400 mg/m^2， 2回目〜250 mg/m^2 6 mg/kg 5 mg/kg 100 mL（初回500 mL，2回目〜250 mL）	初回120分， 2回目〜60分 60分 初回90分， 2回目〜30分
3	生理食塩水	50 mL	5分
4（5と同時に）	レボホリナートカルシウム（ロイコボリン®） 生理食塩水	200 mg/m^2 250mL	120分
5-1（FOLFIRIの場合）	塩酸イリノテカン（トポテシン®） 5%ブドウ糖液	150 mg/m^2 250 mL	90分
5-2（FOLFOXの場合）	オキサリプラチン（エルプラット®） 5%ブドウ糖液	85 mg/m^2 250 mL	120分
6	フルオロウラシル（5-FU®） 生理食塩水	400 mg/m^2 50 mL	5分
7	フルオロウラシル（5-FU®） 生理食塩水	2,400 mg/m^2 適宜調製（下記参照）	46時間
8	生理食塩水	50 mL	5分
9	（投与翌日から経口でデキサメタゾン8 mgを3日間内服）		

赤字はCmab投与時のみ適用する（Cmabのみの週の前処置はポララミン®のみも可）
Cmabは毎週投与．Bmab，Pmab，FOLFOX，FOLFIRIは2週間ごとに投与する
5-FU持続静注用の生食は携帯ポンプなどの容量に合わせて適宜調製する

表5 日常診療でよくある有害事象と減量方法の例

項目	Grade	減量法
好中球・血小板数減少	4	L-OHP（CPT-11），5-FUのすべてを1段階減量する．
発熱性好中球減少症，悪心・嘔吐，下痢，疲労	3	2段階以上の減量にも関わらず好中球減少のみが問題となる場合は，5-FUの急速静注を中止してもよい
口腔粘膜炎，手足症候群	3	5-FUを1段階減量する
アレルギー反応	2	L-OHPの投与を中止する
末梢神経障害	2	Grade2が持続するとき，L-OHPを1段階減量する
	3	L-OHPの投与を中止する
蛋白尿	2	Grade 1以下になるまでBmabの投与を休止する
皮膚障害（痤瘡様皮疹，爪囲炎）	3	初回：Cmab/Pmabはいったん休止し，Grade 1以下になったら再開 2回目以降：休止し再開時にCmab/Pmabを1段階減量

薬剤	初回投与量	−1レベル	−2レベル	薬剤	初回投与量	−1レベル	−2レベル
5-FU 急速静注	400 mg/m²	300 mg/m²	200 mg/m²	CPT-11	180 (150) mg/m²	150 (120) mg/m²	120 (100) mg/m²
5-FU 持続静注	2,400 mg/m²	2,000 mg/m²	1,600 mg/m²	L-OHP	85 mg/m²	65 mg/m²	50 mg/m²
カペシタビン	初回投与量から300 mg/日ずつ段階的に減量			Pmab	6 mg/kg	4.8 mg/kg	3.6 mg/kg
S-1	初回投与量から20 mg/日ずつ段階的に減量			Cmab	250 mg/m²	200 mg/m²	150 mg/m²

POINT

- All RAS野生型症例の一次治療には抗EGFR抗体，Bmabどちらも使用が可能である
- 抗EGFR抗体は，腫瘍縮小を期待する症例に対しよい適応である可能性がある
- 患者の希望や状態に応じて，エビデンスに則った薬剤選択を行う
- 最近，強力な導入薬物療法＋維持療法などの新しい治療戦略が試みられている

文献

1) 『大腸癌治療ガイドライン医師用2014年度版』（大腸癌研究会 編），金原出版，2014
2) Schwartzberg LS, et al：J Clin Oncol, 32：2240-2247, 2014
 → 一次治療におけるmFOLFOX6±Pmabの第Ⅱ相試験．PFSとOSが乖離しており議論を呼んだ．
3) Heinemann V, et al：Lancet Oncol, 15：1065-1075, 2014
 → 一次治療におけるFOLFIRI±Cmabの第Ⅲ相試験．こちらもPFSとOSに乖離があった．
4) Lenz H, et al：ESMO 2014 abstract #5010
 → 一次治療におけるBmab vs Cmabの第Ⅲ相試験におけるRAS解析結果．長期の試験とはいえ，解析率が59％と低いのも結果を素直に解釈できない理由の1つである．
5) Seymour MT, et al：Lancet Oncol, 14：749-759, 2013
 → 二次治療におけるFOLFIRI＋Pmabの第Ⅲ相試験の結果．RAS以外にもBRAF，PIK3CA変異がある患者は，むしろPmab併用によって予後が短縮する可能性が指摘されている．
6) Yamazaki K, et al：ASCO 2014 Abstract #3534
 → 日本発Bmabのパートナー検証第Ⅲ相試験である．
7) Loupakis F, et al：N Engl J Med, 371：1609-1618, 2014
 → Bmab＋FOLFOXIRI vs Bmab＋FOLFIRIの第Ⅲ相試験．適切な患者選択が今後の課題となる．
8) Cunningham D, et al：Lancet Oncol, 14：1077-1085, 2013
 → 今では当たり前となった高齢者に対する薬物療法だが，当時としては画期的な試験だった．

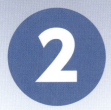

RAS変異型大腸がんのファーストラインの選択
FOLFIRI / FOLFOX4 / mFOLFOX6 / XELOX / FOLFOXIRI ± ベバシズマブ，5-FU + LV / カペシタビン±ベバシズマブ

柴田義宏，馬場英司

　RAS変異型大腸がんに対する薬物療法としては，フッ化ピリミジン系薬〔5-FU，カペシタビン，テガフール・ウラシル（UFT）〕，イリノテカン，オキサリプラチンの3剤がキードラッグであり，この3剤を十分に使い切ることが生存期間の延長に寄与すると考えられている[1]．また血管新生阻害薬ベバシズマブの併用で，全生存期間，無増悪生存期間の延長が期待できるため，可能な症例では併用が推奨される．一方，RAS変異型大腸がんには抗EGFR抗体薬は無効，あるいは有害であるため推奨されない．

1 ベースとなる薬物療法

1）FOLFIRI療法とFOLFOX療法

　FOLFIRI療法〔5-FU（急速静注および持続静注）＋ホリナート（LV）＋イリノテカン〕とFOLFOX療法〔5-FU＋LV＋オキサリプラチン〕は，両法をいずれの順に用いてもほぼ同様の生存期間が期待できる（GERCOR V308試験）[2]．主要評価項目の全生存期間中央値（MST）は21.5カ月と20.6カ月，無増悪生存期間（PFS）中央値は8.5カ月と8.0カ月であり有意差を認めなかった．奏効割合も56％と54％と差を認めなかった．
　5-FUの代わりに経口フッ化ピリミジン薬であるカペシタビンを用いたXELOX療法〔カペシタビン＋オキサリプラチン〕のFOLFOX療法に対する非劣性が示されており，ファーストラインの選択肢の1つである[3]．

2）FOLFOXIRI療法

　FOLFOXIRI療法〔5-FU（持続静注）＋LV＋イリノテカン＋オキサリプラチン〕は，FOLFIRI療法と比較する第Ⅲ相臨床試験[4]においてMST（22.6カ月 vs 16.7カ月），PFS（中央値9.8カ月 vs 6.9カ月），奏効割合（60％ vs 34％）で有意な改善を認め，日本の『大腸癌治療ガイドライン』にも標準治療として記載されている．末梢神経障害，好中球減少などの毒性はFOLFIRI療法よりも発現率が高いため，適応には慎重な検討が必要である．

2 有害事象の対策

1）カペシタビンの手足症候群

　手足症候群はカペシタビンなどの抗がん薬によって手足の皮膚の細胞が障害されることで起こる．手足のしびれ，痛みなどの感覚障害，皮膚の発赤，浮腫，色素沈着，角化，亀裂，および爪の変形や爪周囲の炎症をきたす．抗がん薬開始時から手足の保湿クリームの塗布や，柔らかい素材で足に合った靴を履くなどの指導が重要である．痛みのため日常生活に支障をきたす場合には休薬・減量が必要となる．

2）オキサリプラチンの神経障害

　オキサリプラチンの有害事象として蓄積性の神経障害には注意が必要である．オキサリプラチンを継続して投与する群と，規定コース数の後に神経障害軽減のためオキサリプラチンを休薬する群の間で，PFSやOSに有意差を認めなかった（OPTIMOX1試験）[6]．一方，神経障害の予防目的のカルシウム，マグネシウム投与の有効性は示されなかった（N08CB試験）[5]．またプレガバリンや漢方薬の牛車腎気丸などが症状軽減のため使用されるがエビデンスレベルは低い．以上より**オキサリプラチンの適切な減量・休薬が最も重要な重篤化の予防法と言える**．

3 ベバシズマブの併用療法

　オキサリプラチンをベースとしたファーストライン治療として，FOLFOX4療法（図1），もしくはXELOX療法（図2）にベバシズマブを上乗せして効果を比較する第Ⅲ相臨床試験が行われた（NO16966試験）[7]．主要評価項目のPFSが有意に延長したことにより（中央値8.0カ月 vs 9.4カ月），オキサリプラチンをベースとしたファーストラインにベバシズマブを併用することの有効性が示された．

　経口フッ化ピリミジン薬であるS-1を用いたSOX（S-1＋オキサリプラチン）＋ベバシズマブ療法（図3）は，本邦の第Ⅲ相臨床試験においてmodified FOLFOX6（mFOLFOX6）＋ベバシズマブ療法（図4）に対する非劣性が示された（SOFT試験）．またFOLFOX/XELOX＋ベバシズマブ療法に対するIRIS（イリノテカン＋S-1）＋ベバシズマブ療法のPFSにおける非劣性と優越性を検証する第Ⅲ相臨床試験が行われており（TRICOLORE試験），**今後S-1を用いた併用化学療法も一次治療の選択肢になる可能性がある**．

　第Ⅱ相臨床試験であるBICC-C試験[8]では，modified IFL〔5-FU（ボーラスのみ）＋LV＋イリノテカン〕＋ベバシズマブ療法とFOLFIRI＋ベバシズマブ療法（図5）の比較が行われた．PFSでは有意差は認めなかったが，OSではFOLFIRI療法との併用群が優れていた（中央値19.2カ月 vs 28.0カ月）．**FOLFIRI療法へのベバシズマブの上乗せ効果があることが示され，標準治療の1つとされている**．

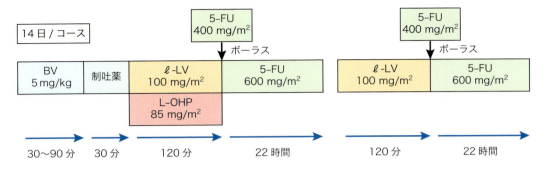

図1 BV-FOLFOX4

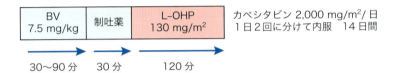

図2 BV-XELOX

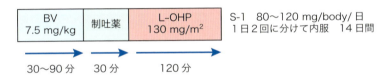

図3 BV-SOX

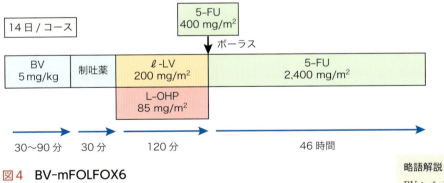

図4 BV-mFOLFOX6

略語解説
BV：ベバシズマブ
5-FU：フルオロウラシル
ℓ-LV：レボホリナートカルシウム
L-OHP：オキサリプラチン
CPT-11：イリノテカン塩酸塩

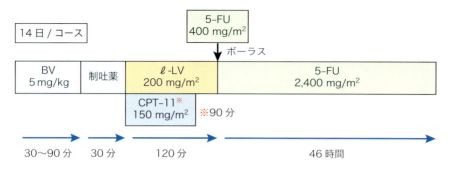

図5　BV-FOLFIRI

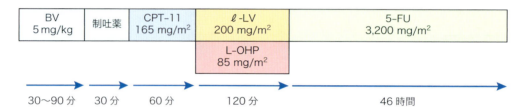

図6　BV-FOLFOXIRI

　FOLFOXIRI＋ベバシズマブ療法（図6）はFOLFIRI＋ベバシズマブ療法に比べてMST（29.8カ月 vs 25.8カ月），PFS（中央値12.3カ月 vs 9.7カ月）ともに有意に改善することが示された（TRIBE試験）．サブ解析では*RAS*，*BRAF*変異にかかわらず，OS，PFSにおいてFOLFOXIRI＋ベバシズマブ療法の優越性が示されている．しかし日本人への効果，安全性を検討する臨床試験（QUATTRO試験）が現在行われており，この結果を踏まえた日常臨床での実施が望まれる．

　*KRAS*遺伝子変異の有無にかかわらず，ベバシズマブはPFSにおいてIFL療法への上乗せ効果があることが示されている．野生型では7.4カ月が13.5カ月に，変異型では5.5カ月が9.3カ月に延長した．しかしOSにおいては野生型では有意な延長を認めるも（中央値27.7カ月 vs 17.6カ月），変異型では有意差を認めなかった（19.9カ月 vs 13.6カ月）．その後の研究でも，*RAS*遺伝子型によるベバシズマブの治療効果予測は明確には示されておらず，現時点では*RAS*遺伝子型にかかわらずベバシズマブの効果が期待できると考えられる．

4　ベバシズマブの有害事象と適応症例

　ベバシズマブは血管内皮増殖因子の作用を阻害する．有害事象としては，高血圧や，蛋白尿が認められる．頻度は低いが重篤な有害事象として，消化管穿孔，出血，動脈血栓塞栓症がある．

　1カ月以内の大手術，動脈血栓塞栓症の既往（おおむね6カ月以内）はベバシズマブの使用

を避けるべきであり，喀血（2.5 mL以上の鮮血の喀出）の既往のある患者への使用は禁忌となっている．脳転移を有する場合や，先天性出血素因，凝固系異常がある場合，抗凝固薬を投与している場合は出血の可能性があり慎重な投与が必要となる．

5 オキサリプラチン，イリノテカン不適の治療法

全身状態や臓器機能低下のためにオキサリプラチンやイリノテカンを含む強力な薬物療法が行えない場合にも5-FU＋LV療法にベバシズマブを併用することでPFSの延長が報告されている（AVF2192g試験）．70歳以上の患者に対して行われた第Ⅲ相臨床試験ではカペシタビンへのベバシズマブの上乗せにてPFSと奏効割合が有意に改善を認めた（AVEX試験）．UFT＋ℓ-LV療法（図7）は5-FU＋LV療法を対照とした第Ⅲ相臨床試験において，重篤な有害事象の発生率が低く，OSにおいて非劣性が示された（中央値12.4カ月 vs 13.4カ月）．

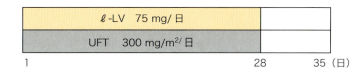

図7 UFT＋LV

> **MEMO ホリナートとレボホリナート**
> ホリナート（LV）は還元型葉酸の5,10-CH2-FH4に変換され，FdUMPとTSとの三元共有複合体形成を増加させて5-FUの抗腫瘍効果を増強する．国内ではLVの活性ℓ体であるレボホリナート（ℓ-LV）が用いられている．

> **Pitfall UGT1A1遺伝子多型とイリノテカン**
> UGT1A1遺伝子多型とイリノテカンの有害事象との関連が明らかになっている．UGT1A1*6もしくは*28のホモもしくはダブルヘテロを有する症例はGrade3以上の好中球減少の頻度が高いと報告されている．初回投与の減量に関するエビデンスは確立していないが，1コース以降の好中球回復が遷延する場合には，UGT1A1の測定を行い，適切な減量，休薬が必要である．

> **MEMO レジメンごとの投与量の違い**
> FOLFOXIRI療法においてオキサリプラチン投与量は本邦のFOLFOX療法と同量であるが，イリノテカンの投与量は165 mg/m²と本邦のFOLFIRI療法よりも多い．FOLFIRI療法は海外では180 mg/m²で用いられているが，日本の保険承認用量は150 mg/m²である．5-FUに関しては急速静注がないかわりに持続静注量が3,200 mg/m²と多くなっている．

POINT

- *RAS*変異型大腸がんに対する薬物療法として，フッ化ピリミジン系薬，イリノテカン，オキサリプラチンの3剤のキードラッグを十分に使い切ることが重要である
- ベバシズマブの併用で，OS，PFSの延長が期待できるため，可能な症例ではファーストラインから積極的に使用を考慮する
- 重篤な有害事象を避けるための患者選択が重要である

文 献

1) Grothey A, et al：J Clin Oncol, 23：9441-9442, 2005
   → 大腸がんの化学療法は5-FU，オキサリプラチン，イリノテカンの3剤を使い切ることが重要．
2) Tournigand C, et al：J Clin Oncol, 22：229-237, 2004
   → FOLFOXとFOLFIRIはどちらを先行しても同等の生存期間が示された．
3) Saltz LB, et al：J Clin Oncol, 26：2013-2019, 2008
   → XELOX療法はFOLFOX療法に対して非劣性を示した．
4) Falcone A, et al：J Clin Oncol, 25：1670-1676, 2007
   → FOLFOXIRI療法はFOLFIRI療法と比較して奏効割合，OS，PFSともに有意な改善を認めた．
5) Loprinzi CL, et al：J Clin Oncol, 32：997-1005, 2014
   → オキサリプラチンの末梢神経障害の予防として，カルシウム，マグネシウム製剤が試みられたが，有効性は認めなかった．
6) Tournigand C, et al：J Clin Oncol, 24：394-400, 2006
   → 神経障害軽減のためにオキサリプラチンを規定のコース数の後に休薬しても，継続群と比較してPFS中央値やMSTに有意差を認めなかった．
7) Saltz LB, et al：J Clin Oncol, 26：2013-2019, 2008
   → FOLFOX4療法，もしくはXELOX療法へベバシズマブを上乗せすることによりPFSが延長した．
8) Fuchs CS, et al：J Clin Oncol, 26：689-690, 2008
   → FOLFIRI療法にベバシズマブを上乗せすることでOSの延長を認めた．

第3章 大腸がん

3 ファーストラインにおける メンテナンス療法の実際

5-FU＋LV療法±ベバシズマブ，
カペシタビン±ベバシズマブ

仁科智裕

　切除不能進行・再発大腸がんの薬物療法は，多くの薬剤の有効性が証明され，予後が著明に改善してきている．一方でオキサリプラチンによる末梢神経症障害等の蓄積毒性によるQOLの低下が問題となっている．その対策として導入時に用いた薬剤の一部の薬剤を休止し毒性を軽減させながら有効性を維持することを目的としたメンテナンス療法が開発されている．
　本項ではメンテナンス療法のエビデンスをもとに，メリット，デメリットを明確にし，日常臨床へどのように導入するかについて述べる．

1 切除不能・再発大腸がんにおけるメンテナンス療法とは？

　切除不能・再発大腸がんにおける薬物療法においては，臨床試験の結果をもとに種々のガイドラインに記載されているようにさまざまな治療のオプション選択が可能となっている．
　強力な治療が可能な進行・再発大腸がん患者に対してのファーストラインにおいては，フッ化ピリミジンをベースとしオキサリプラチンまたはイリノテカンの2剤併用の殺細胞性薬剤と，分子標的薬1剤の併用療法を用いるaggressiveな治療戦略であるcombination approachが主流となっている．特に切除を考慮した症例では，腫瘍縮小が期待できる薬剤を早期より併用することで切除を組み込んだ治療戦略としている．
　その一方で，オキサリプラチンの蓄積性の末梢神経障害等，患者のQOLを損なう可能性のある有害事象も1つの問題となっている．その対策としてメンテナンス療法（維持療法）が開発されてきた．**導入療法として多剤併用療法を一定のコース行った後に，1つ以上の薬剤を休止することで毒性を軽減させつつ有効性を保ちながら治療継続を行っていく治療戦略である．**
　メンテナンス療法の方法として，オキサリプラチンベースの薬物療法時に，①フッ化ピリミジン±分子標的薬，②分子標的治療薬単独，③薬物療法を休止する等が検証されている．メンテナンス療法はいくつかの試験で検証され有効性が報告されてきている．

2 メンテナンス療法のエビデンス

　以下に切除不能・再発大腸がんのファーストラインにおけるメンテナンス療法についての主な試験結果を述べる．

1) フッ化ピリミジン単独 (表1)

◇ OPTIMOX1試験[1]

FOLFOX4療法（5-FU＋LV＋オキサリプラチン）を腫瘍増悪（PD）まで継続する治療をコントロールとして，FOLFOX7を6サイクル行った後に12サイクル5-FU＋LV療法をメンテナンス療法として行い，その後オキサリプラチンを再導入する治療群を比較する試験．主要評価項目である duration of disease control（DDC）や全生存期間（overall survival：OS）も同等の結果であった．Grade3/4末梢神経障害がFOLFOX7群において7コース目以降減少していた（17.9％ vs 13.3％，$p=0.12$）．この治療戦略は"Stop and Go Strategy"と呼ばれ，オキサリプラチンベースレジメンにおける基本のメンテナンス療法となっている．

2) ベバシズマブ＋フッ化ピリミジン (表2)

a. CONcePT試験[2]，STOP and GO試験[3]

オキサリプラチン＋フッ化ピリミジン＋ベバシズマブをPDまで継続的に行う群をコントロールとして，オキサリプラチンを一定コースで休薬してフッ化ピリミジン＋ベバシズマブをメンテナンス療法として行う群を比較した試験であるが，いずれもオキサリプラチンの休薬が許容される可能性が確認されている．

表1 フッ化ピリミジンによるメンテナンス療法を評価した臨床試験の結果

試験	症例数	コントロール	メンテナンス	主要評価項目	MST（月）
OPTIMOX1[1]	620	FOLFOX4継続	FOLFOX7×6→5-FU＋LVで維持	DDC：9 vs 10.6カ月 HR＝0.99, $p=0.89$	19.3 vs 21.2
OPTIMOX2[8]	202	FOLFOX7×6→休薬	FOLFOX7×6→5-FU＋LVで維持	DDC：9.2 vs 13.1カ月 HR＝0.71, $p=0.046$	19.5 vs 23.8

DDC：duration of disease control，MST：median survival time（生存期間中央値）

表2 フッ化ピリミジン＋ベバシズマブによるメンテナンス療法を評価した臨床試験の結果

試験	症例数	コントロール	メンテナンス	主要評価項目	MST（月）
CONcePT[2]	139	FOLFOX7＋Bmab継続	FOLFOX7＋Bmab×8→5-FU＋LVで維持	TTF：4.2 vs 5.7カ月 HR＝0.58, $p=0.0026$	NR
STOP and GO[3]	123	XELOX＋Bmab継続	XELOX＋Bmab×6→Cape＋Bmab	PFS：11.0 vs 8.3カ月 HR＝0.6, $p=0.002$	20.2 vs 23.8
CAIRO3[4]	558	XELOX＋Bmab継続	XELOX＋Bmab×6→Cape＋Bmab	PFS2：8.5 vs 11.7カ月 HR＝0.67, $p<0.0001$	22.4 vs 25.9
AIO KRK 0207[5]	472	A群：FOLFOX＋Bmab→5-FU＋LV＋Bmab	B群：FOLFOX＋Bmab→Bmab C群：FOLFOX＋Bmab→休薬	TFS：HR＝1.26, $p=0.056$ （A群 vs C群）	20.2 vs 23.1 （A群 vs C群）

Bmab：ベバシズマブ，Cape：カペシタビン，5-FU：5-fluorouracil，LV：ロイコボリン，XELOX：カペシタビン＋オキサリプラチン，PFS：progression free survival（無増悪生存期間），TTF：time to treatment failure（治療成功期間），TFS：time to failure of strategy，MST：median survival time（生存期間中央値）

b. CAIRO3試験[4]，AIR KRK 0207試験[5]

図1に試験治療のシェーマを示す．一定コースのオキサリプラチン＋フッ化ピリミジン＋ベバシズマブの後に薬物療法を休止する群をコントロールとして，CAIRO3試験ではフッ化ピリミジン＋ベバシズマブ群，AIO KRK 0207試験ではフッ化ピリミジン＋ベバシズマブ群，ベバシズマブ単独群を比較検証した試験である（MEMO参照）．OSはいずれも変わらない結果であったが，主要評価項目の結果から**フッ化ピリミジン＋ベバシズマブがメンテナンス療法として勧められるレジメン**であると結論されている（MEMO参照）．

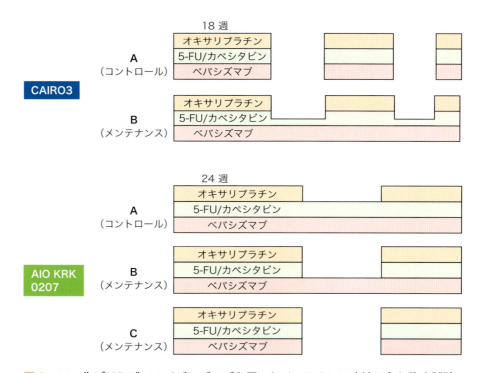

図1 フッ化ピリミジン＋ベバシズマブを用いたメンテナンス療法の主な臨床試験

> **MEMO CAIRO3試験**
>
> **対象**：切除不能進行・再発大腸がん患者で初回導入療法としてカペシタビン＋オキサリプラチン（XELOX）＋ベバシズマブ（Bmab）療法（カペシタビン1,000mg 1日2回，オキサリプラチン130mg/m^2，Bmab 7.5mg/kg）6サイクル後にCR，PRもしくはSDと評価され，その後XELOX＋Bmab療法の再開が可能と考えられる，PS 0～1の症例（558例）．
>
> **方法**：第Ⅲ相試験．経過観察群（A群）とメンテナンス療法群（B群：カペシタビン625mg 1日2回連日内服＋Bmab 7.5mg/kg iv q3w）に無作為割付．主要評価項目はPFS2．初回増悪時にはXELOX＋Bmab療法を再開し（無作為化から初回増悪までの期間：PFS1），さらに増悪するまで続行（無作為化からの2回目の増悪までの期間：PFS2）．
>
> **結果**：主要評価項目であるPFS2はB群で有意に良好であり（HR＝0.67, 95% CI：0.56～0.81, $p<0.0001$），中央値はA群8.5カ月，B群11.7カ月であった．両群間で無作為化からのOSに有意な差は認められず（HR＝0.89, 95% CI：

0.73～1.07, $p=0.22$), 中央値はA群22.4カ月, B群25.9カ月であった. Grade 3以上の血液毒性は両群間でほぼ同等であり, 非血液毒性では高血圧（18% vs 24%), 手足症候群（0% vs 23 %), 神経毒性（5% vs 10%）がB群で高い傾向がみられた.

3) ベバシズマブ単独（表3）

a. SAKK 41/06試験[6]

ファーストラインとして, combination療法＋ベバシズマブを4～6カ月行った後に薬物療法休止する群とベバシズマブ単独群を比較する試験であるが, 主要評価項目であるPFSにおいて薬物療法休止群の非劣性は証明されなかった.

b. MACRO試験[7]

カペシタビン＋オキサリプラチン＋ベバシズマブ6コース後に, 同レジメン継続群とメンテナンス療法としてベバシズマブ単独群の比較が行われた. 主要評価項目のPFSでベバシズマブ単独療法の非劣性は証明されなかった.

c. AIR KRK 0207試験[5]

試験概要と結果はMEMO参照. 主要評価項目であるTFSにおいてフッ化ピリミジン＋ベバシズマブに対してのベバシズマブ薬物療法休止の非劣性が証明された.

> **MEMO** AIO KRK 0207試験
>
> **対象**：病理学的に切除不能進行・再発大腸がんと診断され, 治癒切除のオプションがなく, フッ化ピリミジン（FU）＋オキサリプラチン＋ベバシズマブ（Bmab）の導入療法を24週実施後SD以上である"標準的な"適格規準をみたす患者（837例）
>
> **方法**：A群（対照群）：FU＋Bmab, B群：Bmab単独, C群：薬物療法休止（図1）. 導入療法におけるフッ化ピリミジンは, 主治医判断により標準的な治療法（例：5-FU＋LV, カペシタビンなど）が選択された. 割り付けはそれぞれ1：1：1比で無作為化した第Ⅲ相試験. 主要評価項目はtime to failure of strategy (TFS). TFSは「無作為化された時点から維持療法および再導入後2度目のPDまでの期間」と定義. PD後のオキサリプラチンの再導入はプロトコールで規定.

表3 ベバシズマブ単独によるメンテナンス療法を評価した臨床試験の結果

試験	症例数	コントロール	メインテナンス	主要評価項目	MST（月）
SAKK 41/06[6]	262	初回化学療法×4～6カ月→休薬	初回化学療法×4～6カ月→Bmabで維持	TTP：4.1 vs 2.9カ月 HR=0.74, $p=0.44$	23.8 vs 25.4
MACRO[7]	480	XELOX＋Bmab継続	XELOX＋Bmab×6→Bmabで維持	PFS：10.4 vs 9.7カ月 HR=1.10, $p=0.38$	23.2 vs 20.0
AIO KRK 0207[5]	472	A群：FOLFOX＋Bmab→5-FU＋LV＋Bmab	B群：FOLFOX＋Bmab→Bmab C群：FOLFOX＋Bmab→休薬	TFS：HR=1.08 $p=0.53$ （A群 vs B群）	20.2 vs 21.9 （A群 vs B群）

Bmab：ベバシズマブ, Cape：カペシタビン, 5-FU：5-fluorouracil, LV：ロイコボリン, XELOX：カペシタビン＋オキサリプラチン, TTP：time to progression, PFS：progression free survival, TFS：time to failure of strategy

結果：主要評価項目であるTFSの中央値は，FU＋Bmab群6.9カ月，Bmab単独群6.4カ月，化学療法休止群6.1カ月．FU＋Bmab群に対するBmab単独群はHR＝1.08（95% CI：0.85〜1.31）であり，非劣性が証明された．また，FU＋Bmab群に対する薬物療法休止群はHR＝1.26（95% CI：0.99〜1.60）とFU＋Bmab群で良好な傾向にあり，非劣性は証明されなかった．Grade 3の末梢神経障害の発現割合は，FU＋Bmab群；13％，Bmab単独群；14％，薬物療法休止群；8％．オキサリプラチンの再導入率は，FU＋Bmab群；19％，Bmab単独群；43％，薬物療法休止群；46％．

4）薬物療法休止

OPTIMOX2試験[8]，SAKK41/06試験，AIO KRK 0207試験において，薬物療法を休止することのメンテナンス療法としての意義が検証された．いずれの試験においても主要評価項目の有効性に関しては，コントロールとなる群に比べて薬物療法休止群は劣る結果となっている．しかしOSに関して有意な差は認めていない．

5）EGFR阻害薬を用いたメンテナンス療法

NORDIC Ⅶ試験，COIN-B試験は抗EGFR抗体のセツキシマブを含むレジメンにおけるメンテナンス療法の意義を検証した試験であるが，試験デザインや対象などからセツキシマブをメンテナンス療法として臨床導入できるだけの知見は得られていない．

GERCOR DREAM試験ではEGFR阻害薬であるエルロチニブのメンテナンス療法としての意義が検証されている．GERCOR試験ではメンテナンス療法としてのベバシズマブ単独療法にエルロチニブを上乗せすることで主要評価項目であるPFSの有意な延長が得られている．しかし現在のところ，**切除不能大腸がんにエルロチニブは承認されておらず，実臨床には導入できない．**

3 メンテナンス療法の臨床導入

1）ファーストラインにおけるメンテナンス療法で用いられるレジメン

- 切除不能・再発大腸がんにおける一次化学療法の導入療法としてオキサリプラチンベースのcombination療法＋分子標的薬（特にベバシズマブ）の後にメンテナンス療法としてフッ化ピリミジン＋ベバシズマブ療法を行っていく治療戦略は，combination療法＋分子標的薬を継続する治療戦略と比べても，生存期間を損なうことなく，毒性も軽減できる可能性があり推奨される方法である
- ファーストラインにおけるメンテナンス療法としては，**5-FU＋LV±ベバシズマブ，カペシタビン±ベバシズマブ**があげられる．各レジメンの投与法を図2，3に示す
- ベバシズマブ単独によるメインテナンス療法は一定の効果が期待はできると考えられるが，一般臨床においてルーチンで使用を推奨できるだけ十分な有効性が示されていない
- 薬物療法休止には推奨されるメンテナンス療法であるフッ化ピリミジン＋ベバシズマブに比べて有効性の面では劣っており，ルーチンで推奨される治療戦略ではない

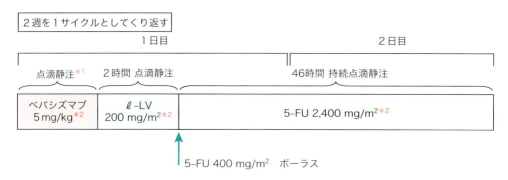

図2　5-FU＋LV＋ベバシズマブ療法の投与方法

＊1：導入療法時に用いていた投与速度
＊2：薬剤の用量は導入療法時のものを用いる

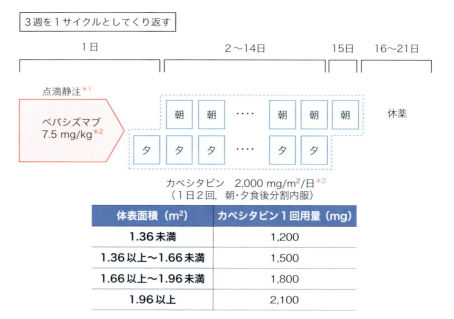

体表面積（m²）	カペシタビン1回用量（mg）
1.36未満	1,200
1.36以上～1.66未満	1,500
1.66以上～1.96未満	1,800
1.96以上	2,100

図3　カペシタビン＋ベバシズマブ療法の投与方法

＊1：導入療法時に用いていた投与速度
＊2：薬剤の用量は導入療法時のものを用いる

- EGFR阻害薬のメンテナンス療法としての位置づけはまだはっきりしていない
- イリノテカンベースのcombination療法±ベバシズマブにおけるメンテナンス療法については検証された試験がほとんどなく，蓄積毒性も少ないことから，すべての薬剤を使用し適宜減量しながら用いているのが現状である

2）実践にあたっての注意点

- メンテナンス療法前の導入療法の期間については臨床試験の結果から考えると3～6カ月が妥当と考えられる
- フッ化ピリミジン＋オキサリプラチン＋ベバシズマブを導入療法として開始し，メンテナンス療法に移行した後に，オキサリプラチンを再導入する治療戦略は，前述のほとんどの臨床試験

においてプロトコールで規定されている方法であり推奨される．**再導入時期はRECISTでのPDからbaseline PDが認められたときに行うのが一般的である**

4 今後の課題

　現在のところ，どのような患者においてメンテナンス療法を用いた治療戦略がより勧められるかを予測する指標は示されていない．今後，特定の薬剤や治療の効果の予測因子としての分子バイオマーカーや患者状態等の個別化の指標を前向きに検討し，QOL向上を重視した治療戦略を検討していく必要があると思われる．

POINT

- 切除不能・再発大腸がんに対するファーストラインにおいて，3～6カ月の導入療法後のメンテナンス療法は推奨される治療戦略の1つである
- メンテナンス療法は最も治療期間が長くなるファーストラインで毒性軽減され，QOLの高い治療の提供が可能である
- オキサリプラチンベース薬物療法±ベバシズマブが導入療法の場合は，フッ化ピリミジン（5-FU＋LVやカペシタビン）±ベバシズマブがメンテナンス療法として推奨される
- ベバシズマブ単独や薬物療法休止によるメンテナンス療法は，一般臨床におけるルーチンでの使用は推奨できない

■ 文　献

1) Tournigand C, et al：J Clin Oncol, 24：394-400, 2006
　➡ フッ化ピリミジンによるメンテナンスの有用性を検証した第Ⅲ相試験であるOPTIMOX1試験の論文．
2) Hochester HS, et al：Ann Oncol, 25：1172-1178, 2014
3) Yalcin S, et al：Oncology, 85：328-335, 2013
4) Simkens LH, et al：Lancet, 385：1843-1852, 2015
5) Hegewisch-Becker S, et al：Lancet Oncol, 16：1355-1369, 2015
　➡ 上記2つは薬物療法におけるフッ化ピリミジン＋ベバシズマブによるメンテナンスの有用性を検証した大規模な第Ⅲ相試験であるCAIRO3試験とAIO KRK 0207試験の論文．
6) Koeberle D, et al：Ann Oncol, 26：709-714, 2015
7) Diaz-Rubio E, et al：The Oncologist, 17：15-25, 2012
　➡ 上記2つは化学療法におけるベバシズマブによるメンテナンスの有用性を検証した大規模な第Ⅲ相試験であるSAKK41/06試験とMACRO試験の論文．
8) Chibaudel B, et al：J Clin Oncol, 27：5727-5733, 2009
　➡ 薬物療法休止によるメンテナンスの有用性を検証した第Ⅲ相試験であるOPTIMOX2試験の論文．
◇『大腸癌治療ガイドライン　医師用　2014年版』（大腸癌研究会 編），金原出版，2014
　➡ 国内大腸癌治療におけるガイドラインで．最低一度は目を通しておくべき文献．

第3章 大腸がん

4 All *RAS* 野生型大腸がんの セカンドラインの選択

野口正朗，吉野孝之

　大腸がんにおける治療の進歩は目覚ましく，多数の薬剤が使用可能となった．その一方で，異なる薬剤を組み合わせた多数のレジメンが，ファーストライン，セカンドラインにおいて選択可能となり，どのレジメンを選択するかの判断に迷うことも増えた．抗がん剤をうまく続けていくためには，その患者にとっての最適なレジメンを選択することが必要不可欠である．本項では，セカンドラインにおけるレジメン選択の際に留意すべき点について，臨床試験の結果を交えながら解説する．

1 セカンドラインにおけるレジメン選択

セカンドラインの治療を選択する際には，以下の点を考慮しながらレジメンを決定する．
1) ファーストラインの治療レジメンとその治療効果・副作用
2) 併用する薬剤同士の相性
3) 強力な治療が適応となるかどうか
4) そのレジメンに対する忍容性があるか

1) ファーストラインの治療レジメンとその治療効果・副作用

　セカンドラインで使用可能なレジメンを検討するにあたり，殺細胞薬と分子標的薬を分けて考える必要がある．基本的には，ファーストライン治療で使用していない薬剤を中心に，セカンドラインとして殺細胞薬と分子標的薬を組み合わせた治療レジメンを決定する．

a. 殺細胞薬
①オキサリプラチンベースのレジメン → イリノテカンベースのレジメン
②イリノテカンベースのレジメン → オキサリプラチンベースのレジメン

b. 分子標的薬
①ファーストライン治療でベバシズマブを使用した場合
　ファーストラインとしてベバシズマブを使用し増悪した後に，セカンドラインとしてもベバシズマブを継続使用した群（bevacizumab beyond progression：BBP）において，ベバシズマブ非併用群と比較し，全生存期間（overall survival：OS）が良好であることがML18147試験で示された（p147参照）[1]．
　また，抗EGFR（epidermal growth factor receptor）抗体未使用例におけるセカンドラインでの抗EGFR抗体の有効性も示されている（⇒後述のセカンドラインにおける代表的な臨床

試験[2) 3) 4)] p139参照).

⇒以上より**一次治療でベバシズマブを使用し増悪した後には，セカンドラインとしてベバシズマブの継続使用（BBP），または抗EGFR抗体を使用することができる．**

❖ **BBPと抗EGFR抗体のどちらを使用すべきか**

ファーストラインとして，ベバシズマブとオキサリプラチンベースのレジメンにより治療を施行した*KRAS*野生型切除不能進行・再発大腸がんを対象とし，パニツムマブ＋FOLFIRI（5-FU＋ロイコボリン＋イリノテカン）とベバシズマブ＋FOLFIRIを比較した第Ⅱ相試験（SPIRITT試験）において，主要評価項目である無増悪生存期間（progression-free survival：PFS）はパニツムマブ群が7.7カ月に対しベバシズマブ群が9.2カ月（HR＝1.01；95％CI，0.68～1.50）と同等の成績であり，OSにおいても同等であった．奏効割合に関してはパニツムマブ群が32％に対しベバシズマブが19％と，パニツムマブ群で良好な結果であった．Grade3/4の有害事象の発現頻度はパニツムマブ群が78％に対しベバシズマブが66％とパニツムマブ群で多い傾向が認められた（図1）[2)]．

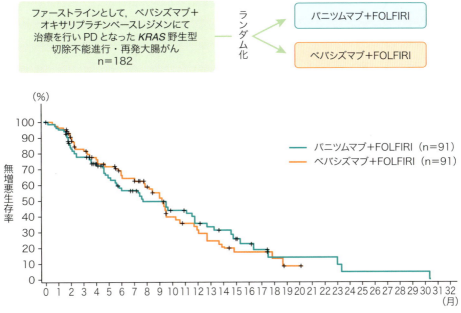

図1 SPIRITT試験
（文献2より引用）

この試験は第Ⅱ相試験であることもあり，どちらを先に用いるべきか検証的な結論は導き出せない．ただし，**ファーストライン治療と同様，セカンドライン治療においても，抗EGFR抗体のほうがベバシズマブと比較して奏効割合が高い可能性が示されており，腫瘍縮小を期待したい症例や，進行が速い症例に適していると考えられる**．

　セカンドラインにおけるセツキシマブとベバシズマブを比較するACCORD22/PRODIGE18試験や，SPRITT試験と同様のデザインで行われているWJOG6210G試験の結果が待たれる．

②ファーストラインの治療で抗EGFR抗体を使用した場合

　ベバシズマブ未使用例におけるセカンドラインでのベバシズマブの有効性も臨床試験において示されている（⇒後述のセカンドラインにおける代表的な臨床試験5），p140参照）．

　現在，抗EGFR抗体を使用し，増悪後に別の化学療法を併用して，抗EGFR抗体を続けることの有効性については明らかではない．

⇒以上より一次治療で抗EGFR抗体を使用し増悪した後に，セカンドラインとして用いることのできる分子標的薬はベバシズマブに限られる．

> **MEMO** 抗EGFR beyond progressionに関して
> 　*KRAS* exon 2野生型の進行大腸がんに対し，一次治療としてFOLFIRI＋セツキシマブを投与し，SD以上の効果が得られた患者を絞り込み，FOLFOX±セツキシマブを比較することによりセツキシマブのbeyondを検討したCAPRI-GOIM試験のサブ解析において，*KRAS*，*NRAS*，*BRAF*，*PIK3CA*すべてが野生型の患者のみを対象とすると，二次治療においてもセツキシマブの上乗せ効果がある可能性が示された．今後対象を絞って，抗EGFR抗体 beyond progressionの有効性が示される可能性がある．

2）併用する薬剤の相性

　抗EGFR抗体は，*KRAS*野生型において，さまざまな臨床試験の結果から上乗せ効果が示されてきた．しかし，併用する薬剤の種類によっては，上乗せ効果が示されなかったものも存在する．

　ファーストラインにおけるFOLFOX（5-FU＋ロイコボリン＋オキサリプラチン）またはXELOX（カペシタビン＋オキサリプラチン）に対するセツキシマブの上乗せ効果を比較したMRC-COIN試験では，*KRAS*野生型のなかで，セツキシマブ併用群において，OS，PFSともに上乗せ効果は認められなかった．その後に行われたサブセット解析ではFOLFOXを使用した症例に限ると，セツキシマブの上乗せ効果が有意差を持って示されたことから，本試験のnegativeな結果はXELOX＋セツキシマブ群において，下痢の発現等によりdose intensityが低下したことが原因の1つと推測されている．したがって**XELOXと抗EGFR抗体の併用は推奨されていない**．

　以上まとめると，セカンドラインでの治療選択肢は図2の通りとなる．

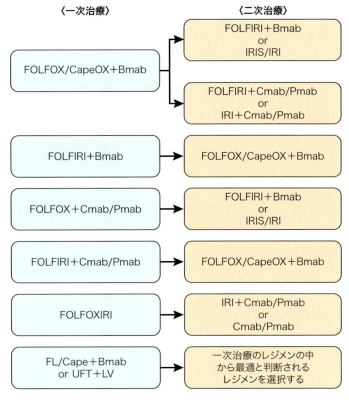

図2 大腸癌治療ガイドライン2014年版
(文献3より引用)
CapeOX＝XELOX, IRI＝CPT-11, FL：infusional 5-FU＋LV

3) 強力な治療が適応となるかどうか

　強力な治療が適応となるか否かに関しては，患者因子と腫瘍の状態の両面から考慮する必要がある．

a. 患者因子

- 年齢
- performance status（PS）
- 臓器機能
- 併存疾患
- 有害事象への患者の考え方

　併用する薬剤が増えるほど，基本的に出現する有害事象の頻度や強度が増加する．セカンドラインにおけるレジメンは，2種類または3種類の抗がん剤の組み合わせで行われることが多く，こういった強力な治療レジメンの適応があるかどうかを，年齢やPS，臓器機能，併存疾患の有無などから評価することが必要である．また，セカンドライン開始時に，ファーストライン治療の副作用が遷延している場合や，病状の進行等によりファーストライン治療開始時の患者因子と違う状態である場合は，上記の患者因子を再評価する．

　また，患者本人の治療に対する姿勢を考慮する必要がある．なかには治療効果よりも，副作用

を重要視する患者もいる．その場合には，副作用が比較的少ないレジメンを提示する必要がある．

b. 腫瘍の状態

- 将来的に切除可能となる見込みがあるかどうか
- 腫瘍随伴症状の有無
- 腫瘍進行が緩徐であるかどうか

治療開始時には切除不能と判断された症例であっても，転移巣が限局している場合（主に肝臓），化学療法が奏効し切除可能となる場合がある（conversion therapy）．この際には化学療法の奏効割合と肝転移切除率の間に相関関係があることが報告されている．

また，腫瘍の圧迫によって疼痛がある場合など，腫瘍随伴症状を有する場合，治療により腫瘍縮小が得られれば，症状緩和が期待できる．また，進行が速い症例においても，今後腫瘍随伴症状が出現してくることが予想されるため，腫瘍縮小効果の高い治療，すなわち奏効割合が高い治療が望まれる．

前述したSPIRITT試験を含め，これまでの臨床試験において，抗EGFR抗体のほうがベバシズマブと比較して奏効割合の上乗せ効果が若干高い傾向にあり，**潜在的に切除可能な症例，腫瘍関連症状を有する症例，進行が早い症例には，抗EGFR抗体の併用が考慮される**．

また，特に病状進行が急激である場合，セカンドライン治療がPDとなった後に，サードライン治療を施行できなくなる可能性も想定しなければならない．**大腸がん治療において重要なことは，使用可能な薬剤をすべて使うことであり，抗EGFR抗体を使用できなくなることを避けるため，セカンドライン開始時にサードライン以降の治療を考慮したライン立てが重要**である．

4）そのレジメンに忍容性があるかどうか

セカンドライン開始時に存在している症状と，セカンドラインで選択したレジメンにおける有害事象が重ならないことが望ましい．

ファーストライン治療において，例えば重篤な手足症候群（hand-foot syndrome：HFS）が発現し十分に回復していない段階での抗EGFR抗体は避けるべきである．また，イリノテカン，抗EGFR抗体ともに下痢の副作用が生じる可能性があるため，UGT1A1の遺伝子多型（ホモまたはダブルヘテロ）を有し，イリノテカンによる重篤な副作用が発症する可能性が高いと予想される症例などでは，セカンドラインでは優先的にベバシズマブを使用することを考慮する．この場合のサードライン治療は，イリノテカンと抗EGFR抗体の同時併用療法が第一選択肢であるが，抗EGFR抗体単剤で開始し忍容性を確認後にイリノテカンを加える方法もある．さらに，セカンドライン治療として臨床的に問題のある好中球減少症（重篤例，回復まで期間を要する症例など）が認められ，FOLFIRI＋抗EGFR抗体では忍容性が保てない（と予想される）場合には，イリノテカンと抗EGFR抗体の使用を優先し，レジメンをイリノテカン＋抗EGFR抗体とする（つまり5-FUを併用しない）ことも選択肢となる（あくまでも忍容性がない場合であり，不必要な薬剤の中止，減量は避ける）．

レジメン選択におけるコツ

①腫瘍縮小を期待したい状況なのか，②縮小より進行を抑えたいのか，③有害事象軽減を優先させたいのか，④サードライン以降で未使用の薬剤をちゃんと使用できるか（薬剤を使い切れるか），などを総合的に考えレジメンを選択する．

2 セカンドラインにおける代表的な臨床試験（表1）

1）ML18147試験

前述の通り，本試験においてセカンドラインにおけるベバシズマブの継続使用（bevacizumab beyond progression）の有用性が示された[1]．

2）20050181試験

フッ化ピリミジン系抗がん剤によるファーストライン治療を行った転移性大腸がんに対し，FOLFIRI±パニツムマブを比較することにより，パニツムマブの上乗せ効果を検証した第III相ランダム化比較試験である．RAS野生型において，PFS，奏効割合がパニツムマブ群で有意差をもって優れていた[4]．

3）EPIC試験

フッ化ピリミジン系抗がん剤＋オキサリプラチンによるファーストライン治療が無効であったEGFR陽性の転移性大腸がんに対し，イリノテカン±セツキシマブを比較し，セツキシマブの上乗せ効果を検証した，第III相オープンラベル無作為化試験である．主要評価項目のOSでは有意差を認めず，PFSと奏効割合でセツキシマブの上乗せ効果が認められた．OSで差がつかなかった理由として，イリノテカン単独群の46.9％が後治療において，セツキシマブの投与を受けており，クロスオーバーとなった可能性が考えられている[5]．

表1　セカンドラインにおける代表的な臨床試験

臨床試験	レジメン	Phase	症例数	RR（％）	PFS中央値（月）	MST（月）
20050181[4]（セカンドライン）	FOLFIRI vs FOLFIRI + Pmab（RAS 野生型）	III	211 204	10 41	4.4 6.4	13.9 16.2
					$p = 0.006$ HR = 0.695	$p = 0.08$ HR = 0.803
	FOLFIRI vs FOLFIRI + Pmab（RAS 変異型）		294 299	13 15	4.0 4.8	11.1 11.8
					$p = 0.14$ HR = 0.861	$p = 0.34$ HR 0.914
EPIC[5]（セカンドライン）	CPT-11 vs CPT-11 + Cmab	III	650 648	4.2 16.4	2.6 4.0	10.0 10.7
				$p < 0.0001$	$p < 0.0001$ HR = 0.692	$p = 0.71$ HR = 0.975
PICCOLO[6]（セカンドライン）	CPT-11 vs CPT-11 + Pmab（KRAS 野生型）	III	230 230	12 34	4.7 5.5	10.9 10.4
				$p < 0.0001$	$p = 0.015$ HR = 0.78	$p = 0.91$ HR = 1.01
E3200[7]（セカンドライン）	FOLFOX4 vs FOLFOX4 + Bmab	III	291 286	8.6 22.7	4.7 7.3	10.8 12.9
				$p < 0.0001$	$p < 0.0001$ HR = 0.61	$p = 0.0011$ HR = 0.75

（文献4〜7より引用）　MST：生存期間中央値

4）PICCOLO試験

フッ化ピリミジン系抗がん剤による治療歴があり，イリノテカン使用歴のない転移性大腸がんを対象とし，イリノテカン単剤，イリノテカン＋パニツムマブ，イリノテカン＋シクロスポリンの3群を比較する第Ⅲ相試験であったが，2008年6月にプロトコール改訂が行われ，*KRAS*野生型におけるイリノテカン±パニツムマブを比較する設定に変更となった．主要評価項目であるOSは有意差を認めない結果となったが，副次評価項目のPFSと奏効割合はパニツムマブ併用群で有意に良好な結果となった[6]．

5）E3200試験

フッ化ピリミジン系抗がん剤＋イリノテカンによる治療歴があり，オキサリプラチンとベバシズマブによる治療歴のない転移性大腸がんを対象とし，FOLFOX4，FOLFOX4＋ベバシズマブ，ベバシズマブ単独の3群を比較する第Ⅲ相オープンラベル試験である．OS，PFS，奏効割合のすべてにおいてFOLFOX4＋ベバシズマブが有意に優れている結果であった[7]（p145参照）．

3 抗EGFR抗体

セツキシマブ，パニツムマブといった抗EGFR抗体は上皮成長因子受容体EGFRに対するモノクローナル抗体であり，増殖シグナルの伝達を阻害することにより抗腫瘍効果を発揮する．

EGFRのシグナル伝達経路の下流に存在するKRAS蛋白の遺伝子に変異が存在すると，異常蛋白により恒常的に下流への増殖シグナルが伝達されることにより，抗EGFR抗体の効果が期待できないことが基礎的に想定されていた．後にこれを裏付けるように*KRAS* exon 2に変異を認める大腸がんでは，抗EGFR抗体の効果が乏しいことが，数々の臨床試験の追加解析によって示され，2010年以降，わが国においても，*KRAS* exon 2の測定は，保険診療として一般的に行われてきた．

2013年の4月以降，*KRAS* exon 2以外の*KRAS* exon 3，exon 4ならびに*NRAS* exon2，exon 3，exon 4の遺伝子に変異が認められる場合にも，抗EGFR抗体の上乗せ効果が期待できないことが，数々の試験の追加解析によって示された．つまり，今まで*KRAS*野生型として抗EGFR抗体が使用されてきた大腸がんの中にも，約20％（大腸がん全体では10〜15％）の頻度で，抗EGFR抗体の効果が期待できない症例が存在することがわかった．

現在，抗EGFR抗体は従来の*KRAS* exon 2のみならず，*KRAS* exon 3,4および*NRAS* exon 2,3,4を含めたAll *RAS*遺伝子検査で変異のない大腸がんに限定して使用する．

◇抗EGFR抗体の使い分け

現在日本で使用可能な抗EGFR抗体はセツキシマブとパニツムマブの2種類となる．

セツキシマブはEGFRを標的としたIgG1サブクラスのヒト・マウスキメラ抗体であるのに対し，パニツムマブはIgG2サブクラスの完全ヒト型モノクローナル抗体である．パニツムマブは完全ヒト型抗体であるため，セツキシマブに比べ，インフュージョンリアクションを起こす確率が低いという特徴がある．また，セツキシマブは毎週投与であるのに対し，パニツムマブは

隔週投与ですむ点が異なる（p115参照）．

　セカンドラインにおいて，殺細胞薬と併用するにあたり，セツキシマブとパニツムマブのどちらが併用薬として優れているかに関して，直接比較した試験は存在しない．ただし，標準治療終了後の切除不能・進行再発大腸がんにおいて，セツキシマブ単剤とパニツムマブ単剤を直接比較し，パニツムマブの非劣性を示したASPECCT試験（図3）の結果を参考にすれば，有効性に関しては主要評価項目のOSにおいてセツキシマブが10.0カ月に対し，パニツムマブが10.4カ月と非劣性が示され（$p=0.0007$），PFSや奏効割合に関しても，ほぼ同等の結果であった．毒性に関しても，インフュージョンリアクションに関しては，全Gradeでパニツムマブが3.0％に対し，セツキシマブが14％と頻度が高いものの，その他の毒性に関しては大きな差は認めていない（表2）[8]．

　以上のことから有効性・安全性の点からは，セツキシマブとパニツムマブに大きな差は認めていない．投与間隔に関しては，前述の通り，セツキシマブが毎週投与の必要があるのに対し，パニツムマブは2週に1回の投与ですむことが，薬剤選択においての違いとなっている．

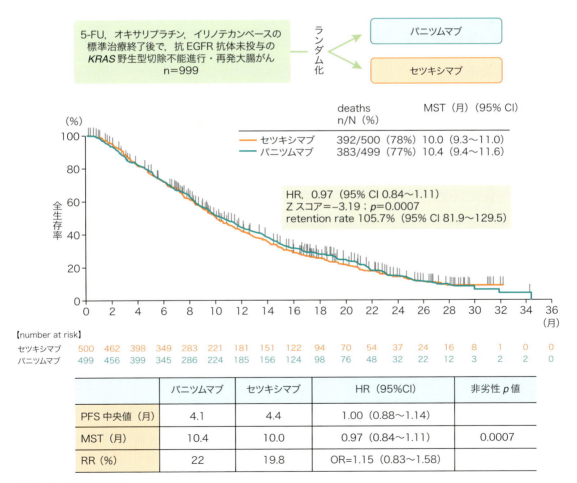

図3　ASPECCT試験
（文献8より引用）

表2 有害事象の頻度

有害事象	パニツムマブ（%）		セツキシマブ（%）	
	全Grade	Grade3/4	全Grade	Grade3/4
皮膚毒性	87	13	87	10
インフュージョンリアクション	3.0	0.2	14	1.8
下痢	18	2.0	18	1.8
倦怠感	15	2.8	17	3.6
低マグネシウム血症	27	7.1	18	2.6
あらゆる有害事象	92	44	88	37

（文献8より引用）

POINT

- All *RAS* 遺伝子変異の測定は，可能な限りファーストライン治療開始前に行っておく
- セカンドラインの治療選択は，ファーストラインの治療内容（治療効果・副作用），患者因子，腫瘍の状態を考慮し決定する
- 患者それぞれの状況により，最適なセカンドラインレジメンは異なる

文献

1) Bennouna J, et al：Lancet Oncol, 14（1）：29-37, 2013
   → ML18147試験．セカンドラインにおけるベバシズマブの継続使用（bevacizumab beyond progression）の有用性を示した．
2) Hecht JR, et al：Clin Colorectal Cancer, 14（2）：72-80, 2015
   → SPIRITT試験．セカンドラインにおけるパニツムマブ＋FOLFIRIとベバシズマブ＋FOLFIRIを比較した第Ⅱ相試験であり，両治療の同等性が示された．
3) 『大腸癌治療ガイドライン医師用 2014年版』（大腸癌研究会 編），金原出版，2014
4) Marc P, et al：ASCO-GI 2014：abst#LBA387
   → FOLFIRI±パニツムマブを比較した20050181試験の追加解析．All *RAS* 野生型に対象を絞ると，パニツムマブの上乗せ効果があることが示された．
5) Sobrero AF, et al：J Clin Oncol, 26（14）：2311-2319, 2008
   → EPIC試験．セカンドラインにおけるイリノテカン±セツキシマブを比較した第Ⅲ相試験．セカンドラインにおけるセツキシマブの上乗せ効果が，PFSと奏効割合において認められた．
6) Seymour MT, et al：Lancet Oncol, 14（8）：749-759, 2013
   → PICCOLO試験．*KRAS* 野生型におけるイリノテカンへのパニツムマブの上乗せを検討した試験．PFSと奏効割合ではパニツムマブの上乗せ効果を認めた．
7) Giantonio BJ, et al：J Clin Oncol, 25（12）：1539-1544, 2007
   → E3200試験．セカンドラインにおけるFOLFOX4±ベバシズマブを比較した試験．OS, PFS, 奏効割合において，ベバシズマブの上乗せ効果が認められた．
8) Price TJ, et al：Lancet Oncol, 15（6）：569-579, 2014
   → ASPECTT試験．サードラインにおける，パニツムマブ単剤とセツキシマブ単剤を直接比較第Ⅲ相試験．効果は，両者同等であり，毒性のプロフィールにわずかな差が認められたのみである．

第3章 大腸がん

5 RAS変異型大腸がんの セカンドラインの選択
bevacizumab beyond progression（BBP）も含めて

島本福太郎

RAS変異型の切除不能進行・再発大腸がんの薬物療法においては，分子標的治療薬の抗EGFR抗体薬であるセツキシマブやパニツムマブの効果が期待できないため，フッ化ピリミジン，オキサリプラチン，イリノテカンの殺細胞性抗がん剤3剤と，分子標的治療薬の抗VEGF抗体であるベバシズマブの計4剤を効率よく使用することが重要である．特にベバシズマブについては，ベバシズマブを含むファーストラインの増悪後にベバシズマブを継続投与する，いわゆるbevacizumab beyond progression（BBP）の有効性がランダム化比較試験により検証されており，RAS変異型の切除不能進行・再発大腸がんのセカンドラインにおける標準治療の1つと考えられている．

1 切除不能進行・再発大腸がんに対する治療戦略

　切除不能進行・再発大腸がんに対する薬物療法の主たる目的は，腫瘍の増殖をコントロールすることにより，腫瘍に伴う症状を緩和し延命を図ることであるが，薬物療法が奏効して切除可能となる場合もあり，個々の症例における治療目標は一様でない．本邦の『大腸癌治療ガイドライン 2014年版』[1]や米国の『National Comprehensive Cancer Network（NCCN）Guideline 2016』[2]においては，**強力な治療の適応がある患者とそうでない患者に分けて治療方針を選択することが推奨されている**．ファーストラインにおいて強力な治療の適応がある患者，すなわちこの治療への耐容性が良好で，かつ潜在的に切除の可能性のある場合や症候性の病変を有する場合で，高い奏効率が有益と思われる患者に対しては，殺細胞性抗がん剤2剤±ベバシズマブまたは抗EGFR抗体薬，殺細胞性抗がん剤3剤併用が推奨されている．一方，強力な治療の適応がない患者，すなわち重篤な併存疾患により上記の化学療法に耐容性がない場合や，将来的に切除の可能性がなく急速な悪化のリスクが少なく，重篤な有害事象を好まないような患者に対しては，フッ化ピリミジン系薬剤±ベバシズマブが推奨されている．
　セカンドラインにおいては，ファーストライン同様強力な治療の適応があるか否かを判断し，上記の前治療を踏まえ，他剤への切り換えを考慮する．切除不能進行・再発大腸がんにおける第Ⅲ相試験7件のデータのメタ解析により，フッ化ピリミジン，オキサリプラチン，イリノテカンの殺細胞性抗がん剤3剤の使用率と生存期間に正の相関がみられること，また，その生存期間はこれら3剤の投与の順序には関連がないことが示されており[3]，すべての治療ラインを通してこれら薬剤を使い切ることが生存期間の最大限の延長に不可欠である．そこで，分子標的治療薬の抗EGFR抗体薬であるセツキシマブやパニツムマブの効果が期待できない*RAS*変異型の切除不能進行・再発大腸がんの治療戦略を考えるうえで，フッ化ピリミジン，オキサリプラチン，イリノテカンの殺細胞性抗がん剤3剤と分子標的治療薬の抗VEGF抗体であ

るベバシズマブの計4剤をすべての治療ラインを通して効率よく使いきることが重要と考えられる．

2 RAS変異型大腸がんのセカンドラインの選択

RAS変異型の切除不能進行・再発大腸がんのセカンドラインにおける具体的な治療選択肢を表1に示す[1]．セカンドラインの選択は，それまでに受けた前治療の内容により異なる．強力な治療の適応があり，オキサリプラチンを含むレジメンに不応となった患者では，イリノテカンベースのレジメンへ変更し，逆にイリノテカンを含むレジメンに不応となった患者では，オキサリプラチンベースのレジメンに変更し，いずれの場合も可能であればベバシズマブの併用が推奨される選択肢である．ファーストラインにオキサリプラチン，イリノテカンを併用しないフッ化ピリミジン系薬剤±ベバシズマブによる治療を受けた患者では，オキサリプラチンベース，イリノテカンベースのいずれの選択も可能である．またファーストラインに殺細胞性抗がん剤3剤を用いた患者では，レゴラフェニブ（スチバーガ®）やトリフルリジン・チピラシル（ロンサーフ®）が治療選択肢となるが，これら新規経口抗がん剤の詳細については他項に譲る（p153）．一方，強力な治療の適応がない患者では，best supportive care（BSC）が考慮されるが，可能であれば最適と判断されるレジメンを選択し，抗がん剤の減量や投与スケジュールの変更を考慮する．また強力な治療の適応がない患者において，フッ化ピリミジン単剤不応後に他のフッ化ピリミジン系薬剤への変更は基本的に推奨されない．

表1 RAS変異型の切除不能進行・再発大腸がんのセカンドライン治療

強力な治療が適応となる患者	**(a) オキサリプラチン（L-OHP）を含むレジメンに不応・不耐となった場合** ・FOLFIRI[*1]±ベバシズマブ ・IRIS[*2] ・CPT-11 **(b) イリノテカン（CPT-11）を含むレジメンに不応・不耐となった場合** ・FOLFOX[*3]±ベバシズマブ ・XELOX（CapeOX）[*4]±ベバシズマブ **(c) 5-FU，L-OHP，CPT-11を含むレジメンに不応・不耐となった場合** ・新規経口抗がん剤（レゴラフェニブ，トリフルリジン・チピラシル）
強力な治療が適応とならない患者	・best supportive care（BSC） ・可能なら，最適と判断されるレジメンを考慮

[*1] Infusional 5-FU＋ロイコボリン（LV）＋CPT-11，[*2] S-1＋CPT-11
[*3] Infusional 5-FU＋LV＋L-OHP，[*4] カペシタビン＋L-OHP
（文献1を参考に作成）

3 セカンドラインにおけるベバシズマブの位置づけ

1）ファーストラインにベバシズマブを用いない場合の位置づけ

ベバシズマブは，確立された効果予測因子がなく，殺細胞性抗がん剤との併用により一般的

に殺細胞性抗がん剤の毒性を増悪させることが少ないため，RAS変異型の切除不能進行・再発大腸がんのファーストラインにおいて積極的な併用が推奨される．このため術後補助化学療法中の再発など特殊な状況を除いてセカンドラインからベバシズマブを併用する状況は少ない．

セカンドラインにおけるベバシズマブの有効性を検証した試験にE3200試験[4]がある．本試験は，5-FU，イリノテカンによる治療歴を有する切除不能進行・再発大腸がん症例を対象に，FOLFOX4＋ベバシズマブ併用群，FOLFOX4単独群，ベバシズマブ単独群に無作為化比較した多施設共同オープンラベル第Ⅲ相試験である．主要評価項目は全生存期間（overall survival：OS）で，副次的評価項目として無増悪生存期間（progression free survival：PFS），奏効割合（response rate：RR），毒性が評価された．中間解析においてFOLFOX4単独群に対するベバシズマブ単独群の有効性が否定的となりベバシズマブ単独群の登録が中止され，最終的にFOLFOX4＋ベバシズマブ併用群とFOLFOX4単独群が比較された．主要評価項目であるOSは，FOLFOX4＋ベバシズマブ併用群12.9カ月，FOLFOX4単独群10.8カ月（HR 0.75，$p=0.0011$）と，ベバシズマブ併用群で有意な延長が認められた．また副次的評価項目であるPFSは，FOLFOX4＋ベバシズマブ併用群7.3カ月，FOLFOX4単独群4.7カ月（HR 0.61，$p<0.0001$），RRは，FOLFOX4＋ベバシズマブ併用群22.7％，FOLFOX4単独群8.6％（$p<0.0001$）と，いずれもベバシズマブ併用群で良好であった（図1）．本試験の結果から，**セカンドラインにおけるFOLFOX4療法に対するベバシズマブの上乗せ効果が検証され，セカンドライン開始時にベバシズマブの投与が可能であれば，ベバシズマブ併用療法を選択することが推奨される**．

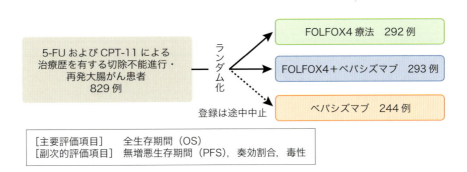

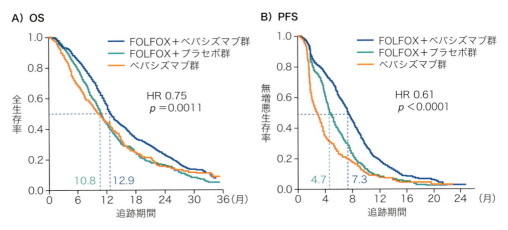

図1　E3200試験
（文献4より作成）

> **MEMO** EAGLE試験[5]
> 　セカンドラインにおけるベバシズマブの至適投与量を検討した臨床第Ⅲ相試験．E3200試験では，2週ごとに10 mg/kgが投与されていたが，本試験において5 mg/kgに対する10 mg/kgの有効性の上乗せがみられなかったため，現時点ではファーストライン，セカンドラインともに5 mg/kgが推奨される．

> **Pitfall　術後補助化学療法中または終了後早期再発時の考え方**
> 　術後補助化学療法中，または終了後6カ月以内の再発時に行う化学療法は，通常セカンドラインとして治療選択を行う．ベバシズマブの投与が可能であれば，ベバシズマブ併用療法を選択することが推奨される．

2）ファーストラインにベバシズマブを用いた場合の位置づけ

　ファーストラインでベバシズマブを含むレジメンが不応となった後，セカンドラインでも継続してベバシズマブを投与すること（bevacizumab beyond progression：BBP）の有用性は，BRiTE[6]およびARIES[7]の2つの大規模観察研究によって示唆されていた．このBBPの有用性を前向きに検討した試験にML18147試験[8]がある．本試験は，ファーストラインでベバシズマブを含む標準的なレジメンが不応となった症例を対象に，セカンドラインにおいてプラットフォームとなる殺細胞性抗がん剤を他剤に変更し，ベバシズマブ併用群（BBP群）と非併用群（非BBP群）に無作為化比較した第Ⅲ相試験である．主要評価項目であるOSは，BBP群11.2カ月，非BBP群9.8カ月（HR 0.81, $p=0.0062$）と，BBP群において有意な延長が認められた．また副次的評価項目であるPFSについても，BBP群5.7カ月，非BBP群4.1カ月（HR 0.68, $p<0.0001$）と，BBP群で有意な延長が認められたが，RRについては，BBP群5.4％，非BBP群3.9％（$p=0.3113$）と，有意差は認められなかった（図2）．また本試験のサブグループ解析によりBBPの効果は*KRAS*変異の有無に依存しないことが明らかになった．以上の結果より，分子標的治療薬の抗EGFR抗体薬であるセツキシマブやパニツムマブの効果が期待できない*RAS*変異型の切除不能進行・再発大腸がんにおいては，ファーストラインでベバシズマブを含むレジメンが不応となった後，セカンドラインでも継続してベバシズマブを投与することが推奨される．

> **MEMO** BEBYP試験[9]
> 　BBPの有用性を前向きに検討したもう1つの第Ⅲ相試験．ML18147試験の結果が先に公表されたため途中中止となったが，主要評価項目のPFSは，BBP群6.8カ月，非BBP群5.0カ月（HR 0.70, $p=0.010$）と，有意にBBP群が良好であった．また副次的評価項目であるRRはBBP群21％，非BBP群17％（$p=0.573$）と，有意差は認められなかったが，OSについてはBBP群が良好であり（HR 0.043, $p=0.043$），ML18147試験を支持する結果であった．

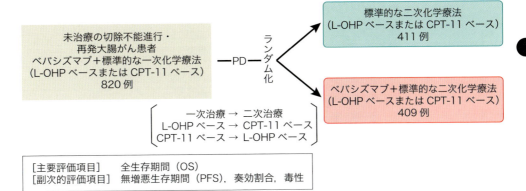

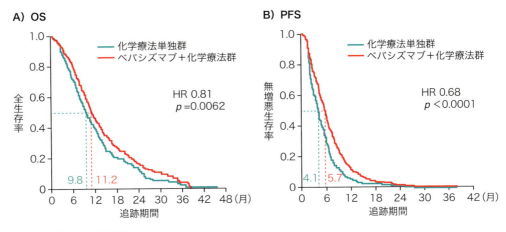

図2 ML18147試験
(文献9より作成)

> **⚠ Pitfall　ファーストラインにおける毒性中止の考え方**
> ファーストラインにベバシズマブが投与され，治療効果は持続しているが，殺細胞性抗がん剤の副作用のため治療継続が困難となった場合，原因薬剤のみ中止し，ベバシズマブを含め，それ以外の薬剤はファーストラインとして継続することが望ましいと考えられている．

4 ベバシズマブの使用上の注意点

　これまで述べてきたようにファーストラインにおけるベバシズマブ投与の有無にかかわらず，セカンドラインで殺細胞性抗がん剤にベバシズマブを併用することは有効である．ベバシズマブは，殺細胞性抗がん剤との併用により一般的に殺細胞性抗がん剤の毒性を増悪させることが少ないと考えられるが，**消化管穿孔や創傷治癒遅延，出血，血栓塞栓症，高血圧や蛋白尿など抗VEGF抗体薬特有の副作用があり**，これらを熟知したうえで使用しなければならない．ベバシズマブ投与の可否については，表2のような項目が添付文書に記載されている[10]．特にBBPについては，ベバシズマブの継続投与によって得られる臨床的なベネフィットはわずかであり，これらリスクについて十分検討すべきと考えられる．

表2 ベバシズマブの使用上の注意点と禁忌

慎重投与	・消化管など腹腔内の炎症を合併している患者 ・大きな手術の術創が治癒していない患者 ・脳転移を有する患者 ・先天性出血素因，凝固系異常のある患者 ・抗凝固薬を投与している患者 ・血栓塞栓症の既往のある患者 ・高血圧の患者 ・うっ血性心不全または冠動脈疾患等の重篤な心疾患のある患者 ・高齢者・妊婦
再投与不可 （禁忌）	・消化管穿孔を起こした患者 ・創傷治癒遅延の合併症（創し開，術後出血など）を起こした患者 ・脳出血など重度の出血を起こした患者 ・脳梗塞，心筋梗塞等の動脈血栓塞栓症を起こした患者 ・高血圧脳症または高血圧性クリーゼを起こした患者 ・可逆性後白質脳症症候群を起こした患者

（文献10より作成）

POINT

- RAS変異型の切除不能進行・再発大腸がんのセカンドラインは，フッ化ピリミジン，オキサリプラチン，イリノテカンの殺細胞性抗がん剤3剤と分子標的治療薬の抗VEGF抗体薬であるベバシズマブの計4剤をすべての治療ラインを通して効率よく使いきることを念頭に選択すべきである

- RAS変異型の切除不能進行・再発大腸がんの化学療法において，ファーストラインにおけるベバシズマブの投与の有無にかかわらず，セカンドラインで殺細胞性抗がん剤にベバシズマブを併用することは有効な治療選択肢であるが，ベバシズマブには特有の副作用があり，リスク，ベネフィットを十分評価することが重要である

文 献

1) 『大腸癌治療ガイドライン 医師用 2014年度版』（大腸癌研究会編），金原出版，2014
   → 本邦のガイドラインで，NCCNのガイドラインとともに大腸がん治療のゴールデンスタンダード．過去に3回の改訂が行われており，2014年が最新版．大腸がん診療に従事する人は必読．

2) National Comprehensive Cancer Network (NCCN) Clinical Practice Guidelines in Oncology.
   http://www.nccn.org/professionals/physician_gls/f_guidelines.asp
   → 米国のガイドライン．常に最新のエビデンスがアップデートされ，登録すれば無料で閲覧可能である．がん診療に携わる人は登録が望ましい．

3) Grothey A, et al：J Clin Oncol, 22 (7)：1209-1214, 2004
   → フッ化ピリミジン，オキサリプラチン，イリノテカンの殺細胞性抗がん剤3剤の使用率と生存期間に正の相関がみられることを示した論文で，現在は分子標的治療薬を含めた有効な薬剤をすべての治療ラインを通して使い切ることが重要と考えられている．

4) Giantonio BJ, et al：J Clin Oncol, 25：1539-1544, 2007
   → 5-FU，イリノテカンによるファーストラインPD後にFOLFOX療法に対するベバシズマブの上乗せ効果を検証した臨床第Ⅲ相試験．これによりセカンドラインにおけるベバシズマブ併用療法の有効性が示された．

5) Iwamoto S, et al：Ann Oncol, 26：1427-1433, 2015
   → 本文中のMemo参照

6) Grothey A, et al：J Clin Oncol, 26：5326-5334, 2008

7) Cohn A, et al：2010 Annual Meeting of the American Society of Clinical Oncology®：abst #3596

8) Bennouna J, et al：Lancet Oncol, 14：29-37, 2013
   → 6) 7) の2つの大規模観察研究によって示唆されていたファーストラインPD後のベバシズマブの継続投与（bevacizumab beyond progression：BBP）の有用性を検証した臨床第Ⅲ相試験．BBPが標準治療として確立した重要な論文．

9) Masi G, et al：Ann Oncol, 26：724-730, 2015
   → 本文中のMemo参照

10) アバスチン®添付文書

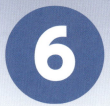

第3章 大腸がん

6 All RAS野生型大腸がんのサードライン

セツキシマブ/パニツムマブ，レゴラフェニブ/TAS-102

嶋田　顕

切除不能進行大腸がんに対する薬物療法の進歩により予後は大幅に進歩してきており，近年の臨床試験では一次治療からの平均生存期間が30カ月を超える報告が多くみられるようになった．治療アルゴリズムも『大腸癌治療ガイドライン2014年版』『NCCNガイドライン』などに詳しく記載されるようになり，臨床実地においては，ファーストライン治療から長期生存を目指した治療戦略が非常に重要になっている．本項ではALL RAS野生型の患者におけるサードラインでの治療について概説する．

1 RAS遺伝子測定の意義

　2008年以降，さまざまな論文で抗EGFR抗体薬の効果とKRAS exon 2（コドン12，コドン13）変異との関連が報告され，KRAS遺伝子変異は抗EGFR抗体薬の負の効果予測因子となることが明らかとなり，抗EGFR抗体薬投与前にKRAS遺伝子変異を測定し，その効果を予測することは治療選択に有用であると考えられていた．本邦では2008年11月に「大腸がん患者におけるKRAS遺伝子変異の測定に関するガイダンス第1版」でKRAS遺伝子測定の意義を示したが，保険償還されたのは2010年4月で，2011年5月にはKRAS遺伝子変異の体外診断薬がはじめて保険償還された．以降，RAS遺伝子変異の測定は，最も変異が多いとされるKRAS exon 2（コドン12，コドン13）遺伝子で行われてきた．しかし，2013年4月以降，KRAS exon 3，exon 4領域ならびにNRAS exon 2，exon 3，exon 4領域の遺伝子変異を有する症例に対しても，抗EGFR抗体薬が無効であることが複数の臨床試験の後解析より報告された[1]．また，この患者群は従来のKRAS野生型（KRAS exon 2野生型）患者の約20％前後になり無視できない状況であったところ，2015年4月よりRAS遺伝子検査が保険適応となった．

　したがって，はじめて抗EGFR抗体薬を使用する場合，以前の測定でKRAS野生型であってもNRASなどの変異がある場合があり，再度RAS遺伝子の検査をする必要がある．

2 薬物療法の原則

　サードライン薬物療法が施行できる状態の患者さんはファーストライン治療を施行した患者さんのおよそ50〜70％といわれている．化学療法の切り替えに関してはPSの再評価を必ず行う（表1）．サルベージラインになる可能性も認識しPS3〜4で高度の多臓器障害を伴う場合

表1　ECOG（eastern cooperative oncology group）のPS

Grade	performance status（PS）
0	無症状で社会活動ができ，制限を受けることなく，発病前と同等にふるまえる
1	軽度の症状があり，肉体労働は制限を受けるが，歩行，軽労働や座業はできる．例えば軽い家事，事務など
2	歩行や身の廻りのことはできるが，時に少し介助がいることもある．軽労働はできないが，日中の50％以上は起居している
3	身の廻りのある程度のことはできるが，しばしば介助がいり，日中の50％以上は就床している
4	身の廻りのこともできず，常に介助がいり，終日就床を必要としている

表2　主な臨床試験における選択基準

検査値	基準
Hb	≧8.0 g/dL
WBC	4,000〜12,000/mm^3
PLT	≧100,000/mm^3
T-bil	≦1.5 mg/dL
AST/ALT	≦100 U/L
クレアチニン	≦1.5 mg/dL
CrCL	60 mL/分以上

は薬物療法を施行するか否かは十分に検討を行ってから判断する（表2）．患者へのインフォームド・コンセントは当然であるが，家族などのキーパーソンに対しても治療継続のリスクとベネフィットの説明を十分に行う必要がある．サードライン治療を行う場合は前治療の有害事象から十分に回復したことを確認してから治療を回復する．最低2週間以上，前治療から期間を空けてから治療を開始する．治療を急ぐあまり休薬期間を短縮してはならない．

3　サードラインの実際

All *RAS* 野生型の場合，セカンドラインまでの抗EGFR抗体薬や抗VEGF抗体薬の使用状況により，サードラインでの治療戦略はいくつかのパターンに分けられる．

【パターン1】セカンドラインまでに5-FU，オキサリプラチン，イリノテカンに不応となり，抗VEGF抗体薬を連続で使用し不応となった場合

5-FU，オキサリプラチン，イリノテカンの3剤に抗VEGF抗体無効となった場合は，**抗EGFR抗体薬の単独療法がまず選択肢となる**．セツキシマブ，パニツムマブともにBSCに対する優越性が無増悪生存期間（PFS）で認められている．ASPECCT試験[2]（表3）ではセツキシマブに対するパニツムマブの非劣性が証明されており，両剤のどちらを用いても全生存期間（OS）の中央値（MST）は10ヵ月程度である．したがって治療スケジュール，患者希望などを考慮して決定すればよい．

イリノテカンとの併用は毒性が増すが，BOND試験[3]（表4）ではイリノテカン不応例にもイリノテカンとセツキシマブの併用群がセツキシマブ単独群に比して奏効割合（RR）やPFSなどが有意に高かった．この結果から**イリノテカンとの併用療法は選択肢の1つにしてもよい**．

表3 ASPECCT試験

レジメン	PFS中央値（月）	MST（月）	RR（%）	主要評価項目
セツキシマブ	4.4	10.0	20	OS（非劣性） HR＝0.97 $p＝0.0007$
パニツムマブ	4.1	10.4	22	

（文献2より引用）

表4 BOND試験

レジメン	PFS中央値（月）	MST（月）	RR（%）	主要評価項目
セツキシマブ＋CPT-11	4.1	8.6	22.9	PFS（優越性） HR＝0.54 $p＜0.001$
セツキシマブ	1.5	4.8	10.8	RR $p＝0.007$

（文献3より引用）

【パターン2】セカンドラインまでに5-FU，オキサリプラチン，イリノテカン，抗EGFR抗体薬，抗VEGF抗体薬に不応となった場合

　前述の殺細胞性抗がん剤，分子標的薬に不応・不耐となった場合は，レゴラフェニブやTAS-102が選択肢となる．

　レゴラフェニブは血管新生にかかわるキナーゼ（VEGFR1，VEGFR2，VEGFR3，TIE2），腫瘍微小環境にかかわるキナーゼ（PDGFRβ，FGFR）および腫瘍形成に関するキナーゼ（KIT，RET，RAF-1，BRAF）を阻害する経口マルチキナーゼ阻害薬である．プラセボを対照とした比較試験であるCORRECT試験[4]（表5）においてレゴラフェニブは全生存期間の延長効果が示された．

　RECOURCE試験[5]は2レジメン以上の化学療法歴（フッ化ピリミジン製剤，イリノテカン，オキサリプラチン，ベバシズマブ；*KRAS*野生型の場合はセツキシマブまたはパニツムバブの治療歴）がある患者でプラセボを対照としたTAS-102の生存期間を主目的とした試験である（表6）．プラセボ群の1例を除く全例にベバシズマブ投与歴，TAS-102群17％，プラセボ群20％にレゴラフェニブ投与歴があった．主要評価項目であるOSのTAS-102群とプラセボ群のOS中央値（MST）は7.1カ月 vs 5.3カ月で，TAS-102群のプラセボ群に対する死亡のHRは0.68（95％CI：0.58〜0.81）とTAS-102群で有意な延命効果が認められた（$p＜0.001$）．1年OSは27％ vs 18％であった．TAS-102群の延命効果はすべてのサブグループでみられた．

　レゴラフェニブ，TAS-102の使い分けに関しては，効果や毒性などのプロファイルを考慮して決定する．使用法の詳細は次項を参照されたい．

表5 CORRECT試験

レジメン	PFS中央値（月）	MST（月）	RR（%）	主要評価項目
レゴラフェニブ	1.9	6.4	1.0	OS（優越性） HR＝0.77 p＝0.0052
プラセボ	1.7	5.0	0.4	

（文献4より引用）

表6 RECOURSE試験

レジメン	PFS中央値（月）	MST（月）	RR（%）	主要評価項目
TAS-102	2.0	7.1	1.6	PFS（優越性） HR＝0.68 p＜0.001
プラセボ	1.7	5.3	0.4	

（文献5より引用）

POINT

- サードラインに移行する場合，PSや臓器機能の評価を必ず行う
- 2015年3月以前に*KRAS*遺伝子変異を測定して野生型であっても，抗EGFR抗体薬をはじめて使用する場合は，*RAS*遺伝子変異を再検査するべきである
- セカンドラインまで抗EGFR抗体薬を不使用の場合は抗EGFR抗体薬を使用する．その際，セツキシマブ，パニツムマブのどちらを使用してもよい
- セカンドラインまでに5-FU，オキザリプラチン，イリノテカン，抗EGFR抗体薬，抗VEGF抗体薬の不応の場合は，レゴラフェニブまたはTAS-102を使用する

文 献

1) Patterson SD, et al：Pharmacogenomics, 12：939-951, 2011
   → 多くの抗EGFR抗体薬を用いたランダム化比較試験のサンプルを用いた*RAS*遺伝子解析において*KRAS* exon 2, 3, 4領域，*NRAS* exon 2, 3, 4領域の変異型に対し，抗EGFR抗体薬投与による利益が得られない可能性が高いことを報告した．

2) Price TJ, et al：Lancet Oncol, 15：569-579, 2014
   → *KRAS*野生型に対する三次治療でセツキシマブに対するパニツムマブの非劣性が証明されている．

3) Cunningham D, et al：N Engl J Med, 351：337-345, 2004
   → L-OHP併用療法＋抗VEGF抗体薬の療法，CPT-11併用療法＋抗VEGF抗体薬の療法に無効になった場合は，抗EGFR抗体薬（セツキシマブ）とCPT-11併用療法が奏効割合やPFSがよかった．

4) Grothey A, et al：Lancet, 381：303-312, 2013
   → 殺細胞性抗がん剤（5-FU系，イリノテカン，オキザリプラチン）と分子標的薬に不応・不耐となった症例に対して，レゴラフェニブはプラセボに対して生存期間の延長を認めた．

5) Mayer RJ, et al：NEJM, 372（20）：1909-1919, 2015
   → TAS-102はトリフルリジンとチピラシル塩酸塩を配合した新規経口ヌクレオシド系抗がん剤．トリフルリジンが直接DNAに取り込まれ腫瘍増殖作用を発揮する．プラセボを対照としてサルベージラインでの生存期間延長を認めた．

第3章 大腸がん

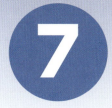

7 レゴラフェニブ，TAS-102の使い方と選択

飯泉　桜，沖田南都子

　レゴラフェニブ（スチバーガ®）の登場により『大腸癌治療ガイドライン2014年版』では切除不能進行再発大腸がんの治療選択がさらに広がった．また，2014年3月にはトリフルリジン・チピラシル塩酸塩（TAS-102）（ロンサーフ®）が世界に先駆けて国内で承認され，進行再発大腸がんの生存期間のさらなる延長が可能になっている．本項ではレゴラフェニブ，TAS-102の位置づけや使い方，両薬剤の選択に関して述べる．

1 ガイドラインでの位置づけ，臨床試験結果，レゴラフェニブとTAS-102の比較[1]

　『大腸癌治療ガイドライン2014年版』ではレゴラフェニブは5-FU，オキサリプラチン，イリノテカン，*RAS*遺伝子野生型ではセツキシマブまたはパニツムマブを使用した後のlast lineに位置づけられており，TAS-102もレゴラフェニブと同様，他の治療を使い切った症例に適用になる（図1）．レゴラフェニブ，TAS-102の第Ⅱ，Ⅲ相試験の結果を表1に示す．両薬剤ともプラセボと比較し，overall survival（OS），progression-free survival（PFS）を有意に延長させることが示されており，直接比較した試験成績はないものの，それぞれの第Ⅲ相試験の結果を見る限りその効果に大きな差はない．それぞれのoverall response rate（ORR）は1.6％，1％と腫瘍縮小の期待できる薬剤ではなく，病勢の安定化を狙う薬剤であると言える．また，レゴラフェニブの第Ⅲ相試験ではEORTC QLQ-C30，EQ-5Dを調査し，レゴラフェニ

表1　主な臨床試験[2)〜4)]

	レゴラフェニブ 国際共同第Ⅲ相試験 （CORRECT試験） n＝760		TAS-102 国内第Ⅱ相試験 n＝169		TAS-102 国際共同第Ⅲ相試験 （RECOURSE試験） n＝800	
	レゴラフェニブ	プラセボ	TAS-102	プラセボ	TAS-102	プラセボ
MST（月）	6.4	5.0	9.0	6.6	7.1	5.3
PFS中央値（月）	1.9	1.7	1.0	1.0	2.0	1.7
ORR（％）	1.0	0.4	1.0	0.0	1.6	0.4
その他	両群でQOLやhealth status 増悪の程度に差なし				TAS-102でPS悪化ま での期間を有意に延長	

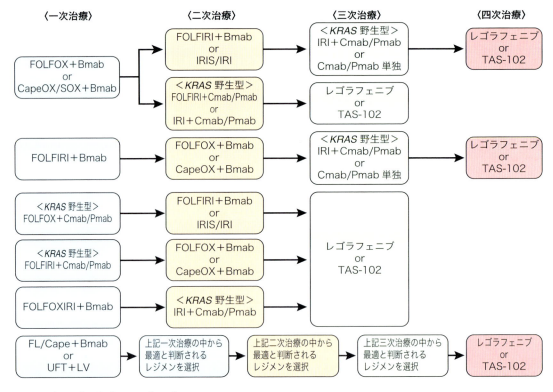

図1 大腸がん治療アルゴリズム
CapeOX = XELOX, IRI = CPT-11
（文献1をもとに作成）

ブ使用群のquality of life（QOL）やhealth statusの増悪はプラセボ群と同様であったと報告している．これに対し，TAS-102の第Ⅲ相試験では**TAS-102使用によりPS悪化までの期間（time to worsening PS）**を延長させることが示されている．

2 レゴラフェニブ

1）レゴラフェニブの作用機序[2]

血管新生にかかわるキナーゼ（VEGFR1，VEGFR2，VEGFR3，TIE2），腫瘍微小環境にかかわるキナーゼ（PDGFR，FGFR），および腫瘍形成にかかわるキナーゼ（KIT，RET，RAF1，BRAF）を阻害する．

2）治療スケジュール[5]

1日1回160 mgを食後に3週間連日経口投与し，その後1週間休薬する3投1休の4週間を1コースとし，くり返す（図2）．

薬剤名（投与方法・投与量）	1	21	28（日）
レゴラフェニブ 1回160mg 1日1回 経口	→────→	┈┈┤ 休薬	

4週間ごと（3週間投与，1週間休薬）

図2　レゴラフェニブの治療スケジュール

3）副作用，休薬，減量[5]

　レゴラフェニブの代表的な副作用に手足症候群（hand-foot syndrome：HFS），肝機能障害，高血圧がある．これらは1～2コース目までの投与初期に発生頻度が高い傾向にある．適切な支持療法や対症療法，休薬，減量により副作用をマネジメントすることは，レゴラフェニブ投与継続に重要である．副作用が現れた場合は，重症度に応じて，減量，休薬または中止する．適正使用ガイドに減量，休薬の方法が示されているので参考にするとよい．適正使用ガイドはスチバーガ医療関係者向けページで閲覧可能である．その他，蛋白尿，出血，血栓・塞栓症，血小板減少等の発現にも注意が必要である．

a. 手足症候群（HFS）

　手掌，足底に紅斑，角化，疼痛，水泡等が生じる．レゴラフェニブ国際共同第Ⅲ相試験では日本人は非日本人と比べHFSの発現頻度が高く，日本人での発現率は全Grade80％，Grade3以上28％と報告されている[6]．HFSは生命にかかわる副作用ではないが，患者のQOLを損なう．HFS防止のためには，治療開始前に過角化部位（いわゆる"たこ"など）の除去をし，治療開始中は保湿剤塗布とともに皮膚への荷重負荷，摩擦，熱，紫外線等物理的刺激を避けるなど患者自身の日々の生活のなかでの注意が必要である．早期発見には医療従事者だけではなく患者による手足のチェックが欠かせず，**HFS防止，早期発見には患者教育が重要**と言える．表2にHFSに対する処方例を示す．また，HFSの重症度に応じて図3のように，用量，投与方法を変更する．

表2　レゴラフェニブ投与患者への処方例

- 尿素軟膏（10％ウレパール®クリーム）
  足裏に1日2回塗布
- ヘパリン類似物質軟膏（ヒルドイドソフト）25 g/本
  1日2回
- ベタメタゾン酪酸エステルプロピオン酸エステル（0.05％アンテベート®軟膏）5 g/本
  手足に痛みが出始めたら1日2回塗布開始

b. 肝機能障害

　死亡例も報告されており，重症化を防ぐためには定期的な肝機能検査により肝機能障害を早期に発見することが重要である．**最初の2サイクルまでは週に1回，以降2週に1回，AST，ALT，およびビリルビンを測定する**．肝機能障害出現時は図4のように，減量，休薬，投与中止を行う．

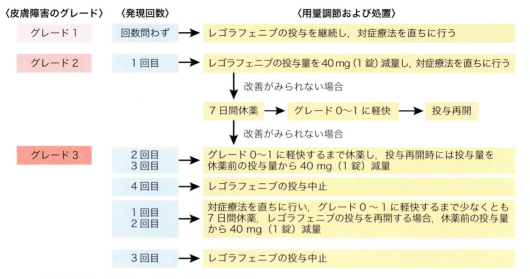

図3 手足症候群（HFS）に対する用量調節基準
（文献5より引用）

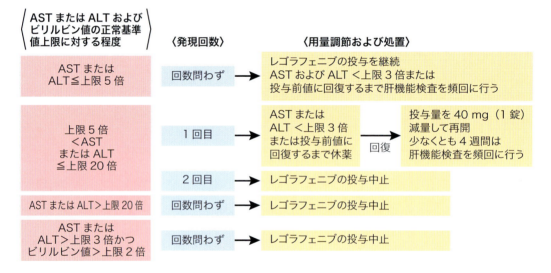

図4 肝機能検査異常に対する用量調節基準
（文献5より引用）

c. 高血圧

　　HFSと同様日本人で多くみられる副作用であり，第Ⅲ相試験の日本人での発現頻度は全Grade60％であった[6]．診察時の血圧測定とともに家庭での血圧測定を指導し血圧管理の参考にし，必要に応じアンジオテンシン-アルドステロン系阻害薬，カルシウム拮抗薬，利尿薬等を使用する．

3 TAS-102

1) TAS-102の作用機序[4]

トリフルリジン（FTD）とチピラシル塩酸塩（TPI）を1：0.5のモル比で配合したヌクレオシド系の殺細胞性抗悪性腫瘍薬である．FTDは，チミジンの代わりにDNAに取り込まれ，DNAの機能障害を起こすと考えられている．TPIはFTDの体内での分解を抑制し，FTDの血中濃度を維持する役割を果たす．FTDは5-FUと同様ピリミジンアナログであるが，5-FU抵抗性となった腫瘍に対する効果が示されている．

2) 治療スケジュール[7]

初回投与量は対表面積ごとに9段階に分けられている．表3を参考に初回量を決定する．1日2回朝夕食後5日間連続経口投与，2日間休薬の計7日間を2回くり返した後14日間休薬する．この28日間を1コースとし，くり返す（図5）．1錠の規格が15 mgと20 mgであり，処方時に注意が必要である．

表3　TAS-102の初回量

対表面積（m²）	初回投与量 （トリフルリジン相当量）
1.07 未満	35 mg/回（70 mg/日）
1.07 以上～1.23 未満	40 mg/回（80 mg/日）
1.23 以上～1.38 未満	45 mg/回（90 mg/日）
1.38 以上～1.53 未満	50 mg/回（100 mg/日）
1.53 以上～1.69 未満	55 mg/回（110 mg/日）
1.69 以上～1.84 未満	60 mg/回（120 mg/日）
1.84 以上～1.99 未満	65 mg/回（130 mg/日）
1.99 以上～2.15 未満	70 mg/回（140 mg/日）
2.15 以上	75 mg/回（150 mg/日）

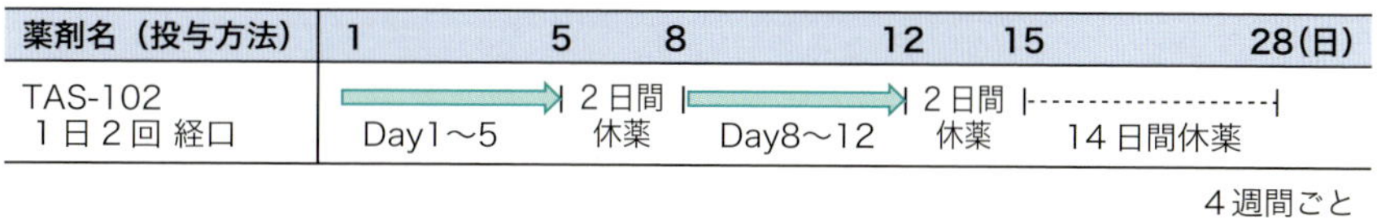

図5　TAS-102の治療スケジュール

3) 副作用，休薬，減量[4][7]

代表的な副作用は骨髄抑制，消化管毒性である．TAS-102の国際共同第Ⅲ相試験ではGrade3以上の好中球減少が38％，発熱性好中球減少症が4％でみられ，敗血症による死亡が1例報告された．Grade3以上の貧血，血小板減少症はそれぞれ18％，5％でみられた．これら血液毒性に対しては，定期的に血液検査を行い，休薬，減量を行う．消化管毒性に関しては，

表4 休薬，投与再開基準

		休薬の目安[*1]	投与再開の目安[*1]
performance status（PS）		PS 2以上	PS 0，1
骨髄機能	好中球数	1,000/mm^{3}未満	1,500/mm^{3}以上
	血小板数	50,000/mm^{3}未満	75,000/mm^{3}以上
	ヘモグロビン	7.0 g/dL未満	8.0 g/dL以上
肝機能	AST（GOT），ALT（GPT）[*2]	100 IU/L超（肝転移患者では200 IU/Lを超える）	100 IU/L以下（肝転移患者では200 IU/L以下）
	総ビリルビン	2.0 mg/dLを超える	1.5 mg/dL以下
腎機能	クレアチニン	1.5 mg/dLを超える	1.5 mg/dL以下
感染症		活動性の感染症の発症	活動性の感染症の回復
末梢神経障害		Grade 3以上	Grade 2以下
下痢		Grade 3以上[*4]	Grade 1以下
その他の非血液学的毒性[*3]		Grade 3以上	Grade 1以下

[*1] 国内二重盲検無作為化第Ⅱ相試験における投与患者の投与開始基準，休薬基準を参考に設定
[*2] 添付文書には「施設基準値上限の2.5倍（肝転移症例では5倍）」と記載
[*3] 脱毛，味覚異常，色素沈着，原疾患に伴う症例は除く
[*4] 支持療法を行っても持続するGrade2の下痢は休薬を考慮する
(文献7より引用)

Grade3以上のものは少ないが，全Gradeで悪心48％，嘔吐28％，食欲不振39％，下痢32％と高頻度に報告されている．支持療法により対処し，重篤なものに対しては休薬にて対応する．表4に示した休薬の目安となる副作用出現時は投与再開の目安に回復するまで休薬する．また，好中球500/mm^{3}未満，または血小板50,000/mm^{3}未満となった場合は次回投与用量を1段階減量する（表4）．休薬基準，投与再開基準，減量基準は添付文書に記載があり参考にする．

4 レゴラフェニブか，TAS-102か，選択に考慮すべき点

　基本的に両薬剤ともPS0または1の患者を対象とし，どちらを先に用いるという明確な基準はなく可能な限り両薬剤を使用するよう考慮する．両薬剤の副作用プロファイル，患者の全身状態等を総合的に判断し，先に使用する薬剤を選択する．レゴラフェニブはHFSに対するセルフケアや血圧管理を要し，より活動性の保たれた治療意欲のある患者に向いており，血液毒性が中心のTAS-102のほうがPSの悪化した患者でも使用しやすいと考えられる．また，TAS-102の第Ⅲ相試験のサブグループ解析ではレゴラフェニブの使用歴のある患者でもTAS-102のOS，PFS延長効果は変わらないことが示唆されている．よってより早期にレゴラフェニブを使用し，その後治療としてTAS-102の使用を考慮する戦略が考えられる．またレゴラフェニブはVEGF阻害薬のため，出血，血栓塞栓症，消化管穿孔の報告があり，これらのリスクのある症例，例えば出血のみられる患者や脳転移例，血栓塞栓症の既往例などではレゴラフェニブよりTAS-102の使用を考慮すべきである．

POINT

- レゴラフェニブ,TAS-102はlast lineでの使用が考慮される薬剤である
- レゴラフェニブはチロシンキナーゼ阻害薬であり,特有の副作用がある.レゴラフェニブの投与継続には副作用マネジメントが重要である
- TAS-102は殺細胞性の薬剤であり,注意すべき副作用に好中球減少症をはじめとする骨髄抑制がある.定期的な血液検査と休薬,減量でマネジメントする
- 両薬剤の効果は同程度であると考えられる.主に副作用プロファイルの違いから薬剤を選択する

文献

1) 『大腸癌治療ガイドライン医師用 2014年版』(大腸癌研究会 編), 金原出版, 2014
   → レゴラフェニブはlast lineに位置づけられている.TAS-102はまだ記載はないがレゴラフェニブと同様の位置づけになると思われる.
2) Grothey A, et al: Lancet, 381: 303-312, 2013
   → レゴラフェニブの国際共同第Ⅲ相試験.プラセボと比較し,OS,PFSのHR,DCRの有意な延長がみられた.
3) Yoshino T, et al: Lancet Oncol, 13: 993-1001, 2012
   → 日本人を対象としたTAS-102の第Ⅱ相試験.プラセボとの比較でOS,PFSのHR,DCRの有意な改善がみられた.
4) Mayer RJ, et al: N Engl J Med, 372: 1909-1919, 2015
   → TAS-102の国際共同第Ⅲ相試験.プラセボと比較し,OS,PFSのHR,PS増悪までの期間の改善がみられた.
5) 『スチバーガ®適正使用ガイド』, バイエル薬品, 2014
   → レゴラフェニブの患者選択,投与方法,検査スケジュール,副作用マネジメントを解説.
6) Yoshino T, et al: Invest New Drugs, 33: 740-750, 2015
   → レゴラフェニブ国際共同第Ⅲ相試験のad hoc解析で日本人と非日本人での効果と有害事象を評価した.日本人集団でも同等の効果がみられ,有害事象はHFS,高血圧,蛋白尿,血小板減少症,リパーゼ上昇は日本人で多くみられたが,多くは管理可能であった.
7) 『ロンサーフ®適正使用情報』, 大鵬薬品
   → 投与方法,休薬基準,投与再開基準,減量基準等を記載している.

第3章 大腸がん

8 大腸がんに対する術後補助化学療法の考え方
5-FU + LV 療法（RPMI 法）と UFT + LV 療法，カペシタビン療法，FOLFOX 療法，XELOX 療法

石川敏昭，石黒めぐみ，植竹宏之

大腸がん治療では，Stage III 症例に対する術後補助化学療法が標準治療として確立している．補助化学療法は適切な治療を安全に完遂することが重要である．①治療に期待される効果と有害事象を理解したうえで患者さんとともに治療レジメンを選択すること，②最良の治療効果を得るためにも適切な方法で有害事象を十分にコントロールすること，が肝要であり，本項がその一助になれば幸いである．

1 はじめに

大腸がんは根治的な手術切除により治癒が期待できる可能性があるが，進行度に応じて再発リスクがある．術後補助化学療法の目的は術後の再発の抑制と生存期間の延長，すなわち治癒率の向上である．現在，その有用性が示されているのは Stage III 症例に対する術後補助化学療法のみである．術後補助化学療法は一定の割合で「治癒」をもたらす重要な治療であるが，術後補助療法の対象には手術単独で治癒する患者が含まれており，さらに術後補助療法を行っても再発する患者がいる（図1）．したがって，術後補助療法は標準治療としてコンセンサスの得られた治療を適切に行うことが大切である．

> **MEMO** 適切に完遂する
> 「治療を適切に行う」とは，有害事象は十分にコントロールしつつ，できるだけ標準的な投与量や投与スケジュールを逸脱しないことである．

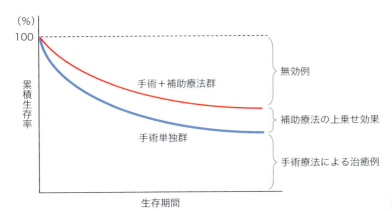

図1 補助療法に期待される効果

CTCAEや適正使用ガイドを活用する

有害事象共通用語基準（common terminology criteria for adverse events：CTCAE）の日本語訳や使用する抗がん剤の適正使用ガイドは非常に役立つので，これらのミニガイドを携行すると便利である．

2 Stage Ⅲ大腸がんに対する術後補助化学療法

わが国の治療ガイドライン[1]では，Stage Ⅲの結腸および直腸がんに対する術後補助化学療法として，5-FU＋LV療法（RPMI法）とUFT＋LV療法，カペシタビン療法，FOLFOX療法，XELOX（CapeOX）療法の5つが推奨されている．ACTS-CC試験においてUFT＋LV療法とS-1療法の同等性が示されたことから[2]，S-1療法は術後補助化学療法の標準レジメンの1つと考えられる（図2～4）．これらのなかから，インフォームドコンセントを得て，治療レジメンを選択する．表1に説明すべきこと，すなわち，主治医が理解しておくべきことを記載した．各種レジメンの背景を概説する．

表1 治療開始前に説明しておくべきこと

治療の目的	・術後再発の抑制と生存期間の延長 ・再発リスクはゼロにはならない
治療の方法	・薬剤投与の方法とスケジュール
有害事象管理について	・発症時期と症状，対応方法 ・1コース目は有害事象コントロール

1）Stage Ⅲ結腸がんに対する術後補助化学療法の標準治療の変遷（図5）

Stage Ⅲ結腸がんに対する術後補助化学療法は，手術単独に対する優越性が5-FU＋レバミゾール療法（INT-0035試験）と5-FU＋LV療法（NCCTG試験，IMPACT試験）において示されたことによりその有用性が示された．続いて，2つのレジメンを比較したINT-0089試験とNSABP C-04試験の結果，5-FU＋LV療法が標準治療として確立した．以後，5-FU＋LV療法をコントロール群とした無作為化臨床試験（RCT）により，経口薬であるUFT＋LV療法（NSABP C-06試験）およびカペシタビン療法（X-ACT試験）の非劣性が示され，オキサリプラチン併用レジメンであるFLOX療法やFOLFOX4療法，XELOX療法の優越性が示された（NSABP C-07試験，MOSAIC試験，XELOXA試験）．FLOX療法は本邦では保険収載されていないため，ガイドラインに記載されている標準治療は前述した5レジメンである．

わが国でも，JCOG0205試験において5-FU＋LV療法とUFT＋LV療法の同等性が示されている[3]．その後，ACTS-CC試験においてUFT＋LV療法とS-1療法の同等性が示された[2]．

切除不能進行・再発大腸がんに対する化学療法で標準治療となったイリノテカン（CPT-11）や分子標的薬も，補助化学療法においてその有用性が検証された．CPT-11については，IFL療法あるいはFOLFIRI療法の有用性が5-FU＋LV療法をコントロールとした3つのRCT（CALGB C89803試験，PETACC-3試験，ACCORD2試験）で検証されたが，いずれも優越性が示されなかった．

5-FU+LV 療法（RPMI 法）

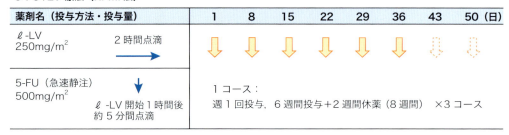

図2　大腸がん術後補助化学療法の推奨レジメン〜静注5-FU療法（RPMI法）

a) UFT＋LV 療法

薬剤名（投与方法・投与量）	1	28　　35（日）
UFT 1 回 100〜200 mg/m² 1 日 3 回　経口		休薬
LV 1 回 25 mg　1 日 3 回　経口	1コース：4週間服薬＋1週間休薬（5週間） ×　5コース	

b) カペシタビン療法

薬剤名（投与方法・投与量）	1	14　　21（日）
カペシタビン 1 回 1,250 mg/m² 1 日 2 回　経口		休薬 1コース：2週間服薬＋1週間休薬（3週間）×8コース

c) S-1 療法

薬剤名（投与方法・投与量）	1	28　　42（日）
S-1 1 回 40〜60 mg/m² 1 日 2 回　経口		休薬 1コース：4週間服薬＋2週間休薬（6週間）× 4コース

図3　大腸がん術後補助化学療法の推奨レジメン〜経口薬

a) mFOLFOX6 療法

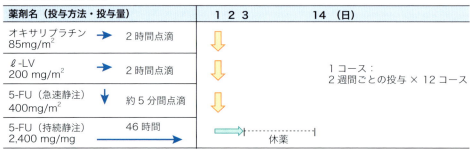

b) XELOX（CapeOX）療法

薬剤名（投与方法・投与量）	1	14　　21（日）
オキサリプラチン 130 mg/m²　　2 時間点滴	↓	1コース： 2週間服薬＋1週間休薬（3週間） ×8コース
カペシタビン 1 回 1,000 mg/m² 1 日 2 回 内服		休薬

図4　大腸がん術後補助化学療法の推奨レジメン〜オキサリプラチン併用レジメン

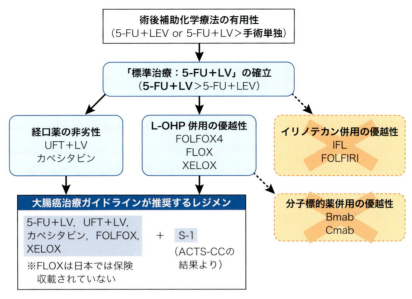

図5 欧米の結腸がんの術後補助化学療法の変遷とわが国の推奨レジメン
LEV：レバミゾール

　ベバシズマブ（Bmab）についてはmFOLFOX6療法あるいはXELOX療法に対するBmab併用の上乗せ効果が2つのRCT（NSABP C-08試験，AVANT試験）で検証されたが，有用性は認められなかった．抗EGFR抗体薬については，セツキシマブ（Cmab）の上乗せ効果がmFOLFOX6療法とmFOLFOX6＋Cmab療法を比較するRCT（N0147試験，PETACC-8試験）で検証されたが，*KRAS*野生型においても上乗せ効果は認められず，Cmab併用群はむしろ成績不良であった．

> **補助療法におけるCPT-11と分子標的薬**
> 　切除不能大腸がんに対する化学療法において有効な治療法であっても補助化学療法では有用でない可能性がある．臨床試験において有用性が示された治療法を適切に使用することが重要である．CPT-11およびBmab，抗EGFR抗体薬はStage Ⅲ結腸がんの術後補助化学療法では使用しない．

2）直腸がんに対する術後補助化学療法

　本邦のガイドラインでは，結腸がんと同様の術後補助化学療法が推奨されている．欧米では直腸がんの補助療法は放射線療法を中心に開発され，術前放射線化学療法が標準治療となっている．欧米では直腸がんに対する術後補助化学療法はほとんど検証されていない．

　本邦では，手術単独群とUFT単剤1年間投与群を比較したN-SAS-CCにおいてStage Ⅲ直腸がんに対するUFT療法の有用性が報告された．その後，Stage Ⅱ/Ⅲ直腸がんに対するS-1療法とUFT療法を比較したRCT（ACTS-RC試験）において全生存期間（OS）は同等で，無再発生存期間（RFS）はTS-1療法が優れていることが報告された（米国臨床腫瘍学会2015）．

　以上より，Stage Ⅲ直腸がんに対する術後補助化学療法では，結腸がんと同様の治療レジメンとともに，1年間のUFT療法もしくはS-1療法が標準治療と考える．

3 推奨レジメンの使い分け

1）オキサリプラチン併用レジメンの使い方

欧米の代表的なガイドラインであるNCCNガイドライン[4]ではステージIII結腸がんに対する術後補助化学療法としてオキサリプラチン併用レジメンを推奨している．わが国のガイドラインでは，期待される生存期間の上乗せ効果と末梢神経障害などの有害事象，医療コストについて十分に説明したうえでオキサリプラチン併用を判断する，とされている．

a．オキサリプラチンに期待される上乗せ効果

欧米における代表的な臨床試験の結果と本邦における5-FUレジメンの第III相臨床試験の結果を図6にまとめた．欧米における5年無病生存率（DFS）は，5-FUレジメンは約57〜61％で，オキサリプラチン併用レジメンは約64〜66％であり，6〜7％の上乗せ効果を認めた．本邦で行われた2つの臨床試験の結果[2)3)]では5-FUレジメンの5年DFSは約67〜74％と良好で，欧米のオキサリプラチン併用レジメンに遜色ない結果であった．そのため，**わが国では欧米ほどのオキサリプラチン併用の上乗せ効果（6〜7％）は期待できないのではという意見がある．**

b．オキサリプラチンの有害事象

オキサリプラチンを併用した場合，下痢や悪心・嘔吐，好中球減少などの5-FU剤投与で認める有害事象の重篤度と頻度が増す．また，末梢神経障害や過敏反応などのオキサリプラチン特有の有害事象のリスクが生じる．欧米の臨床試験ではGrade 3の末梢神経障害が8〜12％に生じており，約15％の症例でGrade 1以上の障害が治療終了から4年経ても遷延したこと

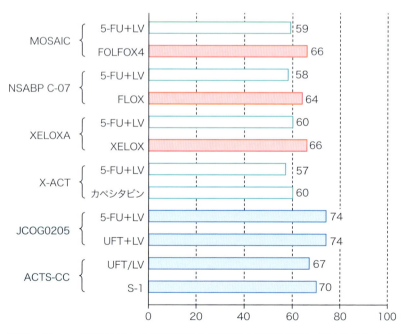

図6　Stage III結腸がんの術後補助化学療法の臨床試験における5年無病生存率の比較

が報告されている．オキサリプラチンの有害事象への対応は一般化してきており，休薬や減量を適切に行い，有害事象が重篤化しないようにコントロールすることが重要である．また，**咽頭部の違和感や痺れの出現も意外に多いので説明しておく必要がある**．

末梢静脈からオキサリプラチンを投与する場合，**血管痛**が生じることがある．血管が薬剤のpH，浸透圧，濃度などによる刺激にさらされることで生じるとされる．温庵しながらの投与，オキサリプラチンへのデキサメサゾン混注（0.5～1.0A），オキサリプラチンの希釈倍率を上げるなどの対策でほとんどは継続可能である．

オキサリプラチンの有害事象により治療継続が困難な場合は，オキサリプラチンのみを中止してカペシタビン療法や5-FU＋LV療法で治療を完遂する．

> **MEMO** **オキサリプラチンの止め時**
> オキサリプラチンによる慢性的および運動機能に障害を起こす神経障害を起こしてはならない．オキサリプラチン投与を中止する基準は，日常生活に支障をきたすレベルである．患者さんに「ボタンがかけづらくなった」，「お箸を使いづらくなった」，「お札やコインを数えにくくなった」などの具体的な障害の有無を確認する．頻繁に問診し，高度な神経障害をきたさないようにする．ひとたび高度な神経障害を起こすと，オキサリプラチンを中止しても障害は容易に改善しない．

> **Pitfall** **XELOX療法における二峰性の有害事象**
> XELOX療法では，カペシタビン服用に関連する有害事象（下痢や悪心，食思不振）が治療開始2週間前後に出現することがあり，留意する必要がある．

> **XELOX療法における減量の工夫**
> オキサリプラチンに特有の有害事象（神経障害，血小板減少など）のために減量する場合はオキサリプラチンのみ減量する．
> XELOX療法においてオキサリプラチン投与直後の悪心（Grade2）のためにカペシタビンが服用できない場合は，まずはオキサリプラチンのみの減量を試して，dose intensity維持を心がける．

c．オキサリプラチンの適応

期待される治療効果と有害事象のリスクを天秤にかけて適応を考えることになる．図7のようにオキサリプラチン併用による治癒例とオキサリプラチン併用の恩恵を受けない例（無効例＋5-FUによる治癒例＋手術による治癒例）に分けて考えると，後者は有害事象のリスクが増えるのみである．治療効果の予測はできないので進行度別の治療成績を参考に検討することになる．JCOG0205試験およびACTS-CC試験におけるTNM分類別の治療成績を図8に示した．Stage ⅢA症例（5年DFS：83～90％）では，手術および5-FU剤で治癒する症例が9割弱存在することになる．Stage ⅢBおよびStage ⅢC症例では欧米と同様の上乗せ効果が期待できる可能性がある．また，図9のように**直腸がんは結腸がんと比して予後不良**であり，これも考慮してレジメンを選択することになる．「**治療効果の上乗せが多少なりとも期待できるならオキサリプラチンを使用したい**」という患者希望があればオキサリプラチンの適応となる．

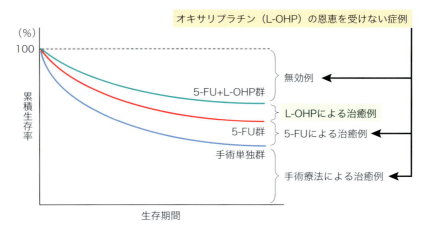

図7 オキサリプラチンに期待される効果

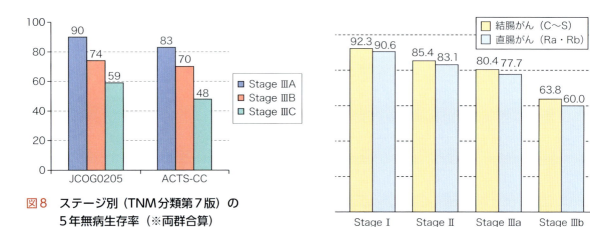

図8 ステージ別（TNM分類第7版）の5年無病生存率（※両群合算）

図9 結腸がんと直腸がんの累積5年生存率
（文献1より引用）

2）経口薬の使い分け

図10にStage Ⅲ 結腸がんの術後補助化学療法における静注5-FU＋LV療法と経口抗がん剤の比較を欧米およびわが国の第Ⅲ相臨床試験の結果をもとにまとめた．5-FU＋LV療法との比較から，3つの経口薬レジメンは同等と考えられていたが，最近，カペシタビン療法とS-1療法を比較するJCOG0910（CAPS）試験の中間解析の結果が発表され，S-1療法はカペシタビン療法との同等性が示されないことになった．すなわち，カペシタビンはS-1より優れることが示唆された．したがって，**経口薬を使用する場合はカペシタビンを第一選択とすることが妥当と考える**．しかし，**手足症候群などの有害事象が理由でカペシタビン療法が適さない場合にはUFT＋LV療法やS-1療法を使用することが適切である**．UFT＋LV療法では肝障害に注意し，カペシタビン療法では手足症候群のコントロールを十分に行うことが重要である．

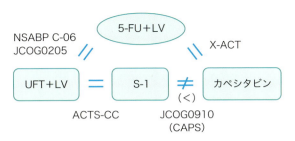

図10 Stage Ⅲ 結腸がんの術後補助化学療法における静注5-FU+LV療法と経口抗がん剤の比較〜第Ⅲ相臨床試験の結果

3) 70歳以上の高齢者に対する補助化学療法

　社会の高齢化に伴い高齢者の大腸がん治療は重要になっている．60歳以上の主な年齢の平均余命を図11に図示した．平均寿命（0歳の平均余命）は男性で80.5歳だが，80歳男性の平均余命は8.8歳である．年齢だけで治療の適応を判断することはできない．**80歳以上の高齢者であっても全身状態と主要臓器機能が保たれていれば手術治療の適応とする施設が増えており，術後補助療法の対象となる高齢者が増えている．**

　欧米の第Ⅲ相試験のpooled analysis[5]の結果から，5-FUベースの治療は70歳以上の高齢者においても60歳以下の患者と同等の有用性が報告されている．一方でオキサリプラチンの併用については，NSABP C-07試験およびMOSAIC試験のサブグループ解析において70歳以上の高齢者への有用性が認められていない[6]．欧米の臨床試験の多くは75歳以下を対象として

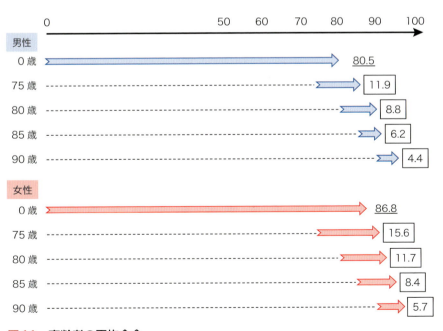

図11 高齢者の平均余命
⇒：平均余命
（厚生労働省平均余命表より抜粋作成）

いるが，わが国のACTS-CC試験やACTS-CC02試験，JCOG0910試験は80歳までを対象としており，これらの試験において高齢者に対する治療成績の解析は重要である．

> **MEMO　高齢者に対する補助化学療法の注意点**
> 　　80歳以上の高齢者に対する補助化学療法の有用性は検証されていない．70歳以上の高齢者に対する補助化学療法におけるオキサリプラチン併用の有用性は示されていない．以上を踏まえて全身状態と主要臓器機能を十分に確認し，慎重に適応を検討する必要がある．
> 　　高齢者の化学療法では，予想外に有害事象が重篤になることがあるので，こまめに来院してもらって有害事象や服薬状況を確認するなど，慎重に治療を進めることが重要である．われわれは，80歳以上の高齢者には投与量をあらかじめ1段階減量して開始している．

4）投与開始時期と治療期間

　術後補助療法は，一般に術後4週間から8週ごろまでに開始される．術後9週以降の開始で治療効果が減弱するという報告があるが，早期開始の治療効果への影響は明らかでない．病理組織検査により術後の最終診断が決定し，全身状態が回復していればすみやかに化学療法を開始すべきと考える．

　補助化学療法の継続期間は**6カ月投与が標準的な治療期間**である．NCCTG894651試験で6カ月投与群と12カ月投与群の間に成績の差がなかったことから，術後補助療法の継続期間は6カ月間となった．現在，経口抗がん剤の投与期間の延長（1年間）の有用性を検証する臨床試験やオキサリプラチン併用レジメンを3カ月に短縮することを検証する臨床試験が行われている．

4　Stage II 大腸がんに対する術後補助化学療法

　Stage II 大腸がんに対する術後補助化学療法は，メタ分析[7]やSEERデータベースの解析で，手術単独と比較した生存期間延長の傾向を認めたが，有意差は認めていない．

　わが国のStage II 結腸がんの5年生存率は85.4％と良好である[1]が，再発リスクの高い集団が存在すると考えられ，この**ハイリスク群を選別し，補助化学療法の有用性を明らかにする必要がある**．再発リスク因子としては，T4症例や穿孔例，低分化／未分化腺がん，郭清リンパ節個数12個未満，術前CEA高値例などの臨床病理学的因子やmicrosatellite instability（MSI）や18qLOH等の分子生物学的マーカーの有用性が報告されているが，確立はしていない．現時点では再発リスクおよび有害事象，医療費負担を考慮して個々の症例に応じて補助化学療法の適応を決めていくことになる．

　わが国では，Stage II 結腸がんを対象として手術単独群とUFT補助化学療法群を比較するRCT（SACURA 試験）の症例登録が2010年7月に終了し2016年に結果が公表される．この試験では，Stage II 結腸がんの予後予測因子および化学療法の効果予測因子の同定を試みる付随研究が施行されており，結果が注目される．

5 StageⅣ大腸がんに対する術後補助化学療法

　大腸がん治療では，転移巣や再発巣のR0切除により予後の改善が認められることから積極的に切除が行われるが，術後再発の頻度は高い．**補助化学療法による微小転移の制御と再発の防止が期待されるが，その有用性はまだ示されていない**．

　肝切除後の補助療法を検証する臨床試験では，無増悪生存期間（PFS）の延長は認めても全生存期間（OS）の延長は認められていない[8]．実地臨床では補助療法の確立しているStage Ⅲよりも再発リスクの高いStage IVに対して補助化学療法が行われる場合があるが，安全性と患者負担の軽減を十分に考慮する必要がある．術後UFT＋LV療法群と手術単独群を比較するRCT（C000000013試験）ではUFT＋LV療法群のRFSは有意に良好であったが，OSは有意差を認めなかった．現在，JCOG0603試験で肝切除後の手術単独群に対する術後mFOLFOX6療法群の優越性を検証しており注目される．

POINT

- 術後補助療法は標準治療としてコンセンサスの得られた治療を適切に行う
- 有害事象を適切に管理し，抗がん剤のdose intensityを確保してレジメンの最大治療効果を引き出す
- 適切な患者に適切な薬剤を投与する治療の個別化が今後の課題である

文献

1) 『大腸癌治療ガイドライン 医師用 2014年版』（大腸癌研究会 編），金原出版，2014
   → 大腸がんに対する治療方針を立てる際の目安となる．
2) Yoshida M, et al：Ann Oncol, 25：1743-1749, 2014
   → わが国で行われた第Ⅲ相無作為化臨床試験である．このACTS-CC試験においてUFT＋LV療法とS-1療法の同等性が示された．
3) Shimada Y, et al：Eur J Cancer, 50：2231-2240, 2014
   → わが国で行われた第Ⅲ相無作為化臨床試験である．このJCOG0205試験において5-FU＋LV療法とUFT＋LV療法の同等性が示された．
4) https://www.nccn.org
   → 米国の最も一般的なガイドラインの1つである．
5) Sargent DJ, et al：N Engl J Med, 345：1091-1097, 2001
   → 高齢者に対する術後補助療法の有用性を解析している．
6) Tournigand C, et al：J Clin Oncol, 30：3353-3360, 2012
   → 高齢者に対する術後補助化学療法におけるオキサリプラチンの有用性について解析している．
7) Figueredo A, et al：J Clin Oncol, 22：3395-3407, 2004
   → Stage Ⅱ結腸がんに対する術後補助化学療法の有用性に関するメタ分析．
8) Mitry E, et al：J Clin Oncol, 26：4906-4911, 2008
   → 遠隔転移を根治切除した後の術後の補助療法の有用性を解析している．

第3章 大腸がん

9 知っておくべき主な副作用対策

板垣麻衣

近年，各種支持療法の進歩や在院日数短縮化の推進などにより，外来化学療法が積極的に行われている．なかでも大腸がんの薬物療法は初回投与から外来で行うことが多くなってきており，副作用対策が治療成功の鍵となり得る．本項では，大腸がん薬物療法で比較的頻度が高く，適切な対応が必要となる有害事象について述べる．多くの有害事象にはガイドラインが作成されており，エビデンスに基づいた支持療法の実践が重要である．

1 白血球減少と発熱性好中球減少症

発熱性好中球減少症（febrile neutropenia：FN）は適切な処置が遅れると重症化し，ときに致死的となる．そのため起因菌の同定結果を待たずに，広域スペクトルをもつ抗菌薬による経験的治療（empiric therapy）をはじめることが多い．図1に初期マネジメントを示す[1]．患者の全身状態から低リスク，高リスクに大別する．リスク判定にはMASCCスコア（multina-

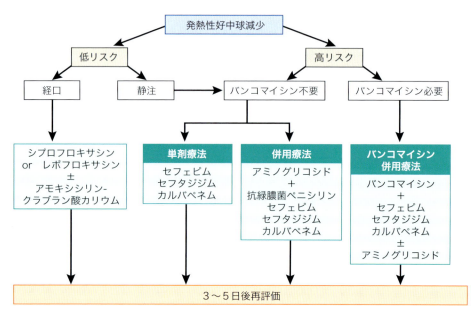

図1 発熱性好中球減少の初期治療アルゴリズム
（文献1を参考に作成）

表1　MASCCスコア

項目	スコア
臨床症状の経過が良好（下記のうち1つ選択）	
無症状	5
軽症	5
中等度の症状	3
低血圧がない	5
慢性閉塞性肺疾患がない	4
固形がんであるか，真菌感染がない	4
脱水がない	3
発熱時に外来管理されていた	3
60歳未満	2
	計26点

満点は26点で，21点以上を低リスク群と判断できる

tional association of supportive care in cancer score）が用いられる（表1）[2]．最高点を26点とし，21点以上は低リスクと判断され，経口の抗菌薬での対応が可能である．

1）低リスクの場合

　低リスク患者では経口の抗菌薬が適応となる．使用される薬剤は，広域スペクトルをもつ抗菌薬のシプロフロキサシン（シプロキサン®）＋アモキシシリン・クラブラン酸カリウム（オーグメンチン®）もしくはレボフロキサシン（クラビット®）が推奨される．

　国立がん研究センター東病院で実際に行われている例を示す．初回薬物療法を導入する際に，あらかじめ広域スペクトルをもつ抗菌薬のレボフロキサシン（クラビット®1回500 mg，1日1回）を7日間と，解熱薬としてアセトアミノフェン（カロナール®）5回分を処方しておく．処方箋には，「37.5度以上の発熱時に7日間内服」とコメントを載せ，37.5度以上の発熱がみられた場合は，内服開始と電話連絡を指示する．電話連絡を受けた際は，リスクを勘案したうえで抗菌薬を内服して経過観察するか受診を指示するか判断している．

　外来治療を行う際に，レボフロキサシンやアセトアミノフェンを事前処方しておく長所は，深夜，遠方からの通院，家族のサポートがなく来院不能な状況でも治療介入が迅速に行われる点である．抗菌薬治療開始後3日ほど経過しても解熱しない場合には，再度治療の検討を行う必要がある．

2）高リスクの場合

　入院にて抗菌薬の経静脈投与を開始する．単剤（第3・4世代セフェム系，カルバペネム系）投与と，これらにアミノグリコシドを併用した場合で効果に大きな差はないとされる．通常は単剤で使用し，血行動態の不安定なときに限り併用療法を行う．

3）G-CSF製剤の使用

　米国臨床腫瘍学会（American society of clinical oncology：ASCO）のガイドラインによ

り，FNの低リスク患者，また無熱性好中球減少症患者へのG-CSF (granulocyte colony-stimulating factor) のルーチン投与は推奨しないとされている．しかし，10日以上もしくは100/μL未満の好中球減少，65歳以上，原疾患のコントロール不良，低血圧や多臓器不全の合併，真菌感染症，入院中の発熱の場合は，予後不良となりやすいためG-CSF投与が考慮される[3]．

2 下痢

高度な下痢は脱水や電解質異常を引き起こし，全身状態を悪化させるため早期の対応が求められる．

抗がん剤投与に伴う下痢には，①投与当日に起こるもの（早発性下痢），②数日〜2週間たってから起こるもの（遅発性下痢）がある．①は消化管副交感神経刺激性のコリン作動性のものであり，**イリノテカンの投与時にみられる**．その際，流涙・流涎・発汗などのコリン症状を伴うことが多い．**0.25〜1 mgの硫酸アトロピンを静脈内あるいは筋肉内投与することで改善する**．②は腸管粘膜の障害で，感染を併発することがあり，骨髄抑制の時期とも重なるため注意を要する．ASCOのガイドラインではロペラミド（ロペミン®），オクトレオチド（サンドスタチン®），抗菌薬の積極的な使用を推奨している（図2）[4]．

実際の副作用対策を示す．化学療法開始時にロペラミドを事前処方しておく．Grade1, 2の下痢が生じたときは，十分な水分摂取とともに2 mgのロペラミドを症状消失まで4時間程度の間隔で服用するように指導する．ただし，脱水症状，強い腹痛，血便や発熱などその他の症状を伴うときは必ず連絡するように指示する．

Grade3〜4の下痢が発現した場合は入院の適応である．十分な補液を施行し，電解質バランスの確認を行う．

3 末梢神経障害

末梢神経障害は**オキサリプラチンの用量制限毒性**であり，数日以内に軽快する可逆性の急性神経毒性と蓄積性の慢性神経毒性に分けられる．

急性神経毒性は85〜95％の患者に発現する一過性の四肢末端，口およびその周囲のしびれ感や感覚異常であり，呼吸困難や嚥下障害を伴う咽頭喉頭感覚異常（絞扼感）などを伴うことがある．寒冷刺激で誘発・増悪するため，冷たい飲み物や氷の使用を避け，低温時には皮膚を露出しないよう指導を行う．

一方，慢性神経毒性は総投与量に依存して発症・増悪し，総投与量が850 mg/m^{2}に達すると日常生活への支障が生じるとされるGrade3以上の神経障害が約10％の患者に認められる．有効な薬物療法は確立されておらず，休薬により軽減・消失するとされている．一方，治療後4年時点で末梢神経障害が約15％（このうちGrade2/3は3.5％）で残存するという報告もあり[5]不可逆性に残存する可能性がある．対応としては，Grade3の神経毒性に至る前に休薬する．ただし休薬する際に薬物療法の完全休薬期間を設けることは，OPTIMOX-1[6]とOPTIMOX-2[7]の結果から推奨されない（MEMO参照）．**治療効果が持続している場合には，**

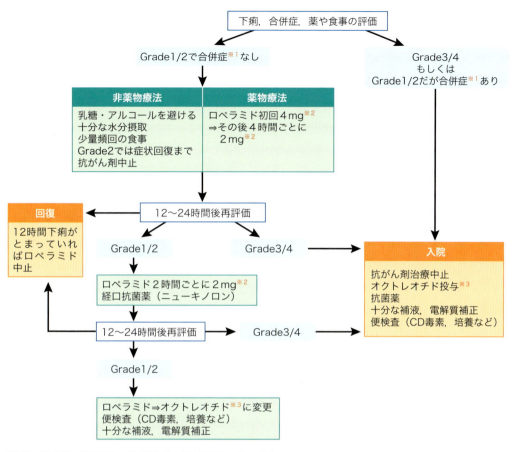

図2 抗がん剤治療に伴う下痢の治療アルゴリズム
※1 合併症：脱水，好中球減少，発熱，血便，悪心・嘔吐，PS低下など
※2 ロペラミドは欧米と本邦で用法用量が異なる
※3 オクトレオチドの添付文書に「下痢」に対する効能または効果は記載されていない
（文献4を参考に作成）

infusional 5-FU＋LVに切り替え，神経毒性が改善した時点でオキサリプラチンを再導入するという方法がガイドラインで示されている[8]．

> **MEMO** **OPTIMOX-1とOPTIMOX-2**
>
> OPTIMOX-1は，FOLFOX 4療法をPDになるまで継続的に行う群と，mFOLFOX 7療法を6サイクル施行後にsLV5FU2での維持療法12サイクル行い，その後mFOLFOX 7療法を再開する群（維持療法群）とを比較した試験であり，結果はDDC（duration of disease control），PFS，OSともに有意差を認めず，維持療法群でGrade3/4の神経障害は減少した．
>
> 一方，OPTIMOX-2はmFOLFOX 7療法を6サイクル施行後にsLV5FU2での維持療法12サイクル行い，その後mFOLFOX 7療法を再開する群（維持療法群）とmFOLFOX 7療法を6サイクル後に化学療法を完全に休止し，その後mFOLFOX 7療法を再開する群（完全休薬群）とを比較した試験であり，完全休薬群でOSの短縮傾向を認めた．以上より，末梢神経障害のためFOLFOX療法の継続が困難なときは，完全休薬は推奨されず，オキサリプラチンを抜いたsLV5FU2療法で維持療法をすることが推奨されるといえる（p128参照）．

4 手足症候群

手足症候群は手掌や足底などの四肢末端部に発現する発赤，著しい不快感，腫脹，疼きといった皮膚関連有害事象の総称である．**5-FU系抗がん剤，特にカペシタビン（ゼローダ®）に特徴的な有害事象であり，キナーゼ阻害薬であるレゴラフェニブ（スチバーガ®）などにおいても高頻度に発現する**．5-FU系製剤による手足症候群は，高用量で発現頻度が高く，重症化しやすい傾向にある．Grade3以上の手足症候群の発現は，XELOX療法（カペシタビン2,000 mg/m²/日）で1.7〜6.0％，カペシタビン単剤療法（カペシタビン2,500 mg/m²/日）で13〜17％である．レゴラフェニブによる手足症候群は，全Gradeで47％，Grade 3以上で17％の患者で認められており[9]，発現頻度は非常に高い．特に日本人では欧米人と比較しさらに高頻度で発現することがサブセット解析にて示されており，発現率は，全Gradeで80.0％，Grade 3以上で27.7％であった．なお，発現までの日数中央値は15日，最悪Gradeまでの中央値は22日であり，**投与開始1〜2サイクル目の初期に多い**[10]．

手足症候群の確立された治療法・予防法はなく，症状が発現した場合，まずは休薬する．Grade判定の目安としては，はっきりとした痛みがある場合をGrade2以上とし，抗がん剤の休薬を要する．2回目以降発現した場合は，継続性を保つためにも回復後に薬剤を減量したうえで投与再開する．

薬物療法としてはステロイド外用剤や保湿剤などの塗布などが行われる．ステロイド外用剤はstrongクラス以上が推奨され，びらん・潰瘍を含むあらゆる病変に有効であるとされる．保湿剤として，尿素製剤は保湿作用と角質融解作用を併せもつが，刺激感がある．そのため亀裂などがある場合はヘパリン類似物質が使用しやすい．外用剤の選択として，基本はワセリン基剤の軟膏の使用が推奨される．クリームは防腐剤などを含有し，刺激が強く，湿潤面に塗布できないためであり，ローションは持続性で劣るためである．

また，手足の過度な保温，荷重，摩擦は症状を悪化させる可能性があるため，患者には生活指導を行い，痛みが強い場合には，電話連絡させるようにする．

5 皮膚障害

セツキシマブ（アービタックス®）やパニツムマブ（ベクティビックス®）などの抗EGFR抗体薬の投与では，副作用として90％を超える患者で皮膚障害が発現する．主な皮膚障害として，にきびのような皮疹（ざ瘡様皮疹）が特徴的である．皮疹に続き，次に乾皮症といわれる皮膚が乾燥した状態になり，さらに少し遅れて爪囲炎が起こる（図3）．また，毛周期にも影響を与え，縮毛や長睫毛症などを生じるとされている．

1）予防的治療

海外のSTEPP試験[11]において，パニツムマブの投与前日から予防的治療（保湿剤，日焼け止め，ステロイド外用剤を塗布およびドキシサイクリン服用）を行った群では，皮膚障害の発現後に治療を行った群に比べてGrade2以上の皮膚障害の発現頻度が低下するという報告がある．国立がん研究センター東病院では，皮膚障害を減らす試みとして予防的治療を取り入れ，

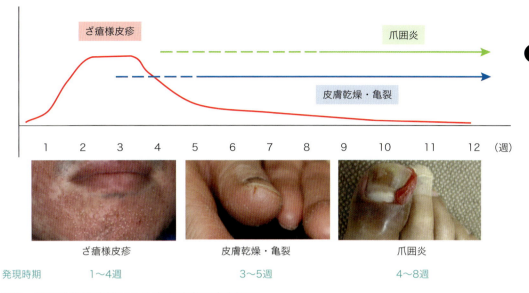

図3 抗EGFR抗体薬による皮膚障害の臨床経過
(文献12, p.28より転載)

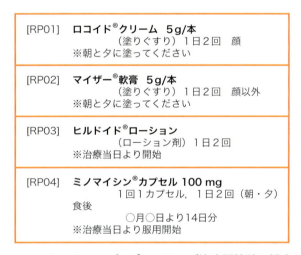

図4 セツキシマブ/パニツムマブ治療開始時の処方セット

　抗EGFR抗体薬の治療開始日からミノサイクリン（ミノマイシン®）の内服と保湿剤の塗布を行っている．ステロイド外用剤についても抗EGFR抗体薬を導入する際に，あらかじめ処方しておき，皮疹発現時から塗布を開始している（図4）[12]．

2) 皮疹への対策

　ざ瘡様皮疹の出現時期は投与1週間目以降であり，皮膚障害のなかで最も早期にみられる事象である．好発部位は鼻の周りなどの顔面と前胸部，背部，前腕など体幹上部である．悪化すると瘙痒感や痛みを伴うため，重症度にあわせた適切な薬物療法が必要となる．
　主な薬物療法としては，ミノサイクリン，ステロイド外用剤の使用があげられる．ミノサイ

クリンは，抗菌作用以外に，白血球遊走抑制，活性酸素の抑制，炎症性サイトカインの抑制，T細胞機能抑制といった抗炎症作用を示す．この抗炎症作用による効果を期待して，**治療開始日からミノサイクリン（ミノマイシン®）の内服を開始する．服用期間の目安は6週間**とし，その後の継続は皮疹の状態により担当医判断としている．ミノサイクリンの投与量は，1日100〜200 mg，1日1〜2回である．

また，抗EGFR抗体薬に伴うざ瘡様皮疹は，細菌感染を伴わない炎症性皮疹であるため，ステロイドの外用が有効であるとされている．国立がん研究センター東病院における実際の処方例を紹介する．顔面と体幹の薬剤吸収率を考慮し（顔面の吸収率は前腕の13倍高い[13]），ステロイド外用剤の強さのランクを顔面と体幹で変える工夫を行っている．具体的には，**顔面にはmediumクラスのステロイド（ロコイド®クリーム），体幹部にはvery strongクラスのステロイド（マイザー®軟膏）を処方し，塗り分けている**．原則1日2回とし，皮疹が発現した時点から塗布を開始する．また，皮疹が頭皮に発現した場合には，ローション剤が使用しやすい．Grade3以上の重症な皮膚障害には，抗EGFR抗体薬の投与を延期したうえで，ステロイドの内服（プレドニゾロン 10 mg/日）を行う．瘙痒がある場合には，抗ヒスタミン薬（アレグラ®など）を内服させる．

3）乾皮症への対策

皮膚の乾燥（乾皮症）の出現時期は，**投与後3〜5週以降**である．乾燥の結果，皮膚，特に手指に亀裂が生じることがあり，患者のQOLを損ねる一因となる．**皮膚の乾燥に対してはヘパリン類似物質（ヒルドイド®）などの保湿剤の使用が有効**である．投与開始日から予防的に保湿を行い，最低でも1日2回，乾燥が強い場合は，頻繁に塗布するよう指導する．尿素製剤は刺激があるため，皮膚の亀裂を伴う場合には適さないことがある．

4）爪囲炎への対策

爪囲炎の出現時期は**治療開始4〜8週程度から6カ月頃までで，遅発的に生じることが多い**．痛みや爪の発育障害を伴い，重篤化すると肉芽，膿瘍を合併することがある．

内科的治療として**ステロイド外用剤**が使用される．短期間であればstrongestクラスの使用も考慮される．洗浄やテーピングも有効な手段である．爪囲炎は難渋することも多く，皮膚科医へ早めにコンサルトすることが望ましい．皮膚科的な処置としては，過剰な肉芽に対して液体窒素による凍結療法が考慮される．重症例では部分抜爪や人工爪といった外科的治療を要することもある．

5）重症の皮膚症状への対策

抗EGFR抗体薬による皮膚障害は適切に対処することで改善がみられるため，コントロールが難しい場合は，一時休薬することも必要である．特にGrade3以上の重度の皮膚障害が発現した場合には，**抗EGFR抗体薬の投与を延期し，用量の調節を行う**．ただし，抗EGFR抗体薬による皮膚障害は臨床効果と相関する[14]との報告があり，**安易な投与中止は避けなければならない**．皮膚障害のGradeを適切に判定し，上手にコントロールしながら治療を継続することが患者のメリットにつながる．

6 アレルギー反応と infusion reaction

　抗がん剤投与の際に生じる過敏性反応は，免疫学的機序で生じるもの（アレルギー）と非免疫学的機序によって生じるものがある．それぞれ「**アレルギー反応（allergic reaction）**」と「**注入に伴う反応（infusion related reaction）**」と定義され，有害事象共通用語規準v4.0（CTCAE v4.0）でも区別されている．

　アレルギー反応を起こす抗がん剤としては，白金製剤であるオキサリプラチンがあげられる．一方，infusion reactionを生じるものとしては，セツキシマブなどの抗体製剤があげられる．

　アレルギー反応とinfusion reactionの主な症状としては，顔面紅潮，瘙痒感，悪寒，蕁麻疹などであり，重篤になると呼吸困難，気道攣縮，血圧低下なども生じることがある．アレルギー反応とinfusion reactionでは類似した症状がみられるが，発現時期の違いや発現時の対応に影響を与えるため，発生機序において両者を区別することは非常に重要である．

1）「オキサリプラチンによるアレルギー反応」の特徴とその対応

　薬剤によるアレルギー反応は，一般的に薬剤投与中から投与後数時間以内に生じることが多い．ただし遅延型反応の場合には，2〜3日経過してから生じることもある．

　オキサリプラチン使用成績調査では発現頻度は8.9%（そのうちGrade3以上は1.3%）と報告されており，同じ白金製剤であるシスプラチンの発現頻度（5%以下）と比較してもその頻度は高い．**FOLFOX療法における発現サイクルの中央値は7.0サイクルであり**[15]，くり返し投与を行うことでアレルギー反応の頻度が増加するとされる．また，前回投与から期間があいていても，その頻度は今までの累積回数に依存することが多い．そのため，**オキサリプラチンを再導入する際にも注意が必要**である．

　表2に国立がん研究センター東病院通院治療センターにおけるオキサリプラチンでのアレルギー発現時の対応マニュアルを示す．症状出現時は直ちに投与を中断し，適切な処置を行う．それ以降の治療としては，オキサリプラチンの再投与は原則として避けることが望ましい．ただし，Grade1/2の場合に限り，十分な前投薬（抗ヒスタミン薬およびステロイド）と頻回の観察のもと再投与を試みる場合もある．再投与において再度アレルギー反応が生じ，さらに初回より重篤となることも多いため，投与を行うかどうかはリスクとベネフィットを勘案しなが

表2　国立がん研究センター東病院通院治療センターにおけるアレルギー発現時の対応マニュアル

● 過敏症発症時→いかなる場合も治療中断
● 発見時はクレンメ閉塞，バイタルサイン測定，ルート内の薬液吸引し，生理食塩水を満たしておく

Grade	アレルギー発現時の対応	それ以降の投与
1	Medication 投与[※1] → 治療はいったん中止，医師の診察により入院または帰宅の判断 → Grade0に回復したらオキサリプラチン以外は投与再開可能	アレルギーレジメン[※2]
2		アレルギーレジメン[※2]
3以上	Medication 投与[※1] → 治療中止し，入院	原則治療なし

※1　Medication：
　①ソルコーテフ® 100 mg i.v.，②ポララミン® 1A （③エピクイック® 0.1%：0.35 mL皮下注，筋注，気道内散布）
※2　アレルギーレジメン：
　①前投薬としてデキサート® 19.8 mg，②ガスター® 1A，③ポララミン® 1A，④アロキシ® 1A
i.v：静脈注射

ら慎重に検討されるべきである．2回目にアレルギー反応が出現した場合，以後の再投与は永続的に行わない．アナフィラキシーの頻度は少ないが，発現した場合には死に至ることがある重篤な症状であり，心肺蘇生やショックに準じた対応を迅速に行う必要がある．Grade3/4のアレルギー反応が出現した場合の再投与は禁忌である．

2）「抗体製剤によるinfusion reaction」の特徴とその対応

infusion reactionの徴候と症状は薬剤点滴中またはその直後に発現し，点滴終了より24時間以内に完全に回復するものである．代表的な薬剤としてセツキシマブがあげられる．

完全ヒト型抗体であるため，パニツムマブでのinfusion reactionの発現頻度は約3％と非常に少なく，一般的に前投薬は不要とされる．**キメラ型抗体であるセツキシマブでは約20％にinfusion reactionが発現するため，抗ヒスタミン薬の投与は必須であり，さらにステロイドを併用することで頻度を1/3に減らすことが可能である**[16]．そのため重篤なinfusion reactionの約90％が発現するとされる初回投与時では，抗ヒスタミン薬とステロイドの併用投与が必須であり，2回目以降も推奨される．

例として，表3に当院通院治療センターにおいてinfusion reactionが出現した際の対応マニュアルを示す．infusion reactionが発現した場合，Grade1/2のときは，まずは注入速度を半分に減速するか中止する．症状が改善しない場合，解熱鎮痛薬，抗ヒスタミン薬，ステロイドなどを投与する．Grade3/4のinfusion reactionが発現した場合，投与を直ちに中止し，それ以降の治療も中止する．

表3 国立がん研究センター東病院通院治療センターにおけるinfusion reaction出現時の対応マニュアル

Grade	対応
1	投与速度50％で継続→投与完了→帰宅
2	投与中断 → Medication[※1] → Grade 0 or Grade 1 → Grade 1の対応
3/4	投与中断 → 薬剤吸引 → Medication[※2] → 入院

[※1] Medication 1
①ソルコーテフ® 500 mg＋ポララミン® 5 mg i.v
（②エピクイック® 0.1％：0.35 mL 皮下注or筋注）

[※2] Medication 2
①エピクイック® 0.1％：0.35 mL 皮下注or筋注（total 3回まで10〜15分ごと）
②メプチンエアー® 2吸入，③ソルメドロール® 125 mg or ソルコーテフ® 500 mg i.v
④ポララミン® 5 mg

i.v：静脈注射

7 高血圧

ベバシズマブやレゴラフェニブなどVEGF系に関与する薬剤では副作用として血圧上昇が認められる．ベバシズマブ関連の高血圧Grade3以上の頻度は約5〜15％，全Gradeで約20〜40％であり[17〜19]，レゴラフェニブではGrade3以上の頻度は約7％，全Gradeで約28％[9]といずれも高頻度である．各サイクル開始前は血圧を測定する．また自宅でも最低1日1回は血圧を測定してくるよう指導を行う．平均して140/90 mmHgを超える，あるいはベースラインから20 mmHg

以上の上昇を認めた場合，降圧薬の投与を開始する．降圧薬1剤でコントロールできない場合は，2剤以上の併用を検討する．多くの場合，積極的な降圧薬の使用によりコントロール可能であるが，重症例においてはコントロール可能となるまで休薬が必要である．また，投与中や投与後に一過性に血圧が上昇する場合があり，血圧が正常に戻ったことを確認したうえで帰宅させる．血管新生阻害薬の投与により発現する高血圧は，外因性の血管内皮増殖因子（vascular endothelial growth factor：VEGF）の低下によるもので，本態性高血圧とは発現メカニズムが異なるとされている．降圧薬の選択に明確なコンセンサスは得られておらず，積極的適応，禁忌もしくは慎重投与，薬物相互作用などを考慮し，個々の患者の臨床状況に応じて降圧薬を選択するとよい．

8 蛋白尿

ベバシズマブにおける蛋白尿の発現頻度は27〜38％であるが，Grade3以上は1.0％以下と稀である[20)〜22)]．ベバシズマブによる蛋白尿と高血圧との間には関連性が示唆されており，いずれかが発症した際には，他方も考慮しながら対応することが必要となる．

ベバシズマブ投与期間中は尿蛋白を定期的に検査することが勧められる．尿蛋白が出現または悪化していくようであれば24時間の尿蛋白量を測定し，2g以上であれば2g未満に改善するまで投与を休止する．多くは特別な治療は必要とせず，Grade2〜3の場合はGrade1に回復するまで休薬を行う．Grade4の場合，ベバシズマブの投与は中止する．

9 血栓症

血栓症は，動脈血栓塞栓症（arterial thromboembolism：ATE）と静脈血栓塞栓症（venous thromboembolism：VTE）に分けられ，ベバシズマブ投与によりリスクが上昇することが示されている．血栓塞栓症の既往や抗凝固療法を実施中の患者では，リスク評価を適切に行い，投与適応の可否を判断することが必要である．

1）動脈血栓塞栓症（ATE）

動脈血栓塞栓症には脳血管発作，一過性脳虚血発作，心筋梗塞，狭心症，脳虚血，脳梗塞が含まれ，海外での発現頻度は1.5〜9.0％と報告されている．ベバシズマブ投与期間中はどの時点でも発症する可能性があるが，特に投与開始1カ月までの発症割合が高いとされている．

5試験1,745例の統合解析により，薬物療法とベバシズマブの併用は，非併用群と比較して有意に動脈血栓症の発現頻度が高くなることが示されている（3.8％ vs 1.7％）．また，動脈血栓塞栓症の既往を有する，あるいは65歳以上であることが動脈血栓塞栓症の独立したリスク因子であると報告されている[20)]．しかし，ベバシズマブの効果・毒性は65歳以上と未満で差がないとされており，動脈血栓塞栓症の危険因子を有する症例に対しては，ベバシズマブを慎重に投与すべきではあるが控える必要はない．一般的には6カ月以内の動脈塞栓・血栓症既往を有する場合にはベバシズマブ投与を避けることが多い．治療中に新たに動脈血栓塞栓症が発現した場合は投与を中断するべきであり，以後の投与は行わない．

2) 静脈血栓塞栓症（VTE）

静脈血栓塞栓症（VTE）は，以前はベバシズマブリスクを上昇させないとされていたが，メタアナライシスによってVTEのリスクを1.3倍上昇させることが示されている[22]．また，大腸がんの薬物療法で頻用される中心静脈リザーバーは上肢VTEの要因となり，関連した症候性VTEのリスクは2～4％といわれている．しかし無症候性のことも多く，実際の発症頻度はさらに高いと考えられる．

急性期の下肢VTEにおいては，血栓が膝窩静脈より中枢側にある中枢型では腫脹，疼痛，色調変化があるが，末梢型では無症状のこともある．

VTEの治療の必要性は，症状（腫脹・疼痛など）の改善と，それに続く肺血栓塞栓症（pulmonary embolism：PE）を阻止することである．労作時息切れや呼吸困難を呈する場合はPEを疑うことが重要であり，造影CTなどの画像検査を行う．

血栓症のモニタリングとしては**D-dimerが有用**である．陰性的中率が非常に高いマーカーであり，正常値であればほぼ血栓を否定できるとされる．ただし，正常値を上回るような場合に必ず血栓があるということではない．特に担がん状態ではD-dimerの変動が大きい場合があり，値があくまでも血栓のリスクを推定する目処にすべきである．D-dimerの数値の変動だけで薬物療法の施行の判断にはしない．症状や画像などから総合的に判断すべきである．

3) 抗凝固療法

一般的にVTEの急性期の治療ではヘパリンの投与，慢性期の治療ではワルファリン（ワーファリン®）が用いられる．担がん患者であることは，出血性と血栓性の双方の素因となり得る．そのため出血のリスクを評価し，安全性を確認したうえで抗凝固療法を継続する．

> **Pitfall　ワルファリン処方時の注意点**
>
> 5-FU系抗がん剤とワルファリンの相互作用により，ワルファリンの効果増強が起こりやすくなるため，薬物療法との併用の際はPT-INRのモニタリングは厳重に行う必要がある．また抗菌薬投与による腸内細菌叢の変化も，ワルファリンのコントロールに大きく影響を与えるため注意しなければならない．

10 穿孔

消化管穿孔は，ベバシズマブに特徴的かつ重大な副作用である．発現頻度は約0.9％と低いが，発現した場合の死亡率は21.7％と報告されている[22]．発症時期に一定の傾向は認められないため，急な強い腹痛があった場合は鑑別診断に消化管穿孔を含めるべきである．その他の症状としては，腹部全体に板状硬の筋性防御を呈するなどの腹部刺激症状，白血球の高度の増多や減少，CRPの急上昇，発熱などがあげられる．リスク因子としては，BRiTE試験の結果などから「急性憩室炎，腹腔内膿瘍，消化管閉塞，腫瘍の存在，がん性腹膜炎，腹腔・骨盤部への放射線治療の既往」が示唆されているが，明確ではない．消化管穿孔の診断が確定した場合は，ベバシズマブを中止し，以後の投与は行わない．

11 出血

　ベバシズマブの副作用において粘膜出血は比較的多く，20〜50％に認められる．大部分はGrade1の鼻出血であり，多くは5分未満で止血可能，無治療にて消失するものである．歯肉や膣からの出血も起こりうるが，軽度の皮膚出血については経過観察にてほとんどが改善する．

　一方，頻度は低いものの致死的な有害事象となるのが，**消化管出血・肺出血**である．ベバシズマブによるGrade3以上の出血は2〜5％と報告されている．消化管出血の頻度は，原発非切除でも有意に上昇しないが，**消化管出血の50％は原発からとの報告もあり，原発非切除症例では原発からの出血を念頭におくべきである**．肺出血については，原発性肺がんでは扁平上皮がんや気管支中枢部など大血管付近に腫瘍が存在し気管支内に露出していることが重要な危険因子と考えられている．

　処置を有する出血を認めたような場合，ベバシズマブの投与は中止する．

12 創傷治癒遅延

　ベバシズマブの投与による創傷治癒遅延は，頻度は1.4％，重篤なものは0.3％とされている．創傷治癒遅延により創の離開や術後出血等の合併症のリスクが上昇するとされ，ベバシズマブ投与中に手術を行うと10％の頻度で創傷治癒遅延または出血をきたすと考えられている．**ベバシズマブの半減期は21日であり，肝切除などの大手術の前には目安として半減期の倍の42日間程度の期間を設けることが推奨される**．消化管穿孔の際など緊急手術がやむをえない場合には，リスク回避のため低侵襲な手術を選択するべきである．術後に治療を開始する際も，術後少なくとも4週間，あるいは術創が完全に回復するまでは，ベバシズマブは投与すべきではない．

　中心静脈リザーバー埋め込みの小手術に関しては，ベバシズマブ投与直前に行っても出血などがなければ投与開始可能とされる．ただし少数ではあるが，市販後調査において中心静脈リザーバー埋め込みに関連した合併症の報告がある．理想的には，埋め込みから治療開始まで1週間程度の期間を設け，創傷の状況を確認したうえで開始することが望ましい．

POINT

- それぞれの薬剤に特徴的な副作用とそのマネジメントについて理解する
  オキサリプラチン：末梢神経障害・アレルギー反応
  イリノテカン：下痢・白血球減少
  カペシタビン：手足皮膚反応
  ベバシズマブ：高血圧・蛋白尿・血栓症・消化管穿孔・出血・創傷治癒遅延
  セツキシマブ・パニツムマブ：皮膚障害・infusion related reaction

文 献

1) Hughes WT, et al: Clin Infect Dis, 34 (6): 730-751, 2002
2) Klastersky J, et al: J Clin Oncol, 18 (16): 3038-3051, 2000
    → 発熱性好中球減少をきたしたがん患者を対象とし，低リスクの発熱性好中球減少を予測するためのスコアリングシステムの妥当性の評価．MASCC risk-index score 21点以上を低リスクとした場合の陽性予測値は91％，特異度68％，感度71％であり，スコアリングシステムによるリスク評価の有用性が示された．
3) Smith TJ, et al: J Clin Oncol, 24 (19): 3187-3205, 2006
    → 2006年に改訂されたG-CSFの使用に関するASCOガイドラインである．
4) Benson AB 3rd, et al: J Clin Oncol, 22 (14): 2918-2926, 2004
    → 2004年に改訂された化学療法に伴う下痢に関するASCOガイドラインである．激しい下痢に加えて重篤な合併症が生じた場合，オクトレオチドの使用が推奨されるとなった．
5) André T, et al: J Clin Oncol, 27 (19): 3109-3116, 2009
    → 治癒切除を受けたStage IIまたはIII結腸がんの患者を対象に，術後補助化学療法としてのLV5FU2療法とFOLFOX4療法の有効性を比較検討した試験である．術後補助化学療法におけるオキサリプラチンの再発抑制効果が示された．
6) Tournigand C, et al: J Clin Oncol, 24 (3): 394-400, 2006
7) Chibaudel B, et al: J Clin Oncol, 27 (34): 5727-5733, 2009
8) 『大腸癌治療ガイドライン医師用2014年版』（大腸癌研究会 編），金原出版，2014
9) Grothey A, et al: Lancet, 381: 303-312, 2013
    → 標準化学療法施行後に病勢進行が認められた切除不能進行・再発大腸がん患者を対象として，レゴラフェニブ群とプラセボ群を比較した第III相試験．本試験の結果をもってレゴラフェニブが大腸がんにおける標準治療の1つとなった．
10) Time profile of adverse events (AEs) from regorafenib (REG) treatment for metastatic colorectal cancer (mCRC) in the phase III CORRECT study. Abstract #3637 ASCO2013
11) Lacouture ME, et al: J Clin Oncol, 28 (8): 1351-1357, 2010
    → 化学療法とパニツムマブの併用療法を行う大腸がん患者を対象として，予防的治療群〔初回投与前日から保湿剤，日焼け止め，ステロイド剤（外用）を塗布およびドキシサイクリン服用〕と対症的治療群の皮膚障害発現を比較したランダム化試験．予防的な皮膚治療を行うことでパニツムマブによる皮膚障害の発現頻度が低下することが示された．
12) 『パニツムマブの実臨床』（吉野孝之，山﨑直也 監修），メディカルレビュー社，2010
13) 『アトピー性皮膚炎治療ガイドライン2006』（山本昇壯，河野陽一監修），協和企画，2006
14) Van Cutsem E, et al: J Clin Oncol, 25 (13): 1658-1664, 2007
    → 三次治療以降の転移性結腸・直腸がん患者を対象に，パニツムマブ＋BSC（best supportive care）群とBSC単独群を比較検討する第III相ランダム化オープン試験．パニツムマブ＋BSC群ではBSC単独群と比較しPFSの有意な延長を認めた．
15) 『エルプラット® 使用成績調査 最終集計結果』ヤクルト，2009
16) Siena S, et al: MABEl — A large multinational study of cetuximab plus irinotecan in irinotecan-resistant metastatic colorectal cancer: updata on infusion related reactions (IRR). 2007 gastrointestinal cancers symposium (abstract #353), 2007
17) Hurwitz, H, et al: N Engl J Med, 350 (23) 2335-2342, 2004
    → 一次治療としてのIFL療法にベバシズマブを併用した際の有効性と安全性をIFL療法との比較において検討した試験（AVF2107g）．ベバシズマブ併用群でOS, PFSの有意な延長を認めた．第III相試験として大腸がんにおける分子標的薬の有効性を示した初の試験である．
18) Kabbinavar FF, et al: J Clin Oncol, 23 (16): 3697-3705, 2005
    → イリノテカンによる一次治療に不適格と考えられる未治療の転移性結腸・直腸がん患者を対象とし，5-FU＋LV療法にベバシズマブを併用した際の有効性と安全性を検討した試験（AVF2192g）．ベバシズマブ併用群では5-FU＋LV療法単独に比べ，PFSの有意な延長を認めた．
19) Saltz LB, et al: J Clin Oncol, 26 (12): 2013-2019, 2008
    → 一次療法としてのFOLFOX療法もしくはXELOX療法にベバシズマブを併用した際の有効性と安全性を検討した第III相試験（NO16966）．FOLFOX療法もしくはXELOX療法にベバシズマブを併用することでPFSを有意に延長することが示された．
20) Scappaticci FA, et al: J Natl Cancer Inst, 99 (16): 1232-1239, 2007
    → 大腸，乳腺または非小細胞肺がんの患者を対象とした5試験1,745例の統合解析．化学療法とベバシズマブの併用により，非併用群と比較して有意に動脈血栓症の発現頻度が高くなることが示された．一方で，本検討ではベバシズマブの併用により静脈血栓塞栓症の発現頻度は変わらないと報告された．
21) Nalluri SR, et al: JAMA, 300 (19): 2277-2285, 2008
    → 大腸，乳腺，肺，腎，膵がんまたは悪性中皮腫の患者を対象とした15試験7,956例の統合解析．ベバシズマブの投与により静脈血栓症の発現頻度も有意に高くなることが示された．
22) Hapani S, et al: Lancet Oncol, 10: 559-568, 2009
    → 固形がんを対象とした17試験12,294例の統合解析．ベバシズマブの投与により消化管穿孔の発現頻度が有意に高くなることが示された．結腸・直腸がんではベバシズマブ併用群では非併用群と比較し，消化管穿孔のリスクが3.1倍高まるとされた．

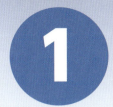

第4章 胆膵がん

1 切除不能進行・再発膵がんに対する薬物療法
GEM単独療法，S-1，FOLFIRINOX，GEM＋nab-PTX

尾阪将人

わが国における膵がん年間死亡数は約28,000人であり，膵がんは本邦においてがん死亡者数で第5位に相当する主要ながん腫である．膵がんに対して根治が期待できる唯一の治療は早期例に対する切除術であるが，膵がんの早期発見はきわめて困難であり，診断時で80％超が切除不能進行例である．また，切除例においても再発がきわめて高率であり，切除後の5年生存割合も10〜20％にとどまる．したがって，切除不能・再発膵がん患者に対する有効な薬物療法開発は膵がん患者全体の遠隔成績向上に対してきわめて重要である．

近年，切除不能進行・再発膵がんに対する薬物療法に対する新規薬剤が登場し，治療成績が向上してきている．本項では，切除不能進行・再発膵がんに対する薬物療法のエビデンスと投与の実際について概説する．

1 切除不能進行・再発膵がんに対するファーストラインのエビデンス

国内外の診療ガイドラインにおいて，ゲムシタビン単独療法，ゲムシタビン＋エルロチニブ，S-1，FOLFIRINOX，ゲムシタビン＋ナブパクリタキセルが切除不能進行・再発膵がんに対するファーストラインとして推奨されている．それぞれの治療法のエビデンスを概説する．

1）ゲムシタビン（GEM）単独療法

1997年にBurrisらは，切除不能進行膵がん（局所進行例＋遠隔転移例）126例を対象として5-FU vs ゲムシタビンの比較試験を行い，ゲムシタビンの優位性を示した[1]〔生存期間中央値（MST）：4.7 vs 5.7カ月，1年生存割合：2％ vs 18％〕．以降，ゲムシタビン単独療法は進行膵がんに対する標準治療として位置付けられてきた．

2）ゲムシタビン＋エルロチニブ

膵がんではEGFRの過剰発現を高率に認めることが知られ，EGFRのチロシンキナーゼインヒビターであるエルロチニブは，膵がんでのゲムシタビンとの併用療法において，その効果が期待されていた．しかし，切除不能進行膵がん（局所進行例＋遠隔転移例）126例を対象としたゲムシタビン＋エルロチニブとゲムシタビンとの比較第Ⅲ相試験ではゲムシタビン単独のMSTが5.9カ月であったのに対し，ゲムシタビン＋エルロチニブのMSTは6.2カ月と統計学的な有意差は認めたもののその差はわずかであり[2]，コストや間質性肺炎などの重篤な有害事象を考慮すると標準治療として受け入れられていないのが現状である．

3）GEST試験〔S-1療法，GS（ゲムシタビン＋S-1）療法〕

　　　ゲムシタビンに対するS-1の非劣性とゲムシタビンに対するGSの優越性が検証された日本，台湾にて施行されたオープンラベル無作為化比較第Ⅲ相試験である[3]．日本と台湾から834例が登録され，全生存期間（OS）に関しては各群中央値がゲムシタビン8.8カ月，S-1 9.7カ月，GS 10.1カ月であり，ゲムシタビンに対するS-1の非劣性が証明された（HR＝0.96，97.5％ CI 0.78～1.18；$p<0.001$）．しかし，ゲムシタビンに対するGSの優越性を示すことはできなかった（HR＝0.88，97.5％ CI 0.71～1.08；$p=0.15$）．先行する第Ⅱ相試験の結果より期待されたGS療法であったが，OSでゲムシタビンに対する優越性を証明できなかった．しかし，この試験においてゲムシタビンに対するS-1の非劣性が証明され，**第一選択治療の幅が広がった**．

4）FOLFIRINOX（L-OHP，CPT-11，5-FU，LV併用療法）

　　　PS0～1の遠隔転移を有する膵がん324例を対象にゲムシタビン単独に対しFOLFIRINOXの優越性の検証試験がフランスにて行われた[4]．全生存でHR＝0.57（MST：6.8 vs 11.1カ月，1年生存割合：20.6％ vs 48.4％）の圧倒的な生存期間の延長効果を示した．この結果を受け，NCCNガイドラインでは2011年からFOLFIRINOXはゲムシタビン単独とともに全身状態良好例に対してcategory 1に位置づけられている．わが国でもFOLFIRINOX療法の第Ⅱ相試験が行われ，MST10.7カ月，無増悪生存期間（PFS）中央値5.6カ月，奏効割合38.9％と海外の試験と遜色ない成績が報告され，**2013年12月より保険収載された**．現在，**膵がん診療ガイドラインでもグレードAにて推奨されている**．国内第Ⅱ相試験において，特に好中球減少・発熱性好中球減少が高頻度にみられることが報告されており，患者選択・有害事象対策には十分留意する必要がある．

5）ゲムシタビン＋ナブパクリタキセル（nab-PTX）

　　　nanoparticle albumin-bound paclitaxel（ナブパクリタキセル）は，パクリタキセルと人血清アルブミンを結合させた130 nmのナノ粒子製剤である．遠隔転移を有する膵がん861例を対象にゲムシタビン単独に対しゲムシタビン＋ナブパクリタキセルの優越性を検証試験が行われた．全生存でHR＝0.72（95％ CI：0.617～0.835，$p=0.000015$，MST：6.7 vs 8.5カ月）と1年生存率はゲムシタビン＋ナブパクリタキセル群35％，ゲムシタビン群22％（$p=0.00020$），2年生存率はそれぞれ9％，4％（$p=0.02123$）と生存期間の延長効果を示した[5]．この結果を受け，NCCNガイドラインでは2014年からゲムシタビン＋ナブパクリタキセルは全身状態良好例に対してcategory 1に位置付けられている．わが国で行われた第Ⅰ/Ⅱ相試験でも，奏効割合44.1％，PFS中央値5.6カ月，MST 13.5カ月と良好な成績が報告され[6]，**2014年12月より保険収載された**．現在，**膵がん診療ガイドラインでもFOLFIRINOXとともにグレードAにて推奨されている**．

2 FOLFIRINOX療法の実際

　FOLFIRINOX療法の治療スケジュール，薬剤用量を図1に示す．第Ⅲ相試験において高頻度にみられた有害事象は（以下かっこ内は Grade 3 以上の発現頻度），好中球減少（45.7％），発熱性好中球減少症（5.4％），血小板減少（9.1％），下痢（12.7％），末梢神経障害（9.0％）であった．わが国で行われた第Ⅱ相試験では，Grade 3 以上の白血球減少が 44.4％，好中球減少 77.8％，発熱性好中球減少症 22.2％とさらに強い毒性が報告されており，FOLFIRINOX療法の適応に関しては，**全身状態，年齢，骨髄機能（好中球数，血小板数），黄疸や下痢の有無など十分に考慮し，適切な患者選択が必須**である．

　国内第Ⅱ相試験では原法と同様のレジメンで行われており，有害事象による減量が 88.9％にみられ，特に 5-FU ボーラスの相対投薬強度中央値は 15.9％であった．CPT-11 は 2 コース以降 33.3％の患者で 150 mg/m² に減量され，6 コース以降では 16.7％で中止となった．国内外のデータより FOLFIRINOX 原法は有効性が高いものの有害事象管理に難渋する可能性があると考えられており，**現在行われている FOLFIRINOX 関連臨床試験の多くが L-OHP や CPT-11 の減量または 5-FU ボーラスを省略するいわゆる modified regimen にて施行されている**（図2）．ただ，modified regimen にすることにより FOLFIRINOX 原法に比べ有害事象の

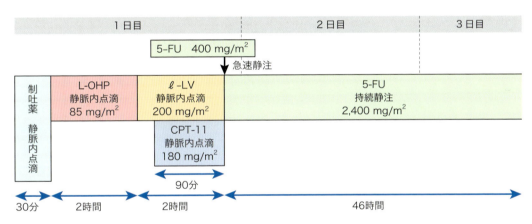

図1 FOLFIRINOX 投与方法

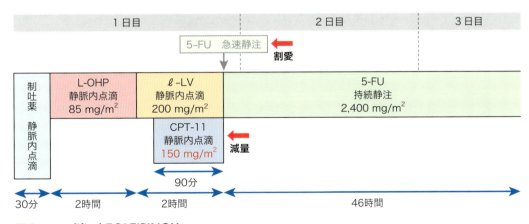

図2 modified FOLFIRINOX

軽減は期待できる一方で，薬剤投与量を減量したことにより治療効果が低下する可能性は否定できない．現在，国内において「化学療法未治療の遠隔転移を有する膵がんに対するFOLFIRINOX modified regimenの第Ⅱ相試験」が行われており，その結果が待たれる．

3 ゲムシタビン＋ナブパクリタキセルの実際

ゲムシタビン＋ナブパクリタキセル療法の治療スケジュール，薬剤用量を表1，図3に示す．第Ⅲ相試験においてゲムシタビン＋ナブパクリタキセル群で17％にGrade3の末梢神経障害を認めた．比較的早期より出現することが多く，また，Grade3の末梢神経障害がGrade1まで改善するまでの期間は中央値で29日とされている．末梢神経障害は患者のQOLを低下させる要因となることから，**末梢神経障害の増悪時は，早めのナブパクリタキセルの減量または中止を検討する必要がある．**

ゲムシタビンもナブパクリタキセルも催吐作用の強い薬剤ではないが，第Ⅲ相試験では32％，国内第Ⅱ相試験では11.8％の嘔吐がみられており，デキサメタゾンとパロノセトロンとの併用が望ましい．

表1 ゲムシタビン＋ナブパクリタキセル療法の薬剤用量

減量段階	ナブパクリタキセル	ゲムシタビン
通常投与量（mg/m²）	125	1,000
1段階減量（mg/m²）	100	800
2段階減量（mg/m²）	75	600

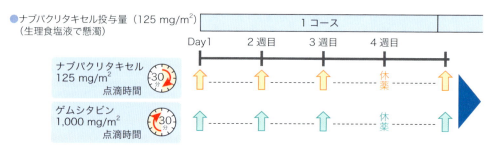

図3 ゲムシタビン＋ナブパクリタキセル療法の治療スケジュール
（文献7より引用）

4 FOLFIRINOXとゲムシタビン＋ナブパクリタキセルの使い分け

FOLFIRINOX，ゲムシタビン＋ナブパクリタキセルと相次いで保険収載され，進行膵がんに対する治療選択肢は広がった．しかし，これらの治療法の使い分けについて明らかになっていない．第Ⅲ相試験の有効性（ゲムシタビン単剤に対するOSのHR）を比較すると，FOLFIRINOXは0.57，ゲムシタビン＋ナブパクリタキセルは0.72であった．単純にこれら2つの試験を比較

するとFOLFIRINOXはゲムシタビン＋ナブパクリタキセルより優れているように見える．しかし，背景の異なる2つの試験の比較であり，有効性についてどちらのほうがより優れたレジメンであるかについては単純に試験間のデータの比較は難しく，今後のエビデンスの蓄積が必要である．

　安全性については臨床試験の患者背景の違い（表2）によりある程度の使い分けは可能である．わが国における臨床試験の主な有害事象を表3にまとめる．

　Grade3以上の好中球減少，発熱性好中球減少，下痢はFOLFIRINOXでより多い．国内試験においてはUGT1A1遺伝子多型のうち，ホモまたはダブルヘテロ接合体は除外されていた．ホモまたはダブルヘテロ接合体の遺伝子多型を有する患者はCPT-11の毒性が強いとされており，これらを除外したにもかかわらず，国内臨床試験では強い毒性が出ていることよりFOLFIRINOXの実施には慎重な患者選択が必要である．

　一方，ゲムシタビン＋ナブパクリタキセルでは血液毒性はFOLFIRINOXに比べて軽いものの，Grade3以上の末梢神経障害がみられることが多い．ゲムシタビン＋ナブパクリタキセル末梢神経障害は比較的早期よりみられ，患者のQOLを低下させる要因となりうるだけに，注意が必要である．

表2　ゲムシタビン＋ナブパクリタキセルとFOLFIRINOX臨床試験における患者背景の違い

患者背景		ゲムシタビン＋ナブパクリタキセル		FOLFIRINOX	
		MPACT (n＝431)	国内PⅡ (n＝34)	ACCORD 11 (n＝171)	国内PⅡ (n＝35)
ECOG PS/KPS	0/90〜100	58％	62％	37％	58.3％
	1/70〜80	42％	38％	62％	41.7％
	2/〜70				
腫瘍局在	膵頭部	44％	41％	39％	19.4％
	その他	56％	59％	61％	80.6％
胆管ステント挿入例		19％	15％	0％	16.7％

表3　ゲムシタビン＋ナブパクリタキセルとFOLFIRINOX臨床試験における主な有害事象

有害事象	ゲムシタビン＋ナブパクリタキセル		FOLFIRINOX	
	MPACT (n＝431)	国内PⅡ (n＝34)	ACCORD 11 (n＝171)	国内PⅡ (n＝35)
疲労	17％		23.6％	
下痢	6％	5.9％	12.7％	8.3％
末梢神経障害	17％	5.9％	9％	5.6％
好中球減少（＞G3）	38％	67.6％	45.7％	77.8％
発熱性好中球減少	3％	2.9％	5.4％	22.2％
血小板減少	13％	5.9％	9.1％	11.1％

5 切除不能進行・再発膵がんに対するセカンドライン

　FOLFIRINOX療法やゲムシタビン＋ナブパクリタキセル療法の登場により切除不能膵がんの治療成績は著しく改善したが、治癒を望めるものではなく、病状の増悪は必至である。そのため、切除不能進行膵がんのさらなる予後改善には、有効な二次治療の確立が急務である。これまでに数多くの臨床試験が行われてきたが、ほとんどは単アーム第Ⅱ相試験や後ろ向き研究、または小規模な第Ⅲ相試験であり、セカンドラインとして確立した標準治療はない。

　OFF試験（CONKO-003試験）は、当初BSCとの比較試験であったが、症例登録が難航し1年後（N=46例）に試験中止となった。試験成績は2011年に論文公表され[8]、OFF療法のMST4.8カ月は、BSC（2.3カ月）に比較し有意に良好であった（$p=0.008$, $HR=0.45$）。また、先述したGEST試験では、ゲムシタビン群の66.4％が二次治療を受けており、MSTが8.8カ月と良好であったことは、二次治療の効果と考えられる。

　CONKO-003試験はその後、OFF療法とFF（フルオロウラシル、フォリン酸）療法のランダム化試験として再スタートした。再試験では183例が集積され、OFF療法のFF療法に対する優越性が報告された。

　わが国においては、2006年にS-1が保険収載されて以降、実質標準治療として行われてきた。BSCとの比較試験はないが、S-1導入前後の治療成績の比較においてS-1導入後は導入前に比べて有意に生存期間が延長されていたとの報告[9]もあり、**セカンドラインとしてS-1の有用性は間接的に示されている**。

　このように、進行膵がんにおいて二次治療は予後改善に寄与しているとの見方はできる一方で、国際的にも標準治療が定まっていないのが現状である。主なセカンドラインの比較試験を表4に示す。ファーストラインにおいて成功を収めた多剤併用療法への期待が持たれたが、多くが優越性を示せていない。

　そのなかで、**CPT-11封入型ナノリポソーム製剤のMM398**は、5-FU＋LVとの併用にて、5-FU＋LVに比べ有意に生存期間を延長することが報告[10]され、2015年米国FDAにて承認された。MM398は国内承認試験が計画されており、その結果が待たれる。

表4 主なセカンドラインの比較試験

レジメン名	報告年	主要評価項目	症例数	中央値（月）	HR（95%CI）
5-FU＋FA＋L-OHP 5-FU＋FA	2014[11]	OS	183	5.9 vs 3.3	0.66（0.48～0.01）
S-1＋L-OHP S-1	2012[12]	PFS	264	7.4 vs 6.9	1.03（0.79～1.34）
S-1＋CPT-11 S-1	2013[13]	PFS	127	5.8 vs 5.8	0.75（0.51～1.09）
5-FU＋LV＋MM398 5-FU＋LV	2014[10]	OS	417	6.1 vs 4.2	0.64

FA：フォリン酸、L-OHP：オキサリプラチン、CPT-11：イリノテカン

■ 文 献

1) Burris HA 3rd, et al : J Clin Oncol, 15 : 2403-2413, 1997
   ➡ 切除不能進行膵がん（局所進行例＋遠隔転移例）126例を対象として5-FU vs ゲムシタビンの比較試験を行い，ゲムシタビンの優位性を示した（MST：4.7 vs 5.7カ月，1年OS：2％ vs 18％）．

2) Moore MJ, et al : J Clin Oncol, 25 : 1960-1966, 2007
   ➡ 切除不能進行膵がん（局所進行例＋遠隔転移例）126例を対象としたゲムシタビン＋エルロチニブとゲムシタビンとの比較第Ⅲ相試験．ゲムシタビン単独のMSTが5.9カ月であったのに対し，ゲムシタビン＋エルロチニブのMSTは6.2カ月と統計学的な有意差は認めたもののその差はわずかであった．

3) Ueno H, et al : J Clin Oncol, 31 : 1640-1648, 2013
   ➡ ゲムシタビンに対するS-1の非劣性とゲムシタビンに対するGSの優越性が検証された日本，台湾にて施行されたオープンラベル無作為化比較第Ⅲ相試験．日本と台湾から834例が登録され，OSに関しては各群中央値がゲムシタビン 8.8カ月，S-1 9.7カ月，GS 10.1カ月であり，ゲムシタビンに対するS-1の非劣性が証明された（HR＝0.96, 97.5％ CI 0.78～1.18；$p<0.001$）．しかし，ゲムシタビンに対するGSの優越性を示すことはできなかった（HR＝0.88, 97.5％ CI 0.71～1.08；$p=0.15$）．

4) Conroy T, et al : N Engl J Med, 365 : 768-769, 2011
   ➡ PS0～1の遠隔転移を有する膵がん324例を対象にゲムシタビン単独に対しFOLFIRINOXの優越性を検証するフランスでの試験．全生存でHR＝0.57（MST：6.8 vs 11.1カ月，1年OS：20.6％ vs 48.4％）の圧倒的な生存期間の延長効果を示した．

5) Von Hoff DD, et al : N Engl J Med, 369 : 1691-1703, 2013
   ➡ 遠隔転移を有する膵がん861例を対象にゲムシタビン単独に対しゲムシタビン＋ナブパクリタキセルの優越性を検証する試験．全生存でHR＝0.72（95％ CI：0.617～0.835, $p=0.000015$, MST：6.7 vs 8.5カ月）と1年OSはゲムシタビン＋ナブパクリタキセル群35％，ゲムシタビン群22％（$p=0.00020$），2年生存率はそれぞれ9％, 4％（$p=0.02123$）と生存期間の延長効果を示した．

6) Okusaka T, et al : Cancer Sci, 105 : 1321-1326, 2014
   ➡ わが国で行われたゲムシタビン単独に対しゲムシタビン＋ナブパクリタキセルの優越性を検証する第Ⅰ/Ⅱ相試験．奏効割合 44.1％, PFS中央値 5.6カ月，MST 13.5カ月と良好な成績が報告された．

7) 『アブラキサン®適正使用ガイド（治癒切除不能な膵癌）』，p26, 大鵬薬品工業株式会社, 2014

8) Pelzer U, et al : Eur J Cancer, 47 : 1676-1681, 2011
   ➡ 症例登録が難航し1年後（N＝46例）に試験中止となったOFF試験（CONKO-003試験）の試験成績．OFF療法のMST4.8カ月は，BSC（2.3カ月）に比較し有意に良好であった（$p=0.008$, HR＝0.45）．

9) Nakai Y, et al : Jpn J Clin Oncol, 40 : 774-780, 2010
   ➡ S-1導入前後の治療成績の比較においてS-1導入後は導入前に比べて有意に生存期間が延長されていた．

10) Von Hoff D, et al : Ann Oncol, 25（suppl 2）: ii105-106, 2014
    ➡ 切除不能進行・再発膵がんに対する二次治療の比較試験．CPT-11封入型ナノリポソーム製剤のMM398は，5-FU＋LVとの併用にて，5-FU＋LVに比べ有意に生存期間を延長した．

11) Oettle H, et al : J Clin Oncol, 32 : 2423-2429, 2014
    ➡ 切除不能進行・再発膵がんに対する二次治療の比較試験．5-FU＋LV vs 5-FU＋FA＋L-OHPで，MST：5.9カ月 vs 3.3カ月（HR＝0.66, 95％ CI 0.48～0.01）．

12) Okuska T, et al : ESMO Congress, abstr#728, 2012
    ➡ 切除不能進行・再発膵がんに対する二次治療の比較試験．S-1＋L-OHP vs S-1で，PFS中央値：7.4カ月 vs 6.9カ月（HR＝1.03, 95％ CI 0.79～1.34）．

13) Mizuno N, et al : J Clin Oncol, abstr#263, 2013
    ➡ 切除不能進行・再発膵がんに対する二次治療の比較試験．S-1＋CPT-11 vs S-1で，PFS中央値：5.8カ月 vs 5.8カ月（HR＝0.75, 95％ CI 0.51～1.09）．

第4章 胆膵がん

2 膵がんに対する術後補助化学療法の選択
S-1療法，GEM療法

福冨　晃

膵がんに対して治癒が期待できる唯一の治療法は根治切除のみである．しかしながら，切除後の再発率は高く，術後2年以内に再発する症例が多い．再発率を下げ，生存期間を延ばすために術後補助化学療法が推奨されており，近年，わが国で行われた臨床試験の結果，さらなる治療成績の向上が報告されている．本項では，切除後膵がんに対する術後補助化学療法の適応，治療レジメン，マネジメントについて述べる．

1 切除後膵がんに対する術後補助化学療法のエビデンス（表1）

膵がん切除後の補助化学療法の有効性は，ドイツを中心に行われたCONKO-001試験によって示されている．術後に6カ月間のゲムシタビン（GEM）療法を行った群は切除単独群に比べ，無再発生存期間が有意に延長しており（中央値：13.4 vs 6.9カ月，$p<0.001$）[1]，長期追跡の結果，生存期間（OS）の延長［中央値（MST）：22.8 vs 20.2カ月，$p=0.01$，ハザード比（HR）0.76］や5年生存率の倍増（20.7 vs 10.4％）も確認されている[2]．わが国で行われたJSAP-02試験においても，ほぼ同様の無再発生存期間（中央値：11.4 vs 5.0カ月）や生存期間（中央値：22.3 vs 18.4カ月，5年生存率：23.9 vs 10.6％）が示されており[3]，国内外でGEMによる術後補助化学療法が標準治療として用いられるようになった．

続いて，わが国では，術後補助化学療法としてGEM療法とS-1療法を比較する第Ⅲ相試験（JASPAC01試験）が行われた．その結果，S-1療法はGEM療法と比べ，全生存（2年生存率：

表1　切除後膵がんに対する術後補助化学療法の臨床試験

試験名	治療群	症例数	無再発生存期間			全生存期間（OS）			
			中央値（月）	2年無再発生存率（％）	HR [p値]	中央値（月）	2年生存率（％）	5年生存率（％）	HR [p値]
CONKO-001[1,2]	手術単独	175	6.9	14.5	—	20.2	—	10.6	0.76
	術後GEM	179	13.4	30.5	[$p<0.001$]	22.8	—	20.7	[$p=0.01$]
JSAP-02[3]	手術単独	60	5.0	17	0.60	18.4	40	10.6	0.77
	術後GEM	58	11.4	27	[$p=0.01$]	22.3	48	23.9	[$p=0.19$]
JASPAC01[4]	術後GEM	191	11.2	29	0.57	25.9	53	—	0.54
	術後S-1	187	23.2	49	[$p<0.0001$]	未成熟	70	—	[$p<0.0001$]

70 vs 53％，$p<0.0001$，HR 0.54），無再発生存（2年無再発生存率：49 vs 29％，$p<0.0001$，HR 0.57）のどちらも有意に改善していた[4]．忍容性も良好であったため，本試験の結果から，国内ではS-1による術後補助化学療法が新たな標準治療として位置づけられた．

以上より，国際的にはGEM療法が標準治療として用いられるが，わが国ではS-1療法が第一に推奨されている[5]．

2 術後補助化学療法の対象

肉眼的に完全切除された膵がん患者が対象となる．つまり，局所がん遺残度としてR0だけでなく，R1（病理組織学的検索でがん遺残を認める）の症例も対象に含まれる．これは，他のがんと異なり，膵がんではR0かR1かの判定が施設や病理診断医によってばらつく可能性があるため，CONKO-001試験[1]やJASPAC01試験[4]においてはR0とR1の両者を対象として試験が行われたからである．

> **MEMO** R1症例
> R1症例はCONKO-001試験[1]では17％，JASPAC01試験[4]では13％含まれていた．

> **Pitfall** 術中腹水洗浄細胞診
> 臨床試験では，根治性の高い手術が行われていることを担保するために，さらに厳しい適格規準が設定されていた．CONKO-001試験[1]では術後の腫瘍マーカー（CEA，CA19-9）が基準値上限の2.5倍以下である症例のみを対象としていた．一方，JASPAC01試験[4]では腫瘍マーカーの規定はなかったものの，手術中の腹水洗浄細胞診を必須としており，がん陰性であることを条件としていた．また，補助化学療法開始前には骨盤部も含めたCT検査を行い，早期再発病変がないことを確認しておくことも必要とされた．よって，JASPAC01試験で示されたような治療成績を得るためには術中の腹水洗浄細胞診や補助療法開始前のCT検査を評価しておく必要がある．

また，胃がんや大腸がんと異なり，Stage I症例であっても手術のみで十分に治癒が得られるとはいえず，遠隔転移例（Stage IV）を除くすべてのStageの切除症例が対象となる（StageはUICC分類[6]に基づく）．

> **MEMO** Stage I 症例
> JASPAC01試験[4]ではStage I症例が9％，Stage II症例が91％，Stage III症例（腹腔動脈合併切除例）が0.5％含まれていた．

3 術後補助化学療法の適応判断

膵がんに対する根治手術として，膵頭十二指腸切除術のような侵襲の比較的大きな手術が行われることも多い．よって，補助化学療法の適応を判断するうえでは，術後の全身状態の回復

状況を適切に評価することが重要である．ECOG performance status（PS）が0または1であり，経口摂取が十分可能であること（特にS-1療法），また，**主要臓器（骨髄，肝，腎）の機能が以下の規準を満たす**ことが望ましい．

表2　術後補助化学療法の適応の規準（主要臓器機能）

白血球数	3,000/mm³ 以上　12,000/mm³ 以下
好中球数	1,500/mm³ 以上
血小板数	100,000/mm³ 以上
血色素量	8.0 g/dL 以上
総ビリルビン値	2.0 mg/dL 以下
ASTおよびALT値	100 IU/L 以下
血清クレアチニン値	1.2 mg/dL 以下

4 術後補助化学療法の開始時期

術後補助化学療法の標的は，根治的な手術が行われた後に遺残する，肉眼的にも各種画像検査にても確認できない微小ながん細胞である．微小であればこそ，がん細胞を消滅させて再発を抑えることが期待されるが，化学療法の開始が遅くなれば，その間にがん細胞が増殖してしまい，再発抑制効果が期待できなくなる可能性がある．全身状態が許せば，**術後から2カ月以内**を目標に開始するのが望ましい．反対に，術後3カ月以内に治療を開始できない症例に対する術後補助化学療法の有効性や安全性は明らかでない．

> **MEMO** 手術から補助化学療法開始までの期間
> 　実際の手術から補助化学療法開始までの期間は，CONKO-001試験[1]のGEM群は中央値36日（範囲28〜43日），JASPAC01試験[4]ではGEM群56日（20〜97日），S-1群50日（17〜85日）であった．

5 治療レジメンの選択

有効性の点から**S-1療法が第一に推奨される**[5]．しかし，術後の下痢のコントロールが不良であったり，経口摂取の回復が十分でない，などS-1の安定した内服継続が困難と予測される場合もありうる．その際は，全身状態が許せば，代わりにGEM療法の選択を考慮する．

S-1投与に不安を感じたら…
　有効性の高いS-1療法の選択が望ましいものの，経口摂取や下痢などの状況によりS-1投与に不安を感じる場合は，まずS-1をトライしてみて判断する方法もあろう．初回コースの有害事象を慎重にモニタリングし，その結果，S-1の忍容性が低いようであれば，以降の治療期間はGEM療法に変更して行うといった対応も可能である．

6 治療方法

1) S-1療法（図1）

体表面積に合わせて，初回投与量（表3）を1日2回，朝食後および夕食後に服用する．4週間連日経口投与し，その後，2週間休薬する．これを1コースとし，4コース施行する．

> **クレアチニンクリアランス**
>
> S-1の配合成分であるギメラシルは腎排泄であるため，腎機能が低下していると副作用が増強する．このため，クレアチニンクリアランス（CCr）による投与量の調整が必要とされる．CCr＜60 mL/分では1段階減量し，CCr＜40 mL/分では2段階減量を考慮する．CCr＜30 mL/分ではS-1の投与は避けるべきである．

コースの開始や休薬，再開，休止の臨床試験での規準を参考までに示す（表4）．

休薬規準のいずれかに該当した場合は，コース内の治療を一時的に中断する．2週間以内に再開規準を満たせば，コース内の残りの治療を再開する．2週間を超える場合は休止とする．

休止規準のいずれかに該当した場合は，そのコースの治療を終了する．4週間以内にコース開始規準を満たせば，次コースより開始とするが，その際，減量，あるいはスケジュール変更を行う（コツを参照）．休止後4週間を超えてもコース開始規準を満たさない場合は，S-1による術後補助化学療法を中止する．

> **S-1療法の安全性の確認**
>
> 治療中は少なくとも2週間に1回，自他覚症状のチェックや血液生化学検査を評価する．1コース目や全身状態，治療経過から有害事象が懸念される場合は，1週間に1回の評価を考慮する．

薬剤名	1コース目（6週）						2コース目
	1 (1w)	8 (2w)	15 (3w)	22 (4w)	29 (5w)	36 (6w)	43　（日） (7w)
S-1 （表3の用量）	▲▲▲▲▲▲▲	▲▲▲▲▲▲▲	▲▲▲▲▲▲▲	▲▲▲▲▲▲▲	休薬	休薬	▲▲▲▲▲

図1 S-1療法

表3 S-1の投与量

体表面積	1.25 m² 未満	1.25 m²≦ ＞1.5 m²	≧1.5 m²
初回投与量	40 mg/回 (80 mg/日)	50 mg/回 (100 mg/日)	60 mg/回 (120 mg/日)
1段階減量	25 mg/回 (50 mg/日)	40 mg/回 (80 mg/日)	50 mg/回 (100 mg/日)

表4　S-1療法の治療変更規準

項目	コース開始規準	休薬規準	再開規準	休止規準
白血球数（/mm³）	≧3,000	＜2,000	≧2,500	＜1,000
好中球数（/mm³）	≧1,500	＜1,000	≧1,200	＜500
ヘモグロビン（g/dL）	≧8.0	—	—	—
血小板数（/mm³）	≧10万	＜5万	≧7.5万	＜2.5万
総ビリルビン（mg/dL）	≦3.0	＞3.0	≦1.5	—
GOT, GPT（IU/L）	≦150	＞150	≦150	—
血清クレアチニン（mg/dL）	≦1.5	＞1.5	≦1.5	—
発熱	＜38℃	≧38℃	＜38℃	—
発熱性好中球減少症	なし	あり	なし	あり
下痢	≦Grade 1	≧Grade 2	≦Grade 1	≧Grade 3
その他の非血液学的毒性	投与不適と判断されるGrade 2以上の毒性がない	投与不適と判断されるGrade 2以上の毒性が出現	休薬理由となった毒性がGrade 1以下に回復	投与不適と判断されるGrade 3以上の毒性が出現
その他				S-1の休薬日数が2週間を超える

減量か？ スケジュール変更か？（S-1の場合）

　減量の場合は，表3に従って1回の投与量を減らす．一方，スケジュール変更では，「4週投与2週休薬」から「2週投与1週休薬」へ投与期間を短縮する．コース開始後2週間以内に休止すべき毒性が出現した場合は，次コースからは減量を選択することとなるが，2週間以降に出現した場合は両者とも選択肢となりうる．減量とスケジュール変更のどちらがより治療効果を期待できるかは明らかではないものの，治療強度（dose intensity）を落とさないスケジュール変更を優先してやってみるのも1つの考えである．スケジュール変更を試みた結果，やはり毒性のコントロールが難しいようであれば，あらためて減量を選択すればよい．

2）GEM療法（図2）

　GEM1,000 mg/m² を30分かけて点滴静注する．週に1回の投与を3回連続し，4週目は休薬する（3投1休）．これを1コースとし，6コース施行する．

GEMの投与方法

　GEMの点滴静注は投与時間が長くなると，副作用が増強する可能性があるため，必ず30分以内で投与する．また投与時に血管痛を伴うことがあるため，太い血管から投与する．事前に温罨法により血管を拡張させておく，GEMの溶解液を増やす，などの対策が試みられている．

　コースの開始や休薬，減量について臨床試験での規準を参考までに示す（表6）．8日目，15日目の投与予定日に休薬規準のいずれかに該当する場合は，投与を中止し，そのコースを終了

薬剤名	1コース目（4週）				2コース目
	1 (1w)	8 (2w)	15 (3w)	22 (4w)	29 (日) (5w)
GEM (1,000mg/m²)	↑	↑	↑	休薬	↑

図2　GEM療法

表5　GEMの投与量

	用量
初回投与量	1,000 mg/m²
1レベル減量	800 mg/m²
2レベル減量	600 mg/m²

表6　GEM療法の治療変更規準

項目	コース開始規準	休薬規準	減量規準
白血球数（/mm³）	≧3,000	＜2,000	＜1,000
好中球数（/mm³）	≧1,500	＜1,000	＜500
ヘモグロビン（g/dL）	≧8.0	—	—
血小板数（/mm³）	≧10万	＜7.5万	＜2.5万
総ビリルビン（mg/dL）	≦3.0	＞3.0	—
GOT, GPT（IU/L）	≦150	＞150	—
発熱	＜38℃	≧38℃	—
発熱性好中球減少症	なし	あり	あり
下痢	≦Grade 1	≧Grade 2	≧Grade 3
その他の非血液学的毒性	投与不適と判断されるGrade 2以上の毒性がない	投与不適と判断されるGrade 2以上の毒性が出現	投与不適と判断されるGrade 3以上の毒性が出現
その他			・8日目の投与を休薬した場合 ・15日目の投与を休薬し, 22日目に次コースを開始できない場合

する．次の投与は，コース開始規準のすべてを満たすことを確認のうえ，次コースより開始する．その際，減量規準のいずれかに該当する事象があった場合は，表5に従って投与量を減量する．休薬後4週間を超えてもコース開始規準を満たさない場合は，GEMによる術後補助化学療法を中止する．

GEM療法の安全性の確認

投与予定日には必ず，自他覚症状のチェックや血液生化学検査を評価する．1コース目や全身状態，治療経過から有害事象が懸念される場合は，休薬予定日（22日目）にも外来観察することを考慮する．

2　膵がんに対する術後補助化学療法の選択

> **コツ** 減量か？ スケジュール変更か？（GEMの場合）
>
> 減量規準に該当した場合は安全性を考慮して次回投与より減量すべきである．一方，休薬規準に該当した場合は必須ではない．しかし，減量しなければ，その後も休薬をくり返して，かえって有効性が落ちてしまう可能性がある．そこで，減量の適応を治療強度（dose intensity）に基づいて判断する方法が考えられる．例えば15日目の投与が休薬となった症例は，減量しなければ，以降の治療も2投1休のペースとなることが予測され，GEMのdose intensityは667 mg/m^2/週となる．一方，800 mg/m^{2}へ減量して，休薬なく3投1休の治療ができたとしても，GEMのdose intensityは600 mg/m^2/週である．よって，この場合は，減量ではなく2投1休でのスケジュール変更を優先する．同様に8日目の投与が休薬となる症例では，減量せずに1投1休のペースで治療すると500 mg/m^2/週であり，800 mg/m^{2}へ減量して3投1休あるいは2投1休の治療ができれば600 mg/m^2/週あるいは533 mg/m^2/週となるため，減量を優先する（表6の"その他"に該当）．

7 有害事象

JASPAC01試験[4]でみられた有害事象を表7に示す．Grade 3以上のものでは，白血球減少，好中球減少，血小板減少の頻度はGEM群で有意に高く，口内炎や下痢の頻度はS-1群で有意に高かった．また，GEM群では治療関連死と考えられる感染症による死亡を2例（肺炎，胆管炎）認めた．

> **Pitfall** S-1療法における有害事象対策と患者教育
>
> S-1療法は内服治療であり簡便であることがメリットであるが，毎日の内服の可否は患者自身の判断にまかせられてしまうため，ときに有害事象が重篤化する危険性がある．よって治療を開始する前に十分な情報提供（患者教育）が必要である．発熱時や下痢の悪化時には休薬して，受診を考慮することや，薬の飲み忘れに気づいたときの対応方法（次の内服までに8時間以上あけられない場合は休薬する）についてあらかじめ説明しておく．また，有害事象の予防・軽減のために，口内炎に対するうがい，手足皮膚反応に対する保湿剤の塗布，流涙に対する点眼薬の使用を推奨しておく．

8 再発の評価

1）画像診断

腹部から骨盤までを含む造影CTと胸部のX線写真（あるいは胸部から骨盤までの造影CT）による評価を行う．術後最初の2年間は3カ月ごとに，2年以降は6カ月ごとに実施する．

2）腫瘍マーカー

術後3カ月ごとに実施する．腫瘍マーカーの急な上昇や経時的な上昇傾向があれば再発を疑い，画像診断を行う．

表7 JASPAC01試験での有害事象

CTCAE v3.0	GEM群（n＝191），%			S-1群（n＝187），%			Grade 3
	Any	Gr.3	Gr.4	Any	Gr.3	Gr.4	p値
白血球減少	94.2	31.9	6.8	55.1	3.7	4.8	＜0.001
好中球減少	95.8	45.5	26.7	74.9	11.2	2.1	＜0.001
ヘモグロビン減少	99.0	9.4	7.9	93.0	8.6	4.8	0.303
血小板減少	70.2	2.1	7.3	42.8	0	4.3	0.048
AST上昇	75.9	5.2	0	62.9	1.1	0	0.022
ALT上昇	77.5	4.2	0	55.9	0.5	0	0.020
ビリルビン上昇	13.1	0	0.5	45.7	1.1	0	0.547
クレアチニン上昇	9.4	0	0.5	11.3	0.5	0	0.985
疲労	69.1	4.7	0	66.3	4.8	0.5	0.778
口内炎	14.1	0	0	40.1	2.7	0	0.023
食欲不振	55.5	5.2	0.5	64.2	8.0	0	0.386
悪心	52.4	1.6	1	44.9	3.7	0	0.533
嘔吐	24.6	0.5	0.5	22.5	1.6	0	0.636
下痢	34.0	0	0	47.1	4.3	0.5	0.002
発熱	35.6	0.5	0	24.6	2.7	0	0.095
発熱性好中球減少症	1.6	1.6	0	0.5	0.5	0	0.326
感染	8.4	3.1	1.0＊	7.5	1.1	0	0.059

＊Greade 5が2例（肺炎，胆管炎）
（文献4を参考に作成）

> **MEMO** 初回再発部位
>
> JASPAC01試験[4]では，初回再発部位として肝臓が最も多く（約30〜40％），続いて局所，リンパ節，腹膜の順で再発の頻度が高く報告されている．

> **Pitfall** 再発の診断
>
> 再発と診断された場合，以降は，延命を目的とした全身化学療法を継続的に行うことが想定される．FOLFIRINOXやGEM＋ナブパクリタキセルといった多剤併用療法を選択した場合は強い毒性も懸念されるため，症状の変化や腫瘍マーカーの上昇だけでは再発と診断せず，原則，それを裏付ける画像所見をもって確定診断とすべきである．しかし，CTによる検出・診断が難しい場合もある．局所再発は術後の炎症性瘢痕との鑑別が，腹水は再発（がん性腹水）か術後の一過性腹水かの鑑別が必要となる．腫瘍マーカーの変化も参考にして，CTにて再発の確定に至らない場合であっても，PETやMRI，腹水穿刺細胞診など他のモダリティーによる評価を追加し，可能な限り，再発の確定診断に努める．

POINT

- 膵がんに対する術後補助化学療法としてはS-1療法が第一に推奨される．しかし，術後の全身状態から困難と予測される場合や実際に治療を開始してみて，忍容性が低い場合にはGEM療法を考慮する
- 治療効果を保ちつつ，うまく続けるためには，患者選択，治療開始時期，用量調整，患者教育，有害事象のマネジメントを適切に判断・実行することが大切である

文献

1) Oettle H, et al：JAMA, 297：267-277, 2007
   → CONKO-001試験の報告．術後に6カ月間のGEM療法を行った群は切除単独群に比べ，無再発生存期間が有意に延長していた（中央値：13.4 vs 6.9カ月，$p < 0.001$）．

2) Oettle H, et al：JAMA, 310：1473-1481, 2013
   → CONKO-001試験の長期成績の報告．術後6カ月間のGEM療法を行った群は切除単独群に比べ，生存期間の延長（MST：22.8 vs 20.2カ月，$p = 0.01$，HR0.76）や5年生存率の倍増（20.7 vs 10.4％）が確認された．

3) Ueno H, et al：Br J Cancer, 101：908-915, 2009
   → わが国で行われたJSAP-02試験の報告．術後にGEM療法を行った群は切除単独群に比べ，無再発生存期間（中央値：11.4 vs 5.0カ月）や生存期間（MST：22.3 vs 18.4カ月，5年生存率：23.9 vs 10.6％）の延長が示された．

4) Fukutomi A, et al：J Clin Oncol, 31：15s（abstr 4008），2013
   → JASPAC01試験のASCO2013での発表．S-1療法はGEM療法と比べ，全生存（2年生存率：70 vs 53％，$p < 0.0001$，HR 0.54），無再発生存（2年無再発生存率：49 vs 29％，$p < 0.0001$，HR 0.57）のどちらも有意に改善していた．

5) 『科学的根拠に基づく膵癌診療ガイドライン2013年版第3版』（日本膵臓学会 膵癌診療ガイドライン改訂委員会），pp92-94，金原出版，2013

6) "TNM Classification of Malignant Tumours, 7th ed"（International Union Against Cancer），pp132-135，Wiley-Blackwell，2009

第4章 胆膵がん

3 切除不能進行・再発胆道がんに対する薬物療法
GEM＋CDDP併用療法，GEM単独療法，S-1単独療法

金井雅史

> 切除不能胆道がんに対するファーストラインはゲムシタビン＋シスプラチン（GEM＋CDDP）併用療法であり，セカンドラインに関するエビデンスは乏しいが，実臨床においてはPSが良好な症例に対してはGEM＋CDDP後のセカンドラインとしてS-1が選択されているケースが多いと推測される．他の消化器がんと比べると使える薬剤も限られており，治療法選択で悩むことは少ないが，本項では胆道がん薬物療法の実際について概説する．

1 ゲムシタビン＋シスプラチン（GEM＋CDDP）併用療法

切除不能進行・再発胆道がんに対するゲムシタビン＋シスプラチン（GEM＋CDDP）併用療法とゲムシタビン（GEM）単剤とを比較した第Ⅲ相臨床試験（ABC-02試験）によってGEM＋CDDP併用療法の優越性が証明されたことから〔生存期間中央値（MST）11.7カ月 vs 8.2カ月，ハザード比（HR）0.64，$p < 0.001$〕，GEM＋CDDP療法がファーストラインの標準治療として確立された[1]．わが国で行われたランダム化第Ⅱ相試験でもGEM＋CDDP群のMSTが11.2カ月であったのに対し，GEM単剤群で7.7カ月とほぼ同様の結果が報告されている[2]．

1）GEM＋CDDP併用療法の対象症例

実臨床において以下のような条件を満たす症例は，GEM＋CDDP併用療法の適応と考えられる．
①PSが2以下
②クレアチニンクリアランス（Ccr）がCockcroft式で45 mL/分以上
③骨髄機能が保たれている（目安として好中球数＞1,000/mm^3，血小板数＞100,000/mm^3）
④活動性の間質性肺炎がない
⑤胆道感染がコントロールされている

CDDPは腎毒性があることで有名であるが，先に述べたABC-02試験の適格規準ではCcrが45 mL/分以上と設定されており[1]，われわれもこの値を1つの目安としている．

2）投与方法

投与スケジュールと実際の処方例（当院に登録されているレジメン）を図1に示す．

薬剤名	1コース			2コース			1	(日)
	1	8	15	1	8	15		
GEM+CDDP	⬇	⬇		⬇	⬇			

投与順	薬剤	投与時間
Rp1	デカドロン® 3.3 mg グラニセトロン 1A（3 mg） ソルデム®3A 500 mL	60分
Rp2	ゲムシタビン 1,000 mg/m² 生理食塩水 100 mL	30分
Rp3	シスプラチン 25 mg/m² 生理食塩水 500 mL	60分
Rp4	ソルデム®3A 500 mL	60分

図1　GEM＋CDDP併用療法のレジメン

3）投与開始の目安

　当院で用いている投与開始（血液検査データのみ）の目安を表1に示す．この数値を満たしているから絶対大丈夫というわけではなく，また逆に数値は満たさないが投与可能と判断される場合もありうる．さらに胆道がんでは薬物療法の経過中に胆管炎を合併する症例も多く，上記の検査値を満たしていても，例えば前コースまで正常であったAST/ALT，総ビリルビン値が突然上昇した場合などは胆管炎を疑い，休薬，抗生剤投与，さらに消化器内科医とも連絡をとって胆道ドレナージ処置を考慮するなど臨機応変な対応も必要である．

表1　投与開始の目安

	day1	day8
好中球数	1,500/mm³以上	1,000/mm³以上
血小板数	100,000/mm³以上	75,000/mm³以上
AST，ALT	150 IU/L以下	150 IU/L以下
総ビリルビン	3 mg/dL以下	3 mg/dL以下
Ccr（CDDPのみ対象）	45 mL/分以上	45 mL/分以上

体格によるCCrの変化に注意

　クレアチニンクリアランス（Ccr）は小柄で年配の女性の場合，特に注意が必要である．例えば70歳，体重65 kg，クレアチニン値が1.0 mg/dLの男性のCockcroft式で計算したCcrは63 mL/分となるが，同じ70歳，クレアチニン値が1.0 mg/dLでも体重が45 kgの女性の場合，Ccrは37 mL/分となり，CDDP休薬の検討が必要となる．

4）減量方法

　減量方法は臨床試験でよく用いられている基準に準じて行っている（表2）．

表2 減量方法

前コースの毒性	GEM
Grade4（＜500/mm³）の好中球減少 2コース続けてGrade3の好中球減少 もしくはGrade2の血小板減少のため day1もしくはday8の延期が必要	200 mg/m²減量
Grade3（＜50,000/mm³）の血小板減少	
発熱性好中球減少症	

　まずはGEMの1回投与量を1,000 mg/m² → 800 mg/m² → 600 mg/m²というように200 mg/m²ずつ減量する．GEMの1回投与量を600 mg/m²まで減量してもGrade 3以上の好中球減少をくり返すような症例に対し，当院では投与スケジュール（600 mg/m²）を1投1休に変更している．CDDPはもともと投与量が少ない（25 mg/m²）こともあり，血液毒性に対して当院では基本GEMを減量してCDDPの減量は行っていない．CDDPによる腎障害が出現した際にはCDDPは減量ではなく休薬している．

> **MEMO** 治療期間6ヵ月で見直す
> 　先に述べたABC-02試験ではプロトコル治療は最長6ヵ月と規定されている．国内の実臨床で治療効果が認められている場合，6ヵ月で薬物療法を完全に打ち切ることは難しいと推測される．一方でGEM＋CDDP併用療法を6ヵ月も続けていると腎機能障害や，薬物療法後の倦怠感などの訴えも増えてくるので，6ヵ月を過ぎても腫瘍コントロールが良好な場合，次回評価で腫瘍増大が確認されるまでGEM単独療法に切り替えることもある．

> **Pitfall** 悪心よりも便秘がつらいことも
> 　CDDPは催吐性に関して高リスク群に分類されるが，胆道がんにおける標準用量（25 mg/m²）は食道がんや胃がんなどで用いられる用量の半分以下であることもあり，悪心コントロールで難渋することは少ない．一方で5-HT₃拮抗薬には便秘の副作用があり，悪心より点滴後の便秘のほうがつらいと訴えられる患者さんもおられるが，この場合5-HT₃拮抗薬の減量が有効なことがある（グラニセトロンの場合 3 mg → 1 mgに減量）．

2 ゲムシタビン（GEM）単独療法

　高齢や腎機能低下，もしくは合併疾患のため，GEM＋CDDP併用療法が難しいと判断される症例はGEMもしくはS-1単剤が候補レジメンとなる．胆道がんでGEMとS-1を直接比較した試験はないのでどちらが優れているかを論じることはできない．ちなみに国内で行われた異なる第II相試験の結果ではGEM群のMSTが7.7ヵ月，S-1群のMSTは9.0ヵ月と報告されている[2)3)]．おそらくGEMで開始した場合はセカンドラインとしてS-1が，S-1で開始した場合は二次治療としてGEMを用いることになると思われるので，どちらで開始しても大きな差はないと推測されるが，まずはGEM単独療法について述べる．
　下に示すように3投1休が標準のスケジュールなのでGEM＋CDDP併用療法と比して通院

回数は多くなるが，点滴時間はGEM＋CDDPでは前後の補液を含めると4時間近くかかるのに対し，GEM単剤では1時間程ですむこと，また副作用も当然軽くてすむという利点がある．GEM単剤投与時のスケジュールと実際の処方例を以下に示す．

1）投与方法

投与スケジュールと実際の処方例（当院に登録されているレジメン）を図2に示す．

薬剤名	1コース				2コース			
	1	8	15	21	1	8	15	（日）
GEM	⬇	⬇	⬇		⬇	⬇	⬇	

投与順	薬剤		投与時間
Rp1	生理食塩水	100 mL	全開
Rp2	ゲムシタビン 生理食塩水	1,000 mg/m² 100 mL	30分
Rp3	生理食塩水	100 mL	全開

図2 GEM単独療法のレジメン

血管痛対策

GEM投与で血管痛を訴える患者さんは多いが，血管痛を緩和する目的で安易にGEMの投与時間を延長すると血液毒性のリスクが上昇するため，投与時間は30分を厳守する．当院で行っている血管痛対策を以下に示す．
① 血管を温める
② GEMの溶解液を生理食塩水 250 mLに増量する
③ GEMの溶解液と前後の生理食塩水を5％ブドウ糖液に変更する[4]
④ ①～③でもダメなら中心静脈ポートを留置する

2）投与開始・減量の目安

減量の目安に関しては先に述べたGEM＋CDDP併用療法とほぼ同じであるが，GEM単剤の場合，特に好中球減少は起こっても比較的すみやかに回復することから，投与開始時の好中球数に関してはday 1でもday8と同じ1,000/mm³以上を目安にすることが多い．

皮疹のコントロール

GEMによる派手な薬疹を経験することがある．GEM投与後1投目はそれほど目立たず，2投目後に体幹～四肢に斑状紅斑が広がって気づくパターンが多い．薬疹治療の基本は原因薬剤の中止であるが，胆道がんでGEMが使えなくなると残る薬剤はS-1だけになってしまう．当院ではこのような症例に対し前投薬のデキサートを16.5 mgに増量することにより，今までのところ全症例で皮疹のコントロールができている[5]．

3 S-1単独療法

腎障害があるとS-1の副作用が強く出るため，以下の**表3**に準じて減量での開始が必要となる．またS-1は4週投与2週休薬が添付文書に記載されている投与法であるが，S-1内服開始後2週目以降に下痢や口内炎の副作用で休薬が必要になる症例もあるため，忍容性の低い例では2投1休も考慮する．十分な比較検討は行われていないが，4週投与2週休薬と2週投与1週休薬はdose intensityは同じであることから，治療効果に関しても大きな影響はないと考えられる．

表3 減量と開始の目安

体表面積（m²）	Ccr（mL/分）			
	≧60	60＞ ≧40	40＞ ≧30	30＞
＜1.25	80 mg/日	60 mg/日	50 mg/日	投与不可
1.25≦ ＜1.5	100 mg/日	80 mg/日	60 mg/日	
1.5≦	120 mg/日	100 mg/日	80 mg/日	

> **MEMO GEM＋S-1併用療法**
> 国内で行われたS-1単剤とGEM＋S-1併用療法を比較する第Ⅱ相臨床試験で，GEM＋S-1群の良好な治療成績が報告されている（MSTがS-1単剤群とGEM＋S-1群でそれぞれ9.0カ月 vs 12.5カ月）[3]．この結果を受けて標準療法のGEM＋CDDPに対するGEM＋S-1の非劣性を検証する第Ⅲ相臨床試験が現在国内で進行中である．

4 セカンドラインについて

胆道がんにおいてbest supportive careと比較したセカンドラインのランダム化比較臨床試験は存在せず，その有用性に関するエビデンスは乏しい．しかし実臨床でPSが保たれている症例においては，ファーストラインに用いられなかった薬剤によるセカンドライン（ファーストラインがGEM＋CDDP併用療法の場合→セカンドラインはS-1単剤）が広く行われているものと推察される．

> **POINT**
> - 胆道がんのファーストラインにおける治療はGEM＋CDDP併用療法である
> - GEM＋CDDPの適応とならない症例に対してはGEMもしくはS-1単剤が選択肢となる
> - セカンドラインのエビデンスは乏しいが，実臨床ではPS良好な症例に対して行われている

■ 文 献

1) Valle J, et al：N Engl J Med, 362：1273-1281, 2010
   ➡ GEM + CDDP 併用療法が胆道がん薬物療法の一次標準治療となることを示した有名な第Ⅲ相臨床試験（ABC-02試験）.

2) Okusaka T, et al：British Journal of Cancer, 103：469-474, 2010
   ➡ ABC-02試験と同じく，GEM + CDDP 併用療法とGEM単剤を比較した国内での第Ⅱ相臨床試験．日本人においてもGEM + CDDP 併用療法群の治療成績が良好であることを示した．

3) Morizane C, et al：Cancer science, 104：1211-1216, 2013
   ➡ GEM + S-1併用療法とS-1単剤とを比較した第Ⅱ相臨床試験．現在この試験結果をうけてGEM + CDDPに対するGEM + S-1の非劣性を検証する試験が進行中である．

4) Nagai H, et al：Support Care Cancer, 21：3271-3278, 2013
   ➡ GEMの溶解液を生理食塩水を5％ブドウ糖液に変更することにより有意に血管痛の頻度が低下することを示した二重盲検比較試験．

5) Kanai M, et al：Annals of Oncology, 21：189-190, 2010
   ➡ GEMの広範囲な皮疹に対し，デキサートを16.5 mgに増量することによりコントロールが可能になったことを報告．

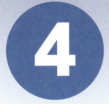

第4章 胆膵がん

4 胆道がんに対する術後補助化学療法の考え方

仲地耕平

> 根治切除が行われた胆道がん患者に対する術後補助化学療法の有用性を示したエビデンスはない．そのため日常臨床においては補助化学療法を行うべきでなく，手術単独療法が標準治療である．現在，国内外においてゲムシタビン，カペシタビン，S-1等を用いた比較試験が行われており，それらの結果によっては，新たな治療法が確立する可能性がある．

1 術後補助化学療法の考え方

　一般的に術後補助化学療法とは，根治切除後に臨床的に確認できない微小な遺残腫瘍を根絶し，再発抑制，治癒率向上を目的とした化学療法のことと定義される．あらかじめ遺残腫瘍の有無を予測することはできないため，再発高リスク（例えばリンパ節転移陽性など）と考えられる患者を対象に行われる．したがって外科切除のみで完全に治癒している患者に対しても化学療法を行うことになる．そのため，**毒性を伴う化学療法を施行するには，再発抑制と生存期間の延長という明確な有用性が検証されている必要があると考えられる**．よって，胆道がんに対しては，日常臨床として補助化学療法は行うべきではないと考えられる．

2 術後補助化学療法の比較試験

　これまでに胆道がんに対象を絞ったランダム化比較試験（randomized controlled trial：RCT）の報告はないが，膵がんなどの近隣臓器疾患を含めたRCTが報告されており，その概要について解説する．

　Takadaらは膵がん，胆道がんを対象に，手術単独群と術後補助化学療法としてマイトマイシンC＋5-FU療法（MF療法）を施行した群とのRCTを報告している[1]．胆管がん118例，胆嚢がん112例，乳頭部がん48例が登録され，疾患別，根治度別に生存期間（OS）が解析されている（表1）．胆嚢がんの非治癒切除例において，5年生存割合が手術単独群で0%に対しMF療法群で8.9%と有意差（$p=0.0226$）を認めているが，治癒切除例では，いずれのがん種においても，MF療法群のOSにおける優越性は認められていない．

　また，Neoptolemosらは乳頭部がん，下部胆管がんを含む傍乳頭部腺がんを対象としたRCTを報告している（ESPAC-3）[2]．乳頭部がん297例，下部胆管がん96例，その他（十二指腸がんなど）35例が登録され，手術単独群144例，術後5-FU＋folinic acid群143例，術後ゲム

表1 MF療法のランダム化比較試験における5年生存割合

	根治度	患者数	5年生存割合（%） MF	5年生存割合（%） 手術単独	p値
胆管がん	治癒切除	72	41.0	28.3	0.4816
	非治癒切除	46	8.3	15.9	0.3034
胆嚢がん	治癒切除	51	46.4	30.9	0.1517
	非治癒切除	61	8.9	0	0.0226
乳頭部がん	治癒切除	41	32.1	38.8	0.4953
	非治癒切除	7	0	0	0.1513

MF：マイトマイシンC＋5-FU

シタビン群141例の3群に割り付けられた（図1）．MSTは手術単独群では35.2カ月に対して，5-FU＋folinic acid群では38.9カ月（HR＝0.95, 95%CI 0.70〜1.28, p＝0.74），またゲムシタビン群では45.7カ月（HR＝0.77, 95%CI 0.57〜1.05, p＝0.10），といずれの補助化学療法においても優越性は示されていない．

以上のように根治切除を施行された胆道がんに対する補助化学療法の有効性は示されていない．その理由として，胆道がんに対して有効な薬剤が少ないことや，膵頭十二指腸切除や肝切除などの高侵襲の手術後には，十分な薬剤が投与できない場合が多いことなどが考えられる．

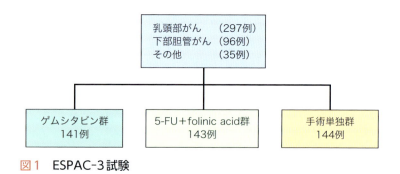

図1 ESPAC-3試験

> **Pitfall**
> 肉眼的に非治癒切除となった場合，あるいは切除し得たが遠隔転移を伴う場合（肝転移や遠隔リンパ節転移など）には，進行胆道がんとして化学療法を行う．

3 現在進行中または追跡期間中の術後補助化学療法の比較試験

国内において，肝外胆管がんのみを対象に，手術単独群とゲムシタビンによる術後補助療法群との第Ⅲ相試験が施行された．2007〜2010年の間に登録が行われ，2016年現在追跡期間中である〔Bile Duct Cancer Adjuvant Trial（BCAT），UMIN000000820〕．また，胆道がんを対象に，手術単独群とS-1による術後補助療法群の第Ⅲ相試験が2013年から始まっている．現在も登録期間中であり，350例の登録予定となっている（JCOG1202試験，UMIN000011688）．

英国では手術単独群とカペシタビンによる補助施行群との第Ⅲ相試験が施行されている．2006年から登録が開始となり2014年に登録が終了している．フランスでは，手術単独群とゲムシタビン＋オキサリプラチン併用による補助療法群との第Ⅲ相試験が施行されており，2009年から登録が開始されている．目標症例数は190人である．

POINT

- 根治切除を施行された胆道がんに対する補助化学療法の有効性は示されていない

文　献

1) Takada T, et al : Cancer, 95 : 1685-1695, 2002
　→ 胆道がん根治切除例に対するMF療法による補助療法の延命効果は示されていない．
2) Neoptolemos JP, et al : JAMA, 308 : 147-156, 2012
　→ 胆道がん根治切除例に対する5-FU療法，ゲムシタビン療法による補助療法の延命効果は示されていない．

第4章 胆膵がん

5 知っておくべき副作用対策

上野　誠

　FOLFIRINOX，ゲムシタビン＋ナブパクリタキセルの登場によって，胆膵薬物療法で使用可能な薬剤が増加した．各薬剤の副作用を知っておくことは，マネジメントのうえで非常に重要であり，また，悪液質の進行しやすい胆膵がんにおいて，全身状態が低下した状況では副作用が重篤化しやすいことにも留意する必要がある．

1 ゲムシタビン〔胆道がん・膵がん〕

　胆道がん，膵がんともにキードラッグとなる．ゲムシタビン単剤療法の主な副作用としては，胆道がん国内第Ⅱ相試験[1]を参考にすると表1が中心となる．
　血液毒性：Grade4の好中球，白血球減少を認めても，発熱をきたすことはほとんどなく，発熱性好中球減少症診療ガイドラインに記載されているようにG-CSF製剤を必要とすることはほとんどない[2]．
　非血液毒性：ゲムシタビン単剤では，悪心，嘔吐，食欲不振などの消化器毒性が主であるが，頻度は高くない．**間質性肺障害（ILD）**は市販後調査で0.7％に認められている[3]．

表1　ゲムシタビンの主な副作用

血液毒性	Grade3/4（％）	主な非血液毒性	Grade3/4（％）
好中球減少	30.0	ALT上昇	15.0
白血球減少	12.5	悪心	5.0
貧血	9.7	嘔吐	7.5
血小板減少	0.0	食欲不振	10.0
		皮疹	2.5

（文献1より引用）

Pitfall　便秘の原因
　便秘に関しては，制吐薬として使用する5-HT3製剤やオピオイドが原因の場合も多く，その鑑別，必要に応じての薬剤変更は緩下薬の使用とともに対処の選択肢となる．

◇**注意すべき副作用**

間質性肺障害

初期に診断することが重要であるが，診断は容易ではない．初期症状として必ずしも呼吸困難を訴えるわけではなく，発熱，倦怠感，採血上の炎症反応上昇のみが初期の変化である場合もある．酸素飽和度測定（SpO$_2$）は重要であるが，初期に必ず低下するとは限らない．さらに胸部X線のみで診断することは難しい場合も多く，診断に迷う場合には，胸部CTの撮像が推奨される．また間質性肺障害の鑑別として，真菌感染やカリニ肺炎があり，β-Dグルカンの測定も重要である．

治療としては，被疑薬の中止，副腎皮質ステロイド薬の投与，呼吸不全への対策と全身管理を順次行う．副腎皮質ステロイドに関しては，メチルプレドニゾロンを0.5～1.0 mg/kg/日と重症度に応じて使用する[4]．

ゲムシタビンに使用する制吐薬

ゲムシタビンは軽度催吐性リスクに分類され，制吐薬として，デキサメタゾン6.6 mgを使用し，5-HT3製剤は使用しない[5]．

2 S-1〔胆道がん・膵がん〕

S-1単剤療法の主な副作用としては胆道がん国内第Ⅱ相試験を参考にすると**表2**が中心となる．

血液毒性：Grade3以上の毒性を認めることは，ゲムシタビンと比較してかなり少ない．Grade3以上の好中球減少は約5％である．

非血液毒性：S-1は多彩な非血液毒性が特徴であり，悪心，食欲不振，倦怠感，口内炎，下痢，色素沈着，ビリルビン上昇などがあげられる．

表2 S-1の主な副作用

血液毒性	Grade3/4（％）
好中球減少	5.3
貧血	5.3

主な非血液毒性	Grade3/4（％）
倦怠感	10.5
悪心	5.3
下痢	5.3
食欲不振	10.5
口内炎	5.3

ビリルビン上昇時の鑑別

S-1投与中に副作用としてビリルビン上昇を認める場合がある．胆道がん・膵がんの薬物療法施行時には，減黄処置を要する悪性胆道狭窄の閉塞性黄疸との鑑別が必要になる．副作用の場合には，間接ビリルビン有意であること，AST，ALT，ALPの上昇が認められないことが鑑別となる．また，閉塞性黄疸では，画像上，肝内胆管拡張が認められることが多く，超音波，CT所見も鑑別の手助けとなる．

◇ **注意すべき副作用**

a. 下痢

約1〜3割に生じ，Grade 3は約5％程度とされる．特にS-1内服後2週程度のちに，やや遅発性として重度の下痢を発症することがあり，外来で行う本剤では注意を要する．下痢への対処として，重度の場合，該当薬剤の休薬，補液，電解質補正とともにロペラミドを投与する．

b. 口内炎・味覚障害

下痢と同様に約1〜3割に生じ，Grade 3は約5％程度とされる．本事象をもとに，食欲不振を生じることがあり，また，一度，生じると改善に時間がかかるのも特徴である．口腔内のうがいを含めた口腔ケアが重要であり，早期の歯科受診も推奨される．味覚障害が生じた場合，食事量が減少するため，栄養指導を行い，だしの濃い食事などの指導も重要となる．

c. 色素沈着

本事象自体で投与を減量・休薬することは稀であるが，直射日光を避けることも重要である．

d. 手足症候群

頻度は少ないが，出現した際には，保湿剤（尿素含有製剤）やステロイド外用剤の使用が有用である．

 S-1服用時の悪心・嘔吐

Grade 3の悪心，嘔吐は5％程度である．Grade 2程度であって，内服期間中，症状が持続することもあり，長期服用の観点から，1段階の減量が非常に有用である．症例によっては，5-HT3製剤，メトクロプラミドの内服を行う．

3 ゲムシタビン＋シスプラチン〔胆道がん〕

胆道がんでのシスプラチンはゲムシタビンとの併用で使用され，単剤として使用されることはほとんどない．ゲムシタビン単剤と比較して，白血球減少，好中球減少，悪心，嘔吐などの消化器毒性は増加する．ゲムシタビン＋シスプラチンの国内第Ⅱ相治験では，Grade3以上の毒性は白血球減少29.3％，好中球減少56.1％，血小板減少39％であり，悪心はすべてのGradeで68.3％，Grade3以上で0％であった（表3）．

シスプラチンの悪心は，**遅発性**に，4〜5日後まで遷延することもあり，注意しての観察を要する．制吐薬は，中催吐性としてデキサメタゾン＋5-HT3製剤を用いることが多いが，悪心が持続する症例では高催吐性として**アプレピタント**の使用を考慮する．

表3 ゲムシタビン＋シスプラチンの主な副作用

血液毒性	Grade3/4（％）	主な非血液毒性	Grade3/4（％）
好中球減少	56.1	ALT上昇	24.4
白血球減少	29.3	低Na血症	17.1
貧血	36.6		
血小板減少	39.0		

> **MEMO** シスプラチンの蓄積毒性に注意
>
> 　胆道がんのゲムシタビン＋シスプラチン療法では，治療可能な限り，両薬剤をくり返すため，シスプラチンの蓄積毒性に注意する必要がある．シスプラチンとして400 mg/m^{2}を超えると，アレルギー，腎機能悪化，難聴などを含む末梢神経障害の増悪をきたすとされる．ゲムシタビン＋シスプラチン療法では投与半年が400 mg/m^{2}に相当し，その後，ゲムシタビン単剤とすることも多い．シスプラチンをさらに継続する場合は，毒性の出現，特にクレアチニン値，クレアチニンクリアランスに注意する．胆道がんではセカンドラインとしてS-1を投与することが多いが，S-1は腎機能に応じて減量する必要がある．シスプラチンの長期投与により，治療が十分に行えなくなる可能性に留意する．

4　FOLFIRINOX療法〔膵がん〕

　5-FU，ロイコボリン，オキサリプラチン，イリノテカン（CPT-11）の4剤を併用するため，血液毒性とともに各薬剤に特徴的な副作用対策も認識しておく必要がある．

　血液毒性：好中球減少，血小板減少が主であり，海外の報告ではGrade 3以上の好中球減少を45.7％，血小板減少を9.1％に認めた．一方，国内第II相治験では，**表4**に示すようにGrade 3以上の好中球減少を77.8％，血小板減少を11.1％に認めた．国内治験での毒性頻度が高く，日本人では，欧米人に比べ毒性が強く出現する可能性がある．発熱性好中球減少症についても，海外での5.4％と比較し，**国内では22.2％と高率であった**[6]．ただし，発熱性好中球減少症は数日で改善するものがほとんどであり，適切な抗生剤投与などで十分対処が可能である．

　非血液毒性：大腸がんFOLFOX療法やFOLFIRI療法に準じ，CPT-11による下痢，オキサリプラチンによる神経毒性，数回施行後に出現するアレルギーに注意する．CPT-11を180 mg/m^{2}と高用量で使用するため，**コリン作働性症候群**と呼ばれる症状にも注意が必要である．

表4　FOLFIRINOX療法の主な副作用

血液毒性	Grade3/4（％）	主な非血液毒性	Grade3/4（％）
好中球減少	77.8	ALT上昇	8.3
白血球減少	44.4	悪心	8.3
発熱性好中球減少症	22.2	下痢	8.3
貧血	11.1	食欲不振	11.1
血小板減少	11.1	末梢神経障害	5.6

（文献6より引用）

 FOLFIRINOX療法を入院で開始するか，外来で開始するか

　さまざまな意見があるなかで，ほとんどの発熱性好中球減少症が1コース目に出現することから，1コース目は，入院での観察が適切と考える．しかし，抗生剤の予防処方を含めた適切な患者指導，夜間・休日の適切な診療体制があれば，外来で開始することも可能である．

◇注意すべき副作用

a. 発熱性好中球減少症（以下FN）

定義は好中球500/μL未満，または1,000μL未満で48時間以内に好中球500/μL未満に減少すると予測される状態で，かつ，腋窩温37.5℃以上の発熱を生じた場合である[2]．

FNと診断され，MASCCスコア（p171）で低リスクの場合には，外来で経口抗菌薬投与も可能である．しかし，胆管炎，胆嚢炎との鑑別に悩む場合もあり，入院での観察が妥当と考える．初期検査としては，末梢・生化学検査とともに2セット以上の静脈血培養，感染が疑われる部位の培養，胸部X線検査を行う．経験的治療として抗生剤を投与する場合には，グラム陰性桿菌を抗菌スペクトラムに含むβラクタム薬を単剤で経静脈的に投与する．本邦では**セフェピム4 g/日またはメロペネム3 g/日**を投与することが多い．

> **MEMO** G-CSFの使用
>
> G-CSFの使用に関し，すでに発症したFNについての一律に治療的な投与は推奨されていない．FNの発症率が20％以上の高リスクレジメンでは，初回治療時から予防投与が推奨されている．FOLFIRINOX療法を高リスクレジメンとするかどうかは，国内外のデータの乖離からも悩むところではあるが，現状は，高リスクとは判断せず，一度FN発症後の二次予防的な使用が妥当と考える．ただし，1コース後に，各薬剤の減量を行うことで，FOLFIRINOX療法で2コース以後にFNをきたすことは稀である．

b. 末梢神経障害

オキサリプラチンで誘発され，**急性，持続性の2種類**に分けられる．急性の神経症状は投与1～2日以内に生じる一過性のもので，低温の暴露などで誘発される．持続性の神経症状は，用量依存性に出現し，感覚性の神経障害を呈する．不可逆性となることも多く，早期の減量・休薬が選択肢となる．神経障害を予防するための有効な治療は確立されておらず，メコバラミン，プレガバリン，デュロキセチンなどを対症療法として使用する．

c. アレルギー

同様にオキサリプラチンにより，6～8コース投与後に生じることが多い．出現時は，補液，ステロイド，抗ヒスタミン薬などの投与を行う．

d. 下痢

CPT-11によるもので**早発性の下痢と数日から10日後に出現する遅発性の下痢**に分けられる．前者は後述するコリン作働性症候群の一症状と考えられる．後者は，抗がん剤により腸粘膜が傷害されることにより生じる．対処としては，補液とともに止痢剤としてロペラミドを頓用で使用する．細菌性腸炎の合併を疑う場合には，抗生剤も併用する．腸粘膜傷害は，その活性型代謝産物であるSN-38により起こる（p109）．SN-38はUGT1A1の遺伝子多型*6, *28の変異がホモあるいはダブルヘテロとして存在する場合に増強することが知られておりCPT-11を減量あるいは中止する．

e. コリン作働性症候群

CPT-11投与直後に，縮瞳，ろれつが回らない，発汗，呼吸困難，下痢などの特異的な症状が出現し，必要に応じてアトロピンあるいはブスコパンの投与を行う．

> **⚠ Pitfall　FOLFIRINOX治療中に生じた発熱の原因**
>
> 　37.5℃以上の発熱を生じた場合，早急に来院を指示し，血液データを確認する．発熱性好中球減少症と診断した場合には，ガイドラインに準じて，血液培養，エンドトキシン，β-Dグルカンの測定，抗生剤の投与を行う．
> 　一方で，感染源が疑われる場合には，その対処が必要となる．膵がん治療において，胆管炎では，内視鏡的胆道ドレナージが必要である．黄疸・肝機能上昇は軽度でも，腹痛を有する場合には，胆嚢炎，肝膿瘍などが鑑別にあがり，適宜，穿刺ドレナージが必要な場合もある．CVポートを留置している場合には，ポート感染も鑑別にあがる．ポート感染の場合には，抗生剤投与では改善しないことが多く，ポート抜去を検討する．

> **MEMO　著明な腫瘍縮小に伴う合併症**
>
> 　従来のゲムシタビン，S-1では，著明な腫瘍縮小はあまり期待できなかったが，FOLFIRINOX療法やゲムシタビン＋ナブパクリタキセル療法では，著明な腫瘍縮小も散見される．それに伴い，消化管穿孔，胆道出血をきたす症例，あるいは膵炎増悪をきたす症例がある．
> 　胆道出血には，内視鏡的にcovered金属ステントを留置し，出血部分を被覆することが有用である．それでも出血の改善が認められない場合には，原因となっている動脈のコイル塞栓術が必要となる．十二指腸穿孔では，汎発性腹膜炎となった場合に，緊急開腹ドレナージ手術が必要である．腹腔内の膿瘍形成となった場合には，超音波内視鏡下ドレナージも有用である．
> 　従来，膵がんでの尾側膵は，膵管閉塞とともに萎縮し，一時的に血性アミラーゼ上昇を伴う軽度の膵炎を認めても，それが重症化することはなかった．しかし，薬物療法での著明な腫瘍縮小効果は，膵管閉塞の改善につながり，膵萎縮が起こらない場合がある．その際，尾側膵に膵炎を生じ，遷延するとともに，仮性膵のう胞形成およびその感染を起こすことがある．のう胞感染を生じた場合は超音波内視鏡下ドレナージを行う．covered金属ステントは，膵炎の増悪原因となりえるため，状況に応じてのステント変更も必要である．

5　ゲムシタビン＋ナブパクリタキセル〔膵がん〕

　FOLFIRINOXとならび膵がん標準化学療法と位置付けられる．国内第Ⅱ相治験の結果では，**表5**に示すように，血液毒性として，Grade3以上の好中球減少を67.6％，血小板減少を5.9％に認めるが，発熱性好中球減少症は2.9％であった[7]．外来で投与することが多いため，**予防**

表5　ゲムシタビン＋パクリタキセルの主な副作用

血液毒性	Grade3/4（％）	主な非血液毒性	Grade3/4（％）
好中球減少	67.6	ALT上昇	2.9
白血球減少	52.9	悪心	2.9
発熱性好中球減少症	2.9	下痢	5.9
貧血	14.7	食欲不振	5.9
血小板減少	5.9	末梢神経障害	5.9

（文献7より引用）

的な抗生剤処方，解熱剤処方は必要であるが，FNのリスクはかなり少ない．非血液毒性としては，Grade3以上の末梢神経障害を約6％程度に認める．また脱毛はほぼ必発であり，事前の説明，ウィッグの準備なども必要である．

◇注意すべき副作用

末梢神経障害

オキサリプラチンと機序は異なり，可逆性とされるが，症状が遷延する場合も散見される．予防に有用な薬剤はなく，適切なタイミングでの減量，休薬が重要である．メコバラミン，プレガバリン，デュロキセチンなどを対症療法として使用する．

末梢神経障害への対応

ナブパクリタキセルにより生じる末梢神経障害は，オキサリプラチンと異なり可逆性と報告されているが，不可逆性となった症例，回復にかなり時間を要する症例もある．また，最近，Grade 3以上の末梢神経障害は，試験フォローアップ期間の延長により約15％程度まで増加したと報告された．患者の症状確認が難しい場合もあり，しっかりと障害の程度を確認し，早期の休薬・減量を検討することも重要である．

MEMO 浮腫への対応

国内第Ⅱ相治験では，あまり報告されていないが，数カ月間投与した例で，両下肢の浮腫を認めることがある．タキサン系薬剤で報告されるリンパうっ滞の副作用であり，必要に応じてステロイドの少量予防内服（デキサメタゾン1回2 mg 1日2回，治療48時間後まで），利尿薬，リンパ浮腫マッサージなどを検討する[4]．

POINT

● 各薬剤の特徴的な副作用を理解することが重要である
- ゲムシタビン：間質性肺障害
- TS-1：口内炎，下痢
- シスプラチン：腎毒性，悪心
- CPT-11：下痢，FN
- オキサリプラチン：末梢神経障害
- ナブパクリタキセル：末梢神経障害，脱毛，浮腫

■ 文献

1) Okusaka T, Ishii H, Funakoshi A, et al：Cancer Chemother Pharmacol, 57：647-653, 2006
   → 胆道がん，ゲムシタビン国内第Ⅱ相治験の論文である．
2) 『発熱性好中球減少症（FN）診療ガイドライン』（日本臨床腫瘍学会），南江堂，2012
3) Ioka T, Katayama K, Tanaka S, et al：Jpn J Clin Oncol, 43：139-145, 2013
   → 膵がんゲムシタビン市販後調査855例での副作用報告の論文である．
4) 『改訂版 がん化学療法副作用対策ハンドブック』（岡元るみ子，佐々木常雄 編），羊土社，2015
5) 『制吐薬適正使用ガイドライン ver1.2.』（日本癌治療学会），2014
6) Okusaka T, Ikeda M, Fukutomi A, et al：Cancer Sci, 105：1321-1326, 2014
   → 膵がん，FOLFIRINOX国内第Ⅱ相治験の論文である．
7) Kasuga A, Ueno H, Ikeda M, et al：Pancreas, 43：1374, 2014
   → 膵がん，ゲムシタビン＋ナブパクリタキセル療法の国内第Ⅱ相治験の学会報告である．

第5章 肝がん

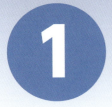

切除不能進行肝がんに対する薬物療法
ソラフェニブ単独療法

鈴木英一郎

> 肝細胞がんは本邦で毎年3万人が亡くなる，難治性のがん腫である．根治療法（切除，経皮的局所療法）のほかに肝動脈化学塞栓療法が標準治療として確立し，生存期間の延長に寄与してきた．遠隔転移や肝動脈化学塞栓術不応・不能となった切除不能進行肝細胞がんに対しては，2008年に分子標的薬であるソラフェニブの有効性が示され，本邦でも2009年に保険適応となり広く用いられている．本項ではソラフェニブを中心に，切除不能進行肝細胞がんの治療法について述べる．

1 はじめに

　肝がんは，肺がん，胃がん，大腸がん，膵がんに次いで本邦での死亡者数約3万人を数える**難治性**のがん腫である．他のがん腫と同様，薬物療法が治療の柱として重要な役割を果たしている．「肝がん」は肝細胞がんと肝内胆管がんの2種類に大きく分けられるが，そのうちほとんど（約95％）が肝細胞がんであり，肝内胆管がんは胆道がんに準じた治療が用いられることが多いことから，本項では肝細胞がんに対する薬物療法を述べていく．

2 薬物療法の位置づけ

　肝細胞がんは遠隔転移が比較的しにくく，肝炎・肝硬変を背景としており，再発割合が高いことから，**肝内病変を制御する治療**を中心に発展してきた．肝細胞がんの予後を決めるのは，他のがん腫と違い，腫瘍の進行のみならず肝機能も関与する．このため肝機能低下を極力抑え腫瘍を制御する治療法の選択が提案されてきた．世界で汎用されているバルセロナグループの治療アルゴリズム（図1）[1]と，本邦における治療ガイドラインを示す（図2）[2]．遠隔転移になった肝細胞がんの場合は薬物療法の適応になるが，遠隔転移なく，切除不能および**ラジオ波焼灼療法**施行困難と考えられた場合，肝動脈化学塞栓療法（TACE）が施行可能かどうかが検討される．TACEが選択された場合に，いつ治療を薬物療法に切り替えるかはさまざまな考えがあるが，日本肝臓学会ではTACE不応の定義を表1のように提唱している[2]．長らく薬物療法に関する標準治療が確立されていなかった肝細胞がん領域においても，2008年切除不能進行肝細胞がんにおいてソラフェニブが，プラセボ群と比較し，有意に生存期間の延長を示した（図3）[3]．同様の比較試験がアジア地区でも行われ同様の治療成績をあげたことから（図4）[4]世界中で汎用されるようになり，本邦でも第Ⅰ相試験の結果を経て[5]，2009年より保険適応となった．

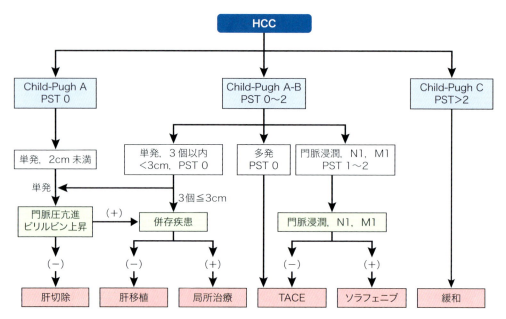

図1　バルセロナグループ提唱のBCLCステージング
(文献1より引用)

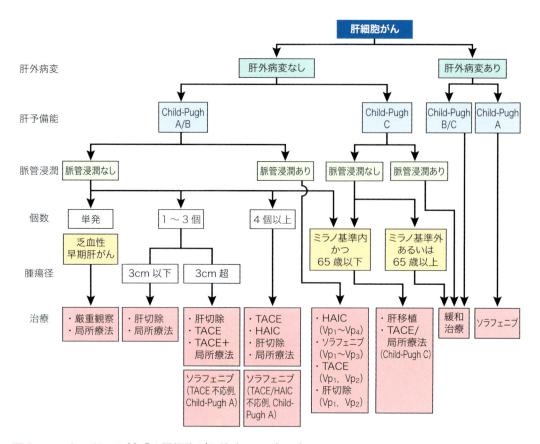

図2　コンセンサスに基づく肝細胞がん治療アルゴリズム
(文献2より引用)

表1　TACE不応の定義

①肝内病変

i) TACE施行1〜3カ月後の治療効果判定のCT/MRIにて，治療結節の造影効果（50％以上）が残存する場合が2回以上続く（薬剤変更，選択血管の再検討を含んで計2回以上）

ii) TACE施行1〜3カ月後の治療効果判定のCT/MRIにて，前回TACE施行時よりも肝内腫瘍個数が増加している場合が2回以上続く（薬剤変更，選択血管の再検討を含んで計2回以上）

②腫瘍マーカー

TACE施行直後，腫瘍マーカーが低下しないか，たとえ低下してもわずか，かつ一過性で，すぐに上昇傾向が続く

③脈管侵襲の出現

④遠隔転移の出現

（文献2，p143，表6-14より引用）

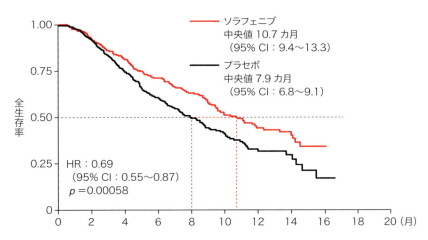

図3　SHARP試験

（文献3より引用）

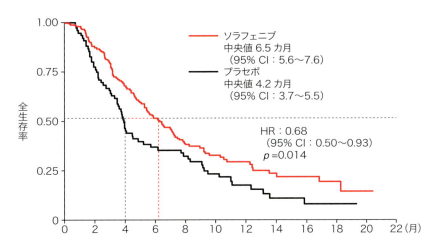

図4　アジア・パシフィック試験

（文献4より引用）

3 ソラフェニブ投与の実際

標準投与量は800mg（1回2錠1日2回）連日投与であるが（表2），副作用の程度により，減量が必要になる．減量方法は，800mg連日→400mg連日→200mg連日または400mg隔日とすることが多い．なお400mg投与の際，1錠200mgを1回2錠1日1回にするか，1回1錠1日2回にするかは個々の医師判断に委ねられる．

具体的な副作用としては本邦における報告（表3）[6]があげられる．副作用対策をすることで治療中止を回避することが可能であり，その対策は重要である．副作用対策については他項も参考にされたい（p227）．予後予測のバイオマーカー研究はさまざま行われているが，一定の見解は得られていない．早期の皮膚毒性は予後延長させる可能性がある[7]などの報告がある．

表2 ソラフェニブの投与方法

薬剤	投与量	投与日
ソラフェニブ	1回400mg 1日2回	連日投与

表3 ソラフェニブの主な副作用

	全Grade（%）	G3/4（%）
手足皮膚反応（HFSR）	44	10
発疹	31	5
下痢	32	5
食思不振	27	4
高血圧症	26	8
倦怠感	24	2
脱毛	15	0
嘔気	10	1

（文献6より引用）

4 ソラフェニブ登場後の臨床試験

標準治療として確立されたソラフェニブを対照群とし，さまざまな分子標的薬を用いた比較試験が行われてきた．しかしながらいずれもソラフェニブを上回る治療効果は得られず，依然として**ソラフェニブ単剤が標準治療のままである**（表4）．さらにソラフェニブ耐性に対する二次治療の確立に向けて第Ⅲ相試験が行われたがいずれも治療効果に乏しく，標準治療の確立に至っていない（表5）．今後，ソラフェニブと肝動注療法との併用療法とソラフェニブの比較試験や，現在進行中の分子標的薬との第Ⅲ相試験の結果が待たれる．

表4 他の薬剤との第Ⅲ相試験

薬剤	症例数	MST（月）	HR	p値	報告者
ソラフェニブ	544	10.2	1.30（0.51〜1.03）	<0.01	Chen
スニチニブ	530	7.9			
ソラフェニブ	521	9.8	1.05（0.90〜1.22）	NA	Cainap
リニファニブ	514	9.1			
ソラフェニブ	577	9.9	1.06（0.93〜1.22）	0.37	Johnson
ブリバニブ	578	9.5			
ソラフェニブ	358	8.5	0.93（0.87〜1.11）	0.41	Zhu
エルロチニブ	362	9.5			
FOLFOX-4	184	6.4	0.80（0.63〜1.02）	0.07	Qin
ドキソルビシン	187	4.9			

MST：median survival time（生存期間中央値）

表5 二次治療における第Ⅲ相試験

薬剤	症例数	PFS中央値（月）	NA	MST（月）	p値	報告者
ブリバニブ	263	4.2	<0.01	9.4	0.33	Llovet
プラセボ	132	2.7		8.2		
エベロリムス	362	3.0	NA	7.6	0.70	Zhu
プラセボ	184	2.6		7.3		
ラムシルマブ	272	2.8	<0.01	9.2	0.14	Zhu
プラセボ	272	2.1		7.6		

PFS：progression-free survival（無増悪生存期間）

! Pitfall　画像診断でPDとなった後の治療について

　固形がんにおいては画像診断におけるprogression disease（PD）は予後と相関していることが多いが，肝細胞がんは腫瘍進行のみならず，肝機能が予後に影響する．肝機能良好例で，肝内病変が予後を決める可能性がある場合，近年保険適応となったdrug eluting beadsを用いた肝動脈化学塞栓術や，本邦で広く行われている肝動注療法などを行うこともある．したがってソラフェニブ耐性になった場合でも患者さんとよく話し，治療法を考える必要がある．

MEMO　抗腫瘍評価判定について

　固形がんの国際的治療判定効果基準ではRECIST（response evaluation criteria in solid tumor）が広く用いられているが，肝細胞がんにおいては，RECISTのほかに腫瘍壊死や血流低下部分を効果ありと判定するmodified RECISTや，日本肝癌研究会提唱の，腫瘍壊死や腫瘍縮小効果に基づき判定するRECICL（response evaluation criteria in cancer of the liver）なども用いられている．論文を読む際にはどの判定が用いられているか確認する必要がある．

MEMO 肝機能Child Pugh B・C患者の扱い

　　SHARP試験やアジア・パシフィック試験では，患者対象を肝機能Child-Pugh Aにほぼ限定しており，Child-Pugh B患者の投与の有効性は明らかではない．前向き試験や大規模な後ろ向き試験の試験ではChild -Pugh 7点まではAと同様に投与することが多い．Child-Pugh C患者に対しては他の治療法と同様，禁忌と考えるべきである．

 ソラフェニブ治療を副作用中止で終わらせない方法

　　ソラフェニブの副作用の発現は1カ月以内に起こることが多く，漫然とした対応では副作用中止となることもありうる．このため通常週1回の外来通院を週2回とする，遠方からの患者さんの場合は入院での開始とする，あらかじめ副作用を想定して患者さんに予防薬を持たせる，などの対応を行う．

POINT

- 肝細胞がんの予後規定因子は，"腫瘍因子"と"肝機能"である
- 肝細胞がんにおいては治療アルゴリズムに基づき，切除，経皮的局所療法，肝動脈化学塞栓術が標準治療として選択される
- 切除不能進行肝細胞がんにおいてはソラフェニブが標準治療である
- ソラフェニブの副作用は多彩であり，副作用マネジメントはきわめて重要である
- 他の薬剤でのあるいはソラフェニブ耐性後の標準治療は確立されておらず，化学療法ではソラフェニブ単剤が唯一の標準治療である

文　献

1) European Association for the Study of the Liver, European Organisation for Research and Treatment of Cancer. J Hepatol, 56：908-943, 2012
　→ 欧米における治療ガイドラインの総説であり，世界における肝細胞がん治療の現状が把握できる．

2) 『肝癌診療マニュアル第3版』（日本肝臓学会 編），pp136-150，医学書院，2015
　→ 本邦における治療アルゴリズムなどについての報告であり，簡にして要を得ている．言及部分だけでなく，全体を通読することで本邦の肝細胞がん治療を把握することができる．

3) Llovet JM, et al：N Engl J Med, 359：378-390, 2008
　→ ソラフェニブがプラセボ群と比較し，生存期間の有意な延長を認めた第Ⅲ相試験の結果報告である．

4) Cheng AL, et al：Lancet Oncol, 10：25-34, 2009
　→ アジア地区（韓国・中国・台湾）におけるSHARP試験と同様のデザインにおける臨床試験であり，SHARP試験と同様，プラセボ群と比較しソラフェニブの生存期間の延長を認めた．

5) Furuse J, et al：Cancer Sci, 99：159-165, 2008
　→ 本邦における肝細胞がんに対するはじめての分子標的薬を用いた臨床試験であり，独自の進歩を遂げていた本邦の肝細胞がん治療においても分子標的薬の有効性を示唆したマイルストーンである．Child Pugh AおよびBに対する治療成績を述べている．

6) Kaneko S, et al：Hepatol Res, 42：523-542, 2012
　→ 本邦における実地臨床におけるソラフェニブの治療成績を述べたもので，生存期間のみならず，副作用発現の程度についても言及されている．また，本邦の肝細胞がん治療についての記載も多く，参考になる．

7) Reig M, et al：J Hepatol, 61：318-324, 2014
　→ 60日以内の皮膚毒性が予後延長に寄与する可能性があるとの報告であり，今後のさらなる検討が待たれる．

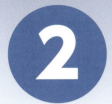

第5章 肝がん

2 切除不能進行肝がんに対する動注化学療法の考え方
低用量FP肝動注，IFN併用5-FU肝動注，CDDP肝動注

山下竜也，金子周一

> 切除不能進行肝がんに対する肝動注化学療法は延命効果が第Ⅲ相試験で示されていないものの，本邦において，2009年からソラフェニブがエビデンスに基づく標準治療として用いることができるようになっても，実施臨床では治療として行われているため，本邦のガイドラインの治療アルゴリズムにも取り上げられている．本項では本邦における切除不能肝がんに対する肝動注化学療法の考え方について概説する．

1 肝動注化学療法の特徴と適応

1）特徴

　肝動注化学療法は，肝内進行病変を標的として行う局所化学療法である．肝動脈から**高濃度の抗がん剤を直接腫瘍に投与できる**ので全身投与より高い腫瘍縮小効果が期待できるとともに，投与した薬剤は肝臓で代謝され，さらに全身への循環で希釈されるため，**抗がん剤による副作用が少ない**ことが特徴である．

　腫瘍縮小が得られれば，肝切除やラジオ波焼灼術（RFA）などのより根治度の高い治療法へコンバージョン可能となり，コンバージョン可能であった症例は進行例であっても長期予後が期待できる．

　しかしながら全身化学療法と異なり，肝動脈へのカテーテル挿入・留置や埋込み型リザーバー留置に伴う出血，感染，カテーテル閉塞や血管障害などの合併症がみられることがある．また，エビデンスの面ではソラフェニブのようにプラセボ対照の第Ⅲ相試験で延命効果が検証されておらず，エビデンスレベルとしては高くない治療である．

2）適応

　切除不能進行肝がんに対する動注化学療法の適応は，切除不能症例のなかで肝内病変進行例を対象にする．具体的には**門脈本幹や一次分枝に腫瘍栓を伴うような脈管侵襲症例，肝動脈塞栓療法（TACE）にて制御不能と考えられる肝内多発例**が対象となる．たとえ遠隔転移がみられても肝内病変が明らかに予後に関与すると考えられる場合は，腫瘍縮小効果を期待して肝動注化学療法が行われる場合がある．肝予備能についてはChild-Pugh分類Cに相当するような，予備能が高度に低下した症例は除き，ソラフェニブの治療対象外であるChild-Pugh分類B症例に関しても経験的に治療可能である．そのため，**切除不能進行肝がんとしてソラフェ**

ニブ治療後進行（progressive disease：PD）となっても，Child-Pugh分類B以上の肝予備能であれば肝動注化学療法が治療選択肢になりうる．

2 肝動注化学療法レジメンの選択

肝動注化学療法のレジメンとして本邦では，以下に示す3つのレジメンが主に用いられている．肝動注化学療法のレジメンを比較する目的の臨床第Ⅲ相試験は行われておらず，標準的なレジメンは確立されていない．そのため，それぞれのレジメンの特徴を理解して各施設で施行可能なレジメンを選択するべきである．

1) 低用量FP肝動注化学療法

低用量FP肝動注化学療法は，少量のシスプラチン（CDDP）がモジュレーターとして5-FUの作用を増強するバイオケミカルモジュレーターという概念に基づく併用療法である．少量のCDDPはモジュレーターとしての作用で本来の白金製剤としての抗がん作用は示さないことに注意が必要である．

治療には，反復投与または持続的に経動脈投与を行うため，肝動注用のリザーバーシステムを留置する必要がある．

治療方法は5-FUを連日一定時間で動注する方法と持続動注する方法があり，いずれもモジュレーターであるCDDP投与後5-FUを投与する（図1）．CDDPの投与量は報告により少しずつ異なるが，1回10 mg程度と5-FUを250 mg用いることが多い．持続動注を用いた場合はインフューザーを用いて5日間あたり1,250〜2,500 mg投与することが多い．インフューザーを用いた場合は外来治療が可能である．

奏効割合は24.5〜46％，生存期間中央値（median survival time：MST）は10.2〜15.9カ月程度である（表1）．

レジメンの工夫として，CDDPとリピオドールのエマルジョンを同時に投与するnew FP療法やロイコボリンやアイソボリンを低用量FP肝動注化学療法に併用する報告がある．

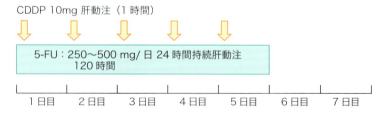

図1　低用量FP肝動注化学療法（インフューザーを用いる場合）

2) IFN併用5-FU肝動注化学療法

インターフェロン（interferon：IFN）併用5-FU肝動注療法は，IFN併用による5-FUの作用増強を期待した治療法であり，IFNそのものに抗腫瘍効果はない．FAIT（5-FU arterial infusion and interferon therapy）と呼ばれることもある．

5-FUの持続動注のためリザーバーシステムを留置し，インフューザーを用いた持続肝動注を行うため外来化学療法が可能である．

治療方法は，インフューザーを用い5-FUを第1，2週に5日間持続肝動注し，IFNを週3回4週間を併用する．ペグ化IFNを用いIFNを週1回投与する場合もある（図2）．

IFNは肝細胞がんに対する保険適応はないため，臨床試験などの申請し使用する必要がある．

奏効割合は24.6～52.0％，MSTは6.9～17.6カ月と報告されている（表1）．

表1 肝動注化学療法のレジメン別治療成績（2006年以降）

報告者	報告年	症例数	脈管侵襲（%）	治療法	奏効割合（CR+PR，%）	MST（月）
低用量FP肝動注						
Nouso, et al	2013	476	44.1	CDDP+5-FU	40.5	14.0
Urayama, et al	2011	114	59.6	低用量FP LV/IV，IFN併用含む	36	10.2
Ueshima, et al	2010	52	80.8	低用量FP（持続動注）	38.5	15.9
Takaki-Hamabe, et al	2009	48	54.5	低用量FP LV/IV，IFN併用含む	46	12.2
Kanayama, et al	2009	53	26.4	低用量FP（持続動注）	24.5	—
IFN併用5-FU肝動注						
Monden, et al	2012	34 35	90.0 90.3	IFN-α，5-FU 低用量FP/CDDP	26.7 25.8	8.4 11.8
Yamashita, et al	2011	57 57	26.7 50.0	IFN-α，CDDP，5-FU IFN-α，5-FU	45.6 24.6	17.6 10.5
Nagano, et al	2011	102	100	IFN-α，5-FU	39.2	9.0
Uka, et al	2007	55	63.6	IFN-α，5-FU	29.1	9.0
Obi, et al	2006	116	100	IFN-α，5-FU	52.0	6.9
CDDP肝動注						
Ikeda, et al	2013	25	100	CDDP	28	7.6
Kondo, et al	2011	24	100	CDDP powder（IA call）	20.8	7.0
Iwasa, et al	2011	84	31	CDDP powder（IA call）	3.6	7.1
Kim, et al	2011	41 97	83	CDDP CDDP，5-FU	12.2 27.2	9.5
Yoshikawa, et al	2008	80	27.5	CDDP powder（IA call）	33.8	—

LV：ロイコボリン，IV：イソボリン，IFN：インターフェロン

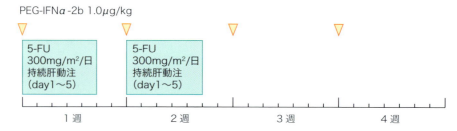

図2　IFN併用5-FU肝動注化学療法（ペグ化IFNを用いる場合）

3）CDDP肝動注化学療法

　　CDDP肝動注化学療法は，動注用のリザーバー留置の必要はなく，通常の血管造影の際に行われるセルジンガー法にてカテーテルを肝動脈に挿入し，CDDPを肝動注する治療法である．
　　CDDP 50〜65 mg/m²を4〜6週ごとにくり返し肝動注する．高度催吐性に該当するため，制吐薬やCDDPによる腎障害予防対策としての補液が必要である．
　　併存する肝硬変のため，治療前から汎血球減少があり，対象となる症例は限られている．腎障害予防対策として過度の補液は腹水貯留を招き，非代償性肝硬変となる可能性があるので注意が必要である．
　　奏効割合は3.6〜33.8％で，MST7.0〜9.5カ月と報告されている（表1）．
　　CDDP肝動注化学療法は，5-FUが中心である前述の2つの治療法とは理論上は交叉耐性を示さないので，セカンドラインのレジメとして用いることができる．またCDDPとリピオドールのエマルジョンを動注する治療も行われている．

3 肝動注化学療法の実際

1）皮下埋め込み型リザーバー留置

　　肝動脈の分岐変異は稀でないため，肝動注化学療法の治療開始前には，肝動脈の解剖学的な把握が必要である．あらかじめ血管造影またはCTのmulti-planar reconstruction（MPR）像を検討しておくことが必要である．
　　カテーテル挿入のアプローチとしては，大腿動脈と左鎖骨下動脈の2つのアプローチがとられることが多い．
　　カテーテル留置法では，**胃十二指腸動脈（gastroduodenal artery：GDA）コイル法**が最も一般的である．薬剤注入用の側孔付カテーテルを用い，側孔が総肝動脈に位置するようにカテーテル先端をGDAに留置し，肝外への薬剤分布の防止およびカテーテルの固定目的で，GDAとカテーテル先端内腔をコイル塞栓する方法である（図3）．右肝動脈が上腸間膜動脈から起始する転位右肝動脈など複数の肝動脈が存在する場合は，肝動脈一本化が必要となる．さらに肝動脈から分岐する右胃動脈が造影される場合は，抗がん剤の消化管への漏出による薬剤性の胃十二指腸潰瘍を予防するために塞栓する必要がある．

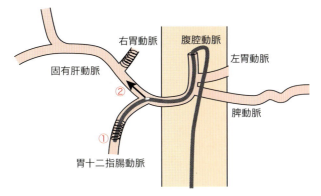

図3 肝動注用カテーテル留置方法－胃十二指腸動脈（gastroduodenal artery：GDA）コイル法
①カテーテル先端は胃十二指腸動脈に挿入してコイルにて固定，カテーテル内腔もコイルにて閉塞
②カテーテルの側孔から固有肝動脈に薬剤が流れる

　カテーテルの留置後は，皮下埋込み型リザーバーを皮下に埋め込む．いずれの部位も治療中に衣服や日常生活に支障をきたさないようにあらかじめ埋め込み位置をマジックなどで決めておくと，治療中の患者の日常生活での不都合を減らすことができる．
　皮下埋込み型リザーバー留置後は，皮下出血も含む出血，縫合部離開，感染に注意しながら経過観察をする．留置後のリザーバーは皮下で安定すれば使用可能で，通常3～7日後から治療を開始する．

2）肝動注化学療法の開始

　リザーバーの穿刺には通常の注射針を用いるとリザーバーシリコン部の破損の原因となるので，専用のヒューバー針を用いなければならない．
　5-FUの持続動注のためインフューザーを用いる場合には，5-FUの薬剤そのものの粘調度を考慮する必要がある．例えば，当科では48時間用のバクスターインフューザーSV2を用い，5-FU 2,500 mg原液50 mLを生理食塩水で96 mLにすると120時間で投与が終了する．
　終了時は生理食塩水でリザーバーの薬剤を置換したのちに閉塞予防にヘパリン原液を注入する．また，リザーバーの管理維持には2～3週ごとのヘパリン原液でのフラッシュが必要である．
　1コースごとにダイナミックCTまたはダイナミックMRIの画像診断にて治療効果判定をし，治療前腫瘍マーカーが上昇している症例では腫瘍マーカーの低下の有無も参考にする．次コース開始時には，効果判定時のCTやX線でカテーテル先端の位置のずれについて確認する必要がある．くり返す治療中の画像診断にて，TACEやRFA，または肝切除などの治療にコンバージョン可能となったような場合には，肝動注化学療法を終了して治療方法を変更することを検討する．
　肝動注化学療法には，5-FUやCDDPやインターフェロンなど用いる薬剤による副作用とは別の肝動注化学療法に特徴的な副作用が知られている（表2）．これらの副作用は肝動脈が直接高濃度の薬剤に曝露することやリザーバーシステム留置にかかわるものである．十分に理解して早期に対応する必要がある．

表2　肝動注化学療法に特徴的な副作用とその対策

副作用	対策
肝動脈狭窄・閉塞・瘤形成	動脈炎予防にインフューザー内にステロイド混注
胃十二指腸潰瘍	右胃動脈の再確認と塞栓
カテーテル逸脱	再挿入
リザーバーシステム閉塞	閉塞部位の確認と再挿入
リザーバーシステム感染	リザーバーシステム抜去，抗生剤投与，(再挿入)
リザーバー部皮膚潰瘍・出血	保存的加療，リザーバーシステム抜去，再留置
リザーバー挿入部動脈瘤	リザーバーシステム抜去，(再挿入)

*再挿入や再留置は治療効果と副作用の程度を考慮して検討する

POINT

- 肝内病変に高濃度の抗がん剤を投与し高い抗腫瘍効果を期待するとともに，抗がん剤の肝代謝と全身への希釈により副作用軽減をめざす治療である
- 第Ⅲ相試験にて延命効果は検証されていない治療である
- 肝内進展症例が治療対象で，肝予備能はChild-Pugh分類Bでも治療可能である
- 標準的治療法は決まっておらず，低用量FP肝動注化学療法，IFN併用5-FU肝動注化学療法，CDDP肝動注化学療法の3つのレジメが主に用いられている
- 約3割で奏効がみられ，奏効例では肝切除やRFAなどにコンバージョンすることで長期生存が期待できる
- 皮下埋込み型リザーバーシステムに関する肝動注化学療法特有の副作用を理解し，早期に対応する必要がある

文献

- 『科学的根拠に基づく肝癌診療ガイドライン　2013年度版』(日本肝臓学会 編)，金原出版，2013.
  → 化学療法の章で肝動注化学療法の有効性に関する文献に基づく情報がある．
- 『肝癌診療マニュアル　第3版』(日本肝臓学会編)，医学書院，2015
  → 肝動注化学療法の選択，実臨床での位置づけに関する解説がある．
- Nouso K, et al：Br J Cancer 109 (7)：1904-1972, 2013
  → 日本での全国肝癌追跡調査のデータを用いて低用量FP肝動注化学療法についての解析結果がまとめられている．
- 山下竜也ら：進行肝癌治療の現状と今後　進行肝癌に対する肝動注化学療法，日本消化器病学会誌，109 (8)：1335-1345, 2012
  → 肝動注化学療法に関する総説．

第5章 肝がん

3 知っておくべき主な副作用対策
ソラフェニブの主な副作用と対策

萩原淳司

> ソラフェニブは，肝細胞がんで延命効果が科学的に認められた，最初でかつ，今のところ唯一の抗がん剤である．ここでは，ソラフェニブ投与時に知っておくべき主な副作用とその対策について述べる．

1 はじめに

　肝細胞がん患者を対象とした国内の特定使用成績調査（第3回中間報告）[1]によると，主な副作用の発現率は，手足症候群51.4％，肝機能障害26.4％，下痢25.1％，高血圧21.6％，発疹20.5％，脱毛10.5％，食欲不振15.0％，アミラーゼ上昇4.9％，リパーゼ上昇4.2％，嗄声3.6％，疲労3.4％，掻痒2.0％，血小板減少1〜10％，血色素減少1〜10％，白血球減少1〜10％等であった．頻度は低いながらも重篤な副作用としては，出血性事象（口腔内出血/消化管出血/鼻出血/気道出血/脳出血）8.1％，消化管穿孔1％未満，脳虚血1％未満，狭心症/心筋梗塞/心不全1％未満，膵炎1％未満などがあった．また，Child-Pugh分類AとBとの比較では，重篤な副作用である，出血性事象と肝機能障害がB群で高かった．B群では投与期間が短いことから，投与期間の影響を勘案するために1人1年あたりの発生件数（人年法）で比較したところ，やはり出血性事象と肝機能障害はB群で高かった．この傾向は，肝細胞がん患者を対象として全世界共通のプロトコルで実施された前向きな国際共同非介入試験（GIDEON）の最終報告[2]でも同様の結果であった．

2 手足皮膚反応

　手足皮膚反応は頻度の高い副作用の1つである．手足皮膚反応が出現した場合，皮膚の乾燥，疼痛，炎症などの状態に応じて，ソラフェニブの減量，休薬，投与中止が必要になる（表1）．治療を継続するためには，保湿剤，非ステロイド性の消炎鎮痛薬，ステロイド外用剤などを適宜使用したり，重篤化する前に減量，休薬したりすることが大切である（表2）．
①皮膚の保湿や角質を処理するために尿素やサリチル酸を含む皮膚軟化薬剤の利用が有用である
②痛みを伴う紅斑がみられるような炎症の強い症状に対しては，副腎皮質ステロイド外用薬（ベタメタゾン，ジフルプレドナートなど）を使用する

表1 手足皮膚反応および皮疹に対する減量,休薬,投与中止基準

皮膚の副作用のグレード	発現回数	投与量の調節
グレード1 手足の皮膚の感覚障害,刺痛,痛みを伴わない腫脹や紅斑,日常生活に支障をきたさない程度の不快な症状	回数問わず	本剤の投与を継続し,症状緩和のための局所療法を考慮する
グレード2 手足の皮膚の痛みを伴う紅斑や腫脹,日常生活に支障をきたす不快な症状	1回目	本剤の投与を継続し,症状緩和のための局所療法を考慮する.7日以内に改善がみられない場合は下記参照
	7日以内に改善がみられない場合,あるいは2回目または3回目	グレード0〜1に軽快するまで休薬する.本剤の投与を再開する場合は投与量を1段階下げる(400 mg1日1回または400 mg隔日1回)
	4回目	本剤の投与を中止する
グレード3 手足の皮膚の湿性落屑,潰瘍形成,水疱形成,激しい痛み,仕事や日常生活が不可能になる重度の不快な症状	1回目または2回目	グレード0〜1に軽快するまで休薬する.本剤の投与を再開する場合は投与量を1段階下げる(400 mg1日1回または400 mg隔日1回)
	3回目	本剤の投与を中止する

(文献3より引用)

表2 手足皮膚反応・皮疹への対応

処方	薬品詳細	備考
保湿剤	①尿素 ②ヘパリン類似物質 ③サリチル酸ワセリン	ソラフェニブ処方予定の段階で①を処方.症状に応じて②③も処方する
局所ステロイド(顔以外)	ジフルプレドナート(かなり強)	手足皮膚反応(Grade 2)で処方
局所ステロイド(顔)	ヒドロコルチゾン(中等度)	顔面の皮疹に対し処方
爪囲炎セット	ジフルプレドナート(かなり強) テトラサイクリン軟膏	症状によりミノサイクリン(50 mg)2錠/日を追加
消炎鎮痛薬	ロキソプロフェン	疼痛に対して処方
抗ヒスタミン薬	①オロパタジン2錠/日 ②マレイン酸クロルフェラミン・ベタメタゾン配合剤3〜6錠/日	掻痒感に対し,まず①を処方 ①が無効の場合に②を処方 (皮膚科受診推奨)
抗生剤	ミノサイクリン(50 mg)2錠/日	化膿点が生じたら処方 症状に応じて減量・中止 (無効時は皮膚科受診)

(文献4より引用)

③症状が疼痛や掻痒感を伴う場合には,それぞれ経口の消炎鎮痛薬(ロキソプロフェンなど)や抗ヒスタミン薬(マレイン酸クロルフェラミン,オロパタジン,フェキソフェナジンなど)などの内服も併用し,自覚症状の軽減を図る

3 手足皮膚反応以外の皮膚症状

　手足症候群以外の皮膚障害として，皮疹，落屑，掻痒，脱毛，爪囲炎，多形紅斑，皮膚粘膜眼症候群（スティーブンスジョンソン症候群）などが報告されている．皮疹，掻痒感に対しては，副腎皮質ステロイド外用剤（ベタメタゾン，ジフルプレドナート，ヒドロコルチゾンなど）と経口の抗ヒスタミン薬（マレイン酸クロルフェニラミン，オロパタジン，フェキソフェナジンなど）が有用である．爪囲炎には，副腎皮質ステロイド外用薬に加えてミノサイクリン内服が効果的である．しかし，皮膚粘膜眼症候群（スティーブンスジョンソン症候群）や多形紅斑が疑われた場合は，直ちにソラフェニブの投与を中止し，皮膚科や眼科受診のうえ，ステロイド投与など適切な処置を行うことが必要である（表2）．

4 高血圧

　高血圧が現れた場合は，降圧薬（アムロジピンなどのカルシウムチャネル阻害薬やカンデサルタンシレキセチルなどのアンジオテンシンⅡ受容体拮抗薬など）の投与を行う（表3）．高血圧クリーゼなど，重篤，持続性あるいは通常の降圧治療でコントロールできない高血圧が現れた場合には，投与を中止し，適切な処置を行う必要がある．

表3　高血圧に対する減量，休薬，投与中止基準

グレード	対処方法
グレード1	血圧測定回数を増やすことを考慮
グレード2	降圧薬の治療を開始．ソラフェニブの投与は継続する 無治療だった場合，1種類の降圧薬の治療を開始する．すでに，降圧薬による治療が行われている場合は，投薬されている降圧薬を増量する
グレード3の血圧上昇	①ソラフェニブの投与を一時休止し，降圧薬を投与または追加する．症状がなく拡張期血圧が100 mmHg未満にコントロールされたら，ソラフェニブを減量して投与を再開する ②ソラフェニブを減量して投与を再開した後，降圧薬による治療を行ってもソラフェニブ投与中に拡張期血圧が100 mmHg未満にコントロールされない場合，さらにソラフェニブを減量する ③ソラフェニブが400 mg/日，1日1回隔日投与（減量下限）より，さらに減量を要する場合は，投与を中止とする
グレード4の血圧上昇	直ちに投与を中止する

（文献4を参考に作成）

5 肝機能障害

　臨床試験は肝機能が良好な症例（海外の臨床試験はChild-Pugh A[5)6)]，本邦の試験はChild-Pugh AおよびB[7)]）に対して行われているので，肝機能不良の症例への投与は慎重に行う必要がある．**特にChild-Pugh Cの症例への投与実績はないので推奨できない．**国内の特定使用成績調査（第3回中間報告）[1)]やGIDEON（最終報告）[2)]によるとChild-Pugh分類AとBとの比

較では，肝機能障害がB群で高かった．肝不全による死亡例の報告もあり，重篤な肝機能障害が認められた場合は減量，休薬，中止が必要である．

6 下痢

比較的長期の投与で高頻度に発現する．補液や止瀉薬の投与を行っても下痢がコントロールできない場合には，ソラフェニブの減量，休薬，中止を行う（表4）[3]．

表4 非血液毒性に対する減量，休薬，投与中止基準

グレード	投与継続の可否	用量調節
グレード0～2	投与継続	変更なし
グレード3	グレード2に軽快するまで休薬	1段階減量
グレード4	投与中止	投与中止

（文献3より引用）

7 出血

副作用として消化管出血，気道出血，脳出血，口腔内出血，鼻出血，爪床出血，血腫などが知られている．肝細胞がんに対する国内の特定使用成績調査（第3回中間報告）でも，ソラフェニブと因果関係が否定できない消化管出血および脳出血による死亡例が報告されている[1]．重篤な出血が現れた場合は投与を中止し適切な処置を行う必要がある[3]．

8 膵酵素上昇

投与初期に発現する膵酵素上昇の多くは，一過性で無症候性の副作用である．しかし，腹痛など膵炎を示唆する症状が現れた場合や，膵酵素上昇が持続する場合は休薬し，血液，画像検査などの治療も含めた適切な対処が必要である．なお，腹痛の場合，消化管穿孔の可能性を否定しておく必要がある[3]．

9 間質性肺炎

因果関係が否定できない間質性肺炎を含む急性肺障害の報告があり，死亡例もある．したがって，呼吸困難や発熱などの症状が認められた場合はすみやかにソラフェニブの投与を中止し，胸部X線，胸部CTなどの画像検査を行い適切に処置する必要がある[3]．

10 創傷治癒遅延

血管新生阻害作用を有するため創傷治癒遅延が推測される．国内外の臨床試験では，ソラフェニブ投与前4週間以内に手術を行った患者は除外されているため，創傷治癒への影響は評価できていない．手術後に術部の離開を起こす可能性があるため，手術時は投与を中断する必要があると思われる．

> **POINT**
> - ソラフェニブは処方予定の段階で皮膚対策が必要である
> - Child-Pugh Cの肝硬変患者にソラフェニブは投与しない
> - 降圧薬を併用し，適宜，休薬，減量しながらソラフェニブを継続する

文 献

1) 『ネクサバール® 特定使用成績調査（全例調査）第3回中間報告書』（バイエル薬品株式会社），pp16-24, 2013
　→ 肝細胞がん患者を対象とした国内の特定使用成績調査．Child-Pugh分類AとBとの比較では，重篤な副作用である，出血性事象と肝機能障害がB群で高かった．この傾向は以下の文献2でも同様の結果であった．

2) Jorge A, Marrero JA, et al：Journal of Clinical Oncology, 2013 Supplement. ASCO Annual Meeting Abstract 4126
　→ 肝細胞がん患者を対象として全世界共通プロトコルで実施された前向きな国際共同非介入試験（GIDEON）の最終報告．

3) 『ネクサバール® 適正使用ガイド 肝細胞癌篇（第5版）』（バイエル薬品株式会社），2015

4) 近藤俊輔，山口智宏，萩原淳司 ほか：The Liver Cancer Journal, 1：116-123, 2009

5) Llovet JM, et al：New Engl J Med, 359：378-390, 2008
　→ Child-Pugh Aを対象に行われた海外の臨床試験．

6) Cheng A, et al：Lancet Oncol, 10：25-34, 2009
　→ Child-Pugh Aを対象に行われた海外の臨床試験．臨床試験は肝機能が良好な症例に対して行われているので，肝機能不良の症例への投与は慎重に行う必要がある．

7) Furuse J, et al：Cancer Sci, 99：159-165, 2008
　→ Child-Pugh AおよびBを対象に行われた本邦の試験．臨床試験は肝機能が良好な症例に対して行われているので，肝機能不良の症例への投与は慎重に行う必要がある．

第6章 神経内分泌腫瘍・神経内分泌がん（NET・NEC）

1 切除不能進行神経内分泌腫瘍（NET）に対する薬物療法

ソマトスタチンアナログ，エベロリムス，スニチニブ，ストレプトゾシン

伊藤鉄英

　膵・消化管神経内分泌腫瘍（NET）では，腫瘍の機能性，進達度，転移の有無を正確に評価し，腫瘍の分化度および悪性度に合わせた治療が必要である．

　NETにおける腫瘍増殖メカニズムの解明が進み，近年新規分子標的薬であるmTOR阻害薬のエベロリムス（アフィニトール®）とマルチキナーゼ阻害薬のスニチニブ（スーテント®）が高分化型膵NETの標準的治療薬として位置づけられた．さらに，ストレプトゾシン（ザノサー®）が膵・消化管NETに国内で承認され治療の選択肢も増えてきた．

　本項では，『膵・消化管神経内分泌腫瘍診療ガイドライン』[1]をもとに，切除不能進行膵・消化管NETに対する治療薬の選択，減量，休薬方法などについて解説する．

1 内分泌症状に対する薬物療法

　機能性膵・消化管NETの産生ホルモンによる内分泌症状の緩和にはソマトスタチンアナログが用いられる．ソマトスタチンアナログのオクトレオチド（サンドスタチン®）は機能性膵内分泌腫瘍でのペプチドホルモン合成・分泌の阻害作用を有する．

　また，ガストリノーマによる消化性潰瘍や下痢（Zollinger-Ellison症候群）には高用量のプロトンポンプ阻害薬（PPI）を用いる．VIPオーマではWDHA症候群（水様性下痢・低K血症）に対して電解質の大量補液が必要となる．その他，内分泌症状に対する薬物療法を表1[1]に示す．

2 ソマトスタチンアナログ療法

　内分泌症状の緩和に用いるソマトスタチンアナログのオクトレオチドLARが，中腸由来の転移性高分化型NETに対して抗腫瘍効果を示すことが明らかになっている（PROMID試験）．この試験結果から日本において切除不能進行および再発例の消化管NETに保険適応となった．『膵・消化管神経内分泌腫瘍診療ガイドライン』でもグレードBで推奨されている[1]．しかし，膵NETに対する抗腫瘍効果はオクトレチドでは証明されておらず日本では保険適応はない．

　最近，他のソマトスタチンアナログであるランレオチドが，国際多施設共同第Ⅲ相試験（CLATINET試験）で，膵・消化管NETに対し抗腫瘍効果を示すことが報告された．日本はこ

表1　膵・消化管NETの内分泌症状に対する薬物療法

内分泌症状	薬物療法
膵・消化管NETの内分泌症状の緩和	ソマトスタチンアナログ
ガストリノーマによる消化性潰瘍の治療，下痢	高用量のPPI
VIPオーマによる急激な下痢による脱水症状	電解質液の大量の補液
①インスリノーマによる急性期低血糖 ②低血糖発作の頻度の抑制	高濃度のブドウ糖補充 ジアゾキシド（保険未承認*），エベロリムス
グルカゴノーマによる遊走性壊死性紅斑	アミノ酸と脂肪酸の定期的輸注
カルチノイド症候群の下痢	ロペラミドなどの止痢薬やオンダンセトロン
カルチノイドクリーゼ	血漿製剤輸注とソマトスタチンアナログ

手術や麻酔，生検を予定しているカルチノイド症候群患者にはソマトスタチンアナログの術前使用が推奨される
＊「高インスリン血性低血糖症」を適応症として国内で発売されている
（文献1を参考に作成）

の試験に参加していなかったが，膵・消化管NETに対し日本で国内第Ⅱ相臨床試験が進行中であり，今後有効性が示されれば日本でも膵・消化管NETの抗腫瘍薬としてランレオチドが使用できるようになると期待されている．

> **MEMO** ソマトスタチン受容体
> ソマトスタチン受容体（SSTR）には5つのサブタイプがあり，多くのNETはSSTRを発現している．内分泌ホルモンの分泌抑制はSSTR 2とSSTR 5が，増殖因子誘導性の細胞分裂周期の進行抑制はSSTR 1，2，4および5が，アポトーシス誘導はSSTR 2および3が担っている．

3 新規分子標的治療薬

近年，膵NETに対するさまざまな分子標的薬を用いた国際多施設共同第Ⅲ相臨床試験が行われてきた．その結果mTOR阻害薬であるエベロリムスとマルチキナーゼ阻害薬であるスニチニブが進行性膵NETに有効であることが示された．

1）エベロリムス

進行性膵NET患者（NET G1/G2）を対象としたエベロリムス（10 mg経口連日投与）の国際多施設共同第Ⅲ相臨床試験（RADIANT-3）が施行され，その結果エベロリムスはプラセボと比較して，PFS（progression-free survival，無増悪生存期間）の中央値を4.6カ月から11.0カ月に延長し，進行リスクを65％減少（HR＝0.35，$p<0.0001$）させた[2]．有害事象としては，食思不振，全身倦怠感，皮疹，口内炎，頭痛，高脂血症，消化器障害，低リン血症，下痢，血小板減少，白血球減少が報告されている．RADIANT-3における日本人サブグループ解析では，PFS中央値は，エベロリムス群19.45カ月，プラセボ群2.83カ月であり，増悪リスクを81％低下させた[3]．エベロリムスの有害事象の多くはGrade1/2であり，日本人でのエベロリムス群の主な有害事象は，発疹（87％），口内炎（74％），感染症（65％），爪の障害（52％），

鼻出血（44％），間質性肺疾患（44％）であった．G3/4の有害事象は，好中球減少症（17％），貧血（9％），間質性肺疾患（9％），白血球減少症（9％），感染症（9％），肝機能異常（9％）であった．

> **Pitfall　エベロリムスの開始前に**
> エベロリムスは当初免疫抑制薬として開発された．使用にあたっては結核の除外診断（Tスポットなど測定）およびB型肝炎のチェックを行い，感染の再賦活化に注意する．

❖レジメン

エベロリムス　1回10 mg　1日1回経口　連日投与　PD（増悪）まで

2) スニチニブ

スニチニブは細胞増殖抑制効果と，新生血管抑制効果が報告され，腎がんやgastrointestinal stromal tumors（GIST）で抗腫瘍効果が報告されている．エベロリムスと同様に進行性膵NET患者（NET G1/G2）を対象とした国際多施設共同第Ⅲ相臨床試験が施行された[4]．その結果スニチニブ（37.5 mg経口連日投与）はプラセボと比較して，PFSの中央値を5.5カ月から11.4カ月に延長させた．スニチニブの有害事象の多くはGrade 1/2であり，スニチニブ群の30％以上に発現した副作用は，下痢44例（53.0％），悪心32例（38.6％），無力症26例（31.3％）であった．G3/4の有害事象は好中球減少10例（12.0％），高血圧8例（9.6％），手足症候群5例（6.0％）などであった．日本においては国内第Ⅱ相臨床試験が施行され，クリニカルベネフィット率は75.0％（95％CI：42.8〜94.5％），30％以上に発現した有害事象は，下痢9例（75.0％），手足症候群および高血圧各8例（66.7％），頭痛6例（50.0％），発熱および味覚異常各5例（41.7％），悪心，疲労および好中球数減少各4例（33.3％）であり，スニチニブは優れた忍容性を示し，安全性上の問題も認めなかった[5]．

❖レジメン

スニチニブ　1回37.5 mg　1日1回経口　連日投与　PD（増悪）まで

4　ストレプトゾシン

ストレプトゾシン（STZ）は進行性の高分化型膵NETに対し，欧米で使用されてきたDNA合成阻害を介した細胞毒性により抗腫瘍効果を示すニトロソウレア系アルキル化剤である．近年，膵・消化管NETに対して国内第Ⅱ相臨床試験が施行され，日本でも有用性が示され2015年より使用できるようになった．daily法とweekly法があり，症例により投与方法を選択できる（図1）．STZの有害事象の多くはGrade 1/2であり，30％以上に発現した副作用は血管障害48.6％，悪心40.9％，便秘45.4％であった．G3/4の有害事象はγ-GTP増加13.6％，悪心4.5％であった．『膵・消化管神経内分泌腫瘍診療ガイドライン』では，国内第Ⅱ相の症例数が少ないことなどよりグレードC1の推奨であるが，膵・消化管NETに対して今後期待できる薬物療法である[1]．

A）5日間連日投与法

薬剤名（投与方法・投与量）	1	6	42 43 （日）
ストレプトゾシン（STZ） 1日1回500mg/m²を 30分～2時間かけて点滴静脈内投与． 5日間連続で行い，6週間ごとに繰り返す	↓↓↓↓↓	37日間休薬	↓

B）1週間間隔投与法

薬剤名（投与方法・投与量）	1	8	15	22	29	36	43（日）
ストレプトゾシン（STZ） 1週間ごとに1,000mg/m²を 30分～2時間かけて点滴静脈内投与． 増量基準を満たした場合は増量可能	↓	↓	↓	↓	↓	↓	↓

図1　STZの投与方法

5 各抗悪性腫瘍薬の位置づけ（図2）[6]

消化管NETではオクトレオチドおよびSTZが，膵NETでは新規分子標的薬およびSTZが日本で保険適応となっている．消化管NETにおいては，腫瘍サイズが小さく増殖が緩徐な場合はオクトレオチドが第一選択薬となる．腫瘍サイズが大きくまたは進行も急激な場合はSTZが第一選択薬となる．一方，膵NETでは第一選択薬は新規分子標的薬であるが，腫瘍サイズが大きく，腫瘍増殖が急激な場合はSTZから開始する．

> **コツ　エベロリムスとスニチニブの使い分け（表2）**
> 予想される有害事象を理解し，患者の病態で選択する．感染症や重症糖尿病，さらに間質性肺炎を持つ症例にはエベロリムスは使用しづらくスニチニブから開始する．一方，消化器症状，心血管系障害または全身状態が悪い患者（PS 2以上）ではエベロリムスから開始する．効果を最大限に引き出すには，両薬とも適切な減量と休薬により副作用をコントロールすることが重要である[7]．

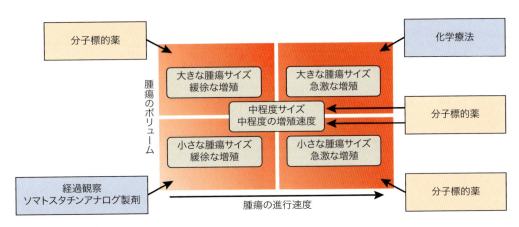

図2　NETG1/G2に対するファーストラインの選択
（文献7を参考に作成）

表2 エベロリムスとスニチニブの副作用の違い

	エベロリムス	スニチニブ
有害事象	・皮疹 ・倦怠感 ・口内炎 ・悪心・嘔吐 ・頭痛 ・感染症 ・下痢 ・間質性肺炎	・手足症候群 ・下痢 ・悪心・嘔吐 ・無力感 ・倦怠感 ・高血圧 ・心不全
検査値異常	・好中球減少 ・貧血 ・血小板減少 ・高血糖 ・T-Chol値上昇	・好中球減少 ・貧血 ・血小板減少 ・甲状腺機能異常 ・心電図QT延長

両剤に多い副作用
- 肺障害
- 感染症
- 皮膚障害
- 口内炎
- 消化器症状
- 心血管系障害
- 全身状態の悪化

エベロリムスに多い副作用 / スニチニブに多い副作用

※同一試験の比較ではない

POINT

- NETでは組織診断が重要であり，腫瘍の分化度および悪性度に合わせた治療が必要である
- 機能性の膵・消化管NETでは，産生ホルモンによる内分泌症状の緩和が重要である
- 治療薬の選択は腫瘍のサイズや進展の程度，予想される副作用で決定する
- 分子標的薬の使用では適切な減量と休薬により副作用をコントロールすることが重要である

文 献

1) 『膵・消化管神経内分泌腫瘍 (NET) 診療ガイドライン 2015年 (第1版)』(日本神経内分泌腫瘍研究会 編)，金原出版，2015
   → 膵・消化管NETにおける診断，外科的治療および内科的治療を示したガイドラインであり，必ず目を通しておきたい．

2) Yao JC, et al : N Eng J Med, 364 : 514-523, 2011
   → 進行性膵NETを対象にエベロリムスの有用性および安全性を検討した論文．エベロリムスはプラセボと比較して，PFS中央値を4.6カ月から11.0カ月に延長し，進行リスクを65%減少 (HR＝0.35, p＜0.0001) させた．

3) Ito T, et al : Jpn J Clin Oncol, 42 : 903-911, 2012
   → 日本人におけるエベロリムスの有用性および安全性を検討した論文．日本人サブグループ解析では，PFS中央値は，エベロリムス群19.45カ月，プラセボ群2.83カ月であり，増悪リスクを81%低下させた．

4) Raymond E, et al : N Eng J Med, 364 : 501-513, 2011
   → 進行性膵NETを対象にスニチニブの有用性および安全性を検討した論文．スニチニブ (37.5 mg経口連日投与) はプラセボと比較して，PFSの中央値を5.5カ月から11.4カ月に延長させた．

5) Ito T, et al : Invest New Drugs, 31 : 1265-1274, 2013
   → 日本人におけるスニチニブの有用性および安全性を検討した論文．スニチニブは優れた忍容性を示し，安全性上の問題も認めなかった．

6) Yao JC, et al : European Oncology and Hematology, 8 (4) : 217-223, 2012
   → NETの治療薬の用い方を総説した論文．腫瘍のサイズや進展速度で薬物療法の選択のしかたを記載している．

7) Ito T, et al : J Gastroenterol, 47 : 941-960, 2012
   → 膵NETの治療選択を論じた総説．本項にはない肝動注療法，ラジオ波による焼灼術などにも触れている．

◇ Ito T, et al : J Gastroenterol, 50 : 58-64, 2015
   → 日本における膵・消化管NETの全国疫学調査による結果を掲載．日本人の膵・消化管NETの病態や疫学が理解できる．

第6章 神経内分泌腫瘍・神経内分泌がん（NET・NEC）

2 切除不能進行神経内分泌がん（NEC）に対する薬物療法
EP療法，IP療法

森実千種

> 切除不能進行神経内分泌がん（NEC）においては，その希少性から現時点ではランダム化比較試験で示されたエビデンスはなく，小細胞肺がんに準じた薬物療法レジメンが適応される．稀にしか遭遇しない疾患だが，急激に進行する病態のため，遭遇した場合には治療法に苦慮する場合が多い．

1 小細胞肺がんに準じたレジメン

1）EP療法またはIP療法

　NECは臨床学的特徴や，病理組織学的な形態に小細胞肺がんとの類似性が見出せる点から，薬物療法においても小細胞肺がんに準じたレジメンが選択されてきた[1]．現在の進展型小細胞肺がんのわが国における標準的薬物療法は**シスプラチン＋エトポシド併用療法（EP療法）**もしくは**シスプラチン＋イリノテカン併用療法（IP療法）**である．そのため，切除不能進行NECに対するコミュニティスタンダードはEP療法もしくはIP療法であるが（図1），両レジメンの切除不能進行NECでの治療成績の報告は過去の症例の観察研究のみで（表1），信頼度の高いエビデンスはない．毒性や支持療法については，小細胞肺がんを対象とした研究報告が多数あるため参考となる情報は多い．

A）EP療法

薬剤名（投与量）	1	2	3	8	15	22 (日)
シスプラチン（CDDP）80 mg/m²	↓					
エトポシド 100 mg/m²	↓	↓	↓			

3週ごと

b）IP療法

薬剤名（投与量）	1	8	15	22	28 (日)
シスプラチン（CDDP）60 mg/m²	↓				
イリノテカン 60 mg/m²	↓	↓	↓		

4週ごと

図1　EP療法，IP療法の投与例

表1 切除不能進行NECに対するEP療法，IP療法の報告

報告年/報告者	対象	N（人）	奏効割合（%）	MST（月）
EP療法				
1991/Moertel	膵・消化管NEC（anaplastic type）	18	67	19
1999/Mitry	肺外NEC	41	42	15
2001/Marie-Louise	膵NEN（well 11人，poorly 4人）肺外NEN 21人	36	55	19
1994/Lo Re G	肺外小細胞がん	13	69	NE
2010/Iwasa	肝胆膵NEC	21	14	5.8
2014/Yamaguchi	消化管NEC	12	75	14
2014/Yamaguchi	肝胆膵NEC	34	12	6.9
2012/Sorbye	消化器原発NEC（原発不明含む）	129	31	12
IP療法				
2005/Chin	食道NEC	12	83	14
2011/Okita	胃NEC	12	75	22.3
2014/Yamaguchi	消化管NEC	142	51	13.4
2014/Yamaguchi	肝胆膵NEC	18	39	10.1
2006/Kulke	膵・消化管NEN	15（高悪性度4)	7 25	11.4
2008/Jin	肺外NEC	15	67	11.4

NEN：NET/NEC，MST：生存期間中央値

2）コース数

　コース数に関しては，小細胞肺がんでは併用薬物療法4コースと8コースの比較試験の結果，長期間治療を続けても効果が乏しいと報告されており，4コースを上限とするのが一般的である．しかしNECにおいては，そのような比較試験はなく，コンセンサスが得られた指針はない．小細胞肺がんほど劇的な奏効が得られにくく，薬物療法を中断するとすみやかに残存病変が増悪する例が多いため，日常診療では，シスプラチンの蓄積毒性に注意しながら効果がみられる間は4コース以降も治療を継続する方針がとられることも多い．

3）予後や治療成績

　切除不能進行NECの臓器別の予後や治療成績については報告が少ないが，大規模な検討としては，北欧[2]と日本[3]で行われた多施設共同後ろ向き観察研究があげられる．日本の報告によると肝胆膵原発は他の臓器原発のものと比べ，予後，治療成績が不良な傾向がある（表2）．治療レジメンについて，EP療法とIP療法のどちらがより有効な治療かは現時点では不明で，現在消化器原発NECを対象に両レジメンを比較するランダム化比較試験（JCOG1213）が進行中である．結果が判明し一定の方針が結論づけられるまでは，各臨床医がより慣れてマネジメントがしやすいほうのレジメンを選択するのが妥当であろう．

表2 切除不能進行NECに対する2つの多施設共同観察研究（臓器別の全生存期間中央値）

	Japanese study[3] MST（月）	NORDIC試験[2] MST（月）
食道	13.4	14
胃	13.3	11
結腸	7.6	8
直腸	7.9	10
肝胆		—
膵臓	8.5	15
原発不明がん	—	11
全体	11.5	11

2 セカンドラインについて

また，セカンドライン以降についてはほとんど報告がなく，先にあげた国内での後ろ向き観察研究[3]があるのみである．それによるとEP療法もしくはIP療法後のセカンドラインとしては，アムルビシン，EP療法（IP療法後の患者に対し），イリノテカン，S-1，IP療法（EP療法後）などが選択されているが（表3），概して治療成績は不良で，セカンドライン自体の意義も定まっていない．最適なレジメン選択についても不明である．

表3 切除不能進行NECに対する二次化学療法の成績

	N	奏効割合（%）	PFS中央値（月）	MST*（月）
アムルビシン	25	4	1.9	8.3
EP or CE	23	17	1.9	5.0
イリノテカン	21	5	2.2	5.9
S-1	11	27	2.4	12.2
IP	5	40	4.8	8.7

*OS from second-line Cx　　PFS：無増悪生存期間
（文献3より引用）

病理診断について

NECの病理診断では，核分裂像やKi-67 indexが重要で，これらの指標で神経内分泌腫瘍（NET）とNECに分類（鑑別）をする．NETとNECでは臨床像も，治療法も大きく異なるため，必ず確認すること．

制吐薬について

IP療法，EP療法とも，high emetic riskに該当するレジメンであり，NK1受容体拮抗薬であるアプレピタント（もしくはホスアプレピタント）と5-HT$_3$受容体拮抗薬およびデキサメタゾンの3剤併用が推奨される．詳しくは日本癌治療学会やASCOのガイドラインなどを確認のこと．

G-CSFについて

IP療法，EP療法の小細胞肺がんでの報告を参照する限り，発熱性好中球減少症（FN）の発症リスクは20％未満であり，予防投与は推奨されない．前コースでFNが発症した場合も抗がん剤の減量で対応するのが通常である．高齢者（65歳以上）や，感染のリスクを有する場合などは，症例ごとに予防投与の必要性を検討する．詳細は『G-CSF適正使用ガイドライン2013年版』などを確認のこと．

> **Pitfall　治療開始前に感染巣の有無をチェック**
>
> 消化器NECで用いられる治療レジメンは，普段消化器医が接するレジメンよりも骨髄抑制が概して強い．消化器原発腫瘍特有の感染源（イレウスや胆管炎など）を有する際に重篤な感染に発展する可能性がある．治療開始前に感染巣の有無のチェックと，適切な対応が必要である．

POINT

- 切除不能進行神経内分泌がん（NEC）に対する薬物療法は，小細胞肺がんに準じ，EP療法もしくはIP療法が選択される
- セカンドラインではアムルビシンやイリノテカンなどが用いられる機会が多いが，効果は限定的でセカンドラインの治療自体の意義も定まっていない

文献

1) 『膵・消化管神経内分泌腫瘍（NET）診療ガイドライン　1.1版（2015年4月）』（膵・消化管神経内分泌腫瘍（NET）診療ガイドライン作成委員会）
   → 日本のガイドライン．その他，NCCNガイドライン，ENETSガイドライン，NANETSガイドラインなどがある．

2) Sorbye H, et al：Ann Oncol, 24：152-160, 2012
   → NORDIC試験として有名．北欧で行われたNECに関する大規模な観察研究．Ki-67 indexが55％未満だとプラチナレジメンの効果が低いなど，示唆に富む報告である．

3) Yamaguchi T, et al：Cancer Sci, 105：1176-1181, 2014
   → 日本で行われた多施設共同観察研究．NORDIC試験に匹敵する規模．セカンドラインに関する情報も掲載されている．

第6章 神経内分泌腫瘍・神経内分泌がん（NET・NEC）

3 知っておくべき副作用対策

奥山浩之

NET・NECに対し，分子標的薬を含む様々な治療薬剤が使用可能となってきた．他の消化器がんでは使用する機会の少ない薬剤やレジメンもあり，その毒性プロファイルも異なることが多い．適切な毒性マネジメントを行い，最良の治療を患者さんに提供することが重要であると考えられる．

1 好中球減少と発熱性好中球減少症

NECに用いるエトポシド（ラステット®など）＋シスプラチン（ランダ®など）療法やイリノテカン（カンプト®など）＋シスプラチン療法，NETに用いるスニチニブ（スーテント®）療法では，好中球減少や発熱性好中球減少症が高頻度に認められる．これらの治療に伴い，発熱性好中球減少症をきたした際には，血液培養を行い，MASCC（multinational association of supportive care in cancer）index（p171参照）[1]を用いてリスク判定を行うことが推奨される．この時，**起因菌の同定を待たずに広域スペクトルをもつ抗菌薬によるエンピリック治療を開始することが肝要である**．初期マネジメントについては他項参照（p170）．

1）低リスクの場合

経口抗菌薬としては，シプロフロキサシン（シプロキサン®）＋アモキシシリン・クラブラン酸（オーグメンチン®）が推奨されているが，臨床現場では，レボフロキサシン（クラビット®）が汎用されている．また，主治医の判断により，単剤の静注抗菌薬を投与することも許容される．

2）高リスクの場合

入院のうえ，抗菌薬の経静脈投与が必要である．セフェピム（マキシピーム®），イミペネム・シラスタチン（チエナム®），メロペネム（メロペン®），タゾバクタム・ピペラシリン（ゾシン®）が推奨されている．耐性菌の多い施設でのグラム陰性桿菌血流感染症や肺炎の初期治療などでは，アミノグリコシドの追加も検討する必要がある．さらに，グラム陽性球菌が血液培養で検出された場合（感受性判明前）や重篤なカテーテル関連血流感染症，軟部組織感染症などでは，バンコマイシンの投与を考慮する．エンピリックにバンコマイシンを併用した場合，バンコマイシンによる治療が必要なグラム陽性菌が検出されなければ，2〜3日で中止する．

3）G-CSF製剤の使用

　無熱性好中球減少症患者や，低リスクの発熱性好中球減少症患者に対しては，ルーチンにG-CSF（granulocyte colony-stimulating factor）を投与することは推奨されていない[2]．高齢者，敗血症，高度（好中球＜100 μL）または遷延する（10日以上）好中球減少，入院中の発熱性好中球減少などの場合には，G-CSFの投与を検討する．

　また，2014年に，長期作用型のG-CSF製剤であるペグフィルグラスチム（ジーラスタ®）が保険適応となった．上記のように発熱性好中球減少症のリスクが高い（20％以上）患者に対する一次予防や，二次予防に用いることが可能である．

4）真菌感染症

　広域抗菌薬投与下に5日程度経過しても発熱が続く場合は，真菌感染症の可能性も考慮する．主なリスク因子として，細胞性免疫不全，長期間の好中球減少（500/μLが7日以上）などが知られている．原因菌を特定することが重要であるが，経験的投与としては，リポソームアムホテリシンB（アムビゾーム®）やエキノキャンディン系抗菌薬（ファンガード®など）が推奨されている．

2 下痢

　イリノテカンやエトポシド，スニチニブでは，下痢に注意する必要がある．抗がん剤による下痢には，**投与当日に起こるもの（早発性下痢）と，数日～2週間程度で起こるもの（遅発性下痢）がある**（p109参照）．早発性下痢はイリノテカンに特徴的であり，コリン作動性の下痢と考えられる．硫酸アトロピンなどを投与することで改善するが，抗コリン剤であるため，緑内障や尿閉などに注意が必要である．遅発性の下痢は腸管粘膜の障害により起こるもので，骨髄抑制の時期とも重なることがあり，敗血症への進展に対する注意が必要である．ロペラミド（ロペミン®）の投与を行い，重篤な場合には保険適応外ではあるが，オクトレオチド（サンドスタチン®）を投与することが必要となることもある．

　実際には，化学療法開始時にロペラミドを処方しておき，下痢の際には1回1～2 mgを症状が消えるまで2時間程度の間隔で服用してもらう．発熱や腹痛，脱水などの症状を有する場合には，すみやかに病院へ連絡するよう指導することも重要である．Grade3以上の下痢や脱水を伴う場合には，入院加療が必要となる．

3 手足症候群

　スニチニブで比較的高頻度に認められる副作用である．膵NETを対象とした海外の第Ⅲ相試験では，発現頻度は23％（全Grade）であった．手足症候群は手掌および足底に起こる限局性の感覚異常や紅斑で始まり，増悪すると歩行困難やものが使えないなどの機能障害を起こすことがある．**疼痛が生じた場合，スニチニブを継続すると，その後発赤，皮膚脱落と症状が進行し，不可逆的になることもあるため，疼痛が生じた時点ですみやかに休薬することが**

ポイントである．予防には，尿素配合クリームで保湿を行うことが有効とされている．症状発現時は，Grade2以上ではステロイド外用（マイザー®軟膏など）を開始する．Grade3の場合はスニチニブを休薬し，Grade1以下まで回復後，同量または1段階減量して再開する．必要に応じて皮膚科にコンサルトすることも重要である．

4 心血管系の副作用

スニチニブでは，心不全や致死性不整脈，高血圧など心血管系の副作用がみられることがある．投与前に心機能を確認し，治療中も適宜心エコーなどを行うことが勧められる[3]．

1）左室収縮能低下

海外の第Ⅲ相試験では，左室駆出率（LVEF）低下は9.9％，心不全は1.5％の症例で認められている．息切れや動悸などの症状が出現した場合には，心不全の可能性を考え，必要に応じて循環器内科にコンサルトし，薬剤の減量や中止を考慮する．心不全症状がない場合でも，LVEFが50％未満でかつ投与前と比較して20％を超えて低下した場合には，休薬または中止が勧められる．

2）心室性不整脈

QT延長を起こす可能性のある薬剤を併用している際には特に注意が必要である．QT延長は突然死の一因とも考えられており，心電図上，QT間隔が500msec以上か，ベースラインと比較して50〜60msec以上延長している場合には，減量，休薬，中止を考慮する．低マグネシウム血症も危険因子となるため，注意が必要である．

3）高血圧

海外の13の臨床試験を含めたメタ解析では，全Gradeが21.6％に発生し，Grade3以上が6.8％であった[4]．スニチニブによる高血圧への対処に確立したものはないが，自宅での血圧測定を行い，『高血圧治療ガイドライン』[5]に応じて，必要時には降圧薬の投与を行う．それでも血圧コントロールが不良の場合は，スニチニブを休薬して降圧治療を行い，コントロールが良好となってから再開する．使用する降圧薬は，ARBなどが勧められる．

スニチニブは腎細胞がんを対象とした3つの臨床試験の後方視的な検討で，高血圧を発症した患者が予後良好であったことが報告されている[6]．したがって，**高血圧を適切に管理し，治療を継続することが重要**と考えられる．

5 甲状腺機能低下症

膵NETに対するスニチニブの第Ⅲ相試験では，全Gradeで7％に甲状腺機能低下症を認めた．ただし，無症候性のものを含めて甲状腺機能異常症が70％以上の頻度でみられるとの報告もあり，各サイクルの投与開始前には甲状腺機能を検査することが推奨される[3]．2コース

続けてday1におけるTSHの値が10 mU/L以上もしくは甲状腺機能低下症の症状があった場合は治療対象となるとされている．

6 高血糖

エベロリムスやストレプトゾシン（ザノサー®）では，高血糖がみられることがある．頻度は，エベロリムスで13.7％（全Grade：第Ⅲ相国際共同臨床試験），ストレプトゾシンで13.3％（全Grade：国内第Ⅰ/Ⅱ相試験）と報告されている．特に糖尿病を有する患者においては，治療前にインスリン導入を含めた十分な血糖コントロールを行っておく必要がある．治療中にコントロール不良な糖尿病が発現した場合は，投与の中止を考慮する[7]．

7 間質性肺炎

間質性肺炎は多くの抗がん剤で発症する可能性のある副作用である．症状は空咳，体動時の息切れ，発熱などの非特異的なものが多いが，重症化した場合はときに致死的であるため，常にその発症を念頭におく必要がある．投与前および投与開始後1カ月ごとにKL-6やSP-Dを測定することが有用であり，治療効果判定のCTの際には必ず胸部を含めて撮影し，間質性肺炎のチェックを行うことも重要である．また，薬剤性間質性肺炎の診断においては，原疾患の増悪や感染症，心疾患，肺血栓塞栓症などの除外が必要である．診断の流れを図1に示す．**薬剤性間質性肺炎に対しては，エベロリムスなどのmTOR阻害薬とその他の薬剤で対応が異なる**．間質性肺炎（肺臓炎）のGrade分類と対応について表1に示す．

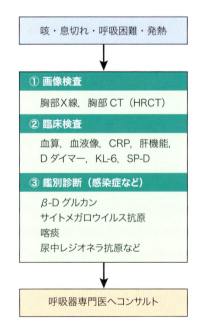

図1　薬剤性間質性肺炎診断のフローチャート

表1　肺臓炎のCTCAE Grade分類

Grade1	症状がない； 臨床所見または検査所見のみ；治療を要さない
Grade2	症状がある； 内科的治療を要する；身の回り以外の日常生活動作の制限
Grade3	高度の症状がある； 身の回りの日常生活動作の制限；酸素を要する
Grade4	生命を脅かす； 緊急処置を要する（例：気管切開/挿管）

1）エベロリムス

　エベロリムスなどのmTOR阻害薬による薬剤性間質性肺炎は一般的にステロイドへの反応性が良好で，慎重に再投与が可能な場合がある．Grade1の場合は，厳重な経過観察のもとで投与を継続してもよい．Grade2以上の場合は，休薬のうえ，必要に応じてステロイドの投与を行う．ステロイドは，一般的にはプレドニゾロン（プレドニン®）0.5〜1.0 mg/kg/日を投与するが，重症例ではメチルプレドニゾロン（ソル・メドロール®）1,000 mg/日×3日間のパルス療法を行う[8]．症状が改善し，治療上の有益性が危険性を上回ると判断された場合，Grade 2〜3の場合には減量したうえでの再投与が可能であるが，Grade 4の場合は再投与しない．また，エベロリムスは免疫抑制作用を有するため，ニューモシスチス肺炎などの感染症を起こすことがある．間質性肺炎を疑った場合は，これらの感染症との鑑別にも注意する必要がある．

2）その他の抗がん剤

　Grade 1の場合には休薬のみで経過観察することが可能である．Grade2以上の場合は休薬のうえ必要に応じてステロイドの投与を行う．治療により回復しても再投与は推奨されない．

正しい理解と早めの対応を
　それぞれの薬剤の副作用について正しく理解すること，発現した副作用を程度の軽いうちから的確に拾い上げることで，より安全かつ効果的な治療ができる．

間質性肺炎と手足症候群の注意点
　間質性肺炎については，エベロリムスによるものとそれ以外の薬剤によるものとでは対応が異なるため，両者の違いについて適切に理解する必要がある．
　手足症候群は反復性のうえ，生活に支障をきたすことがあるため，症状出現時には経過観察するよりも，早期休薬および積極的な治療介入が重要である．

8　感染症

　エベロリムス（アフィニトール）は免疫抑制作用を有するため，感染症を起こすことがある．膵NETを対象とした第Ⅲ相国際共同臨床試験では，頻度は24％であったと報告されている．細菌，ウイルス，真菌などすべての感染症が起こりうるが，B型肝炎の再活性化や結核の再燃も報告されており，注意を要する．

POINT
- 重篤な副作用を予防するためには，治療開始前に副作用への対処法について十分患者に説明することが重要である
- 副作用に応じて適切に休薬や減量を行うことで，より安全で有効な治療を行うことができる

文献

1) Klastersky J, et al：J Clin Oncol, 18：3038-3051, 2000
   ➡ 発熱性好中球減少症患者のなかで重症化するリスクの低い群を選別する目的で提唱されたスコア．
2) Smith TJ, et al：J Clin Oncol, 24：3187-3205, 2006
   ➡ G-CSFの使用に関する米国臨床腫瘍学会のガイドラインであり，G-CSFの適正使用の基準となっている論文．
3) 『スーテント®カプセル12.5 mg適正使用ガイド』，ファイザー株式会社，2014
   ➡ 患者選択基準や必要な検査項目，副作用と対策などについて書かれており，治療中は適宜目を通すべきである．
4) Zhu X, et al：Acta Oncologica, 48：9-17, 2009
   ➡ スニチニブの高血圧と腎障害についてのメタ解析．さまざまながん腫が含まれているが，大規模な解析である．
5) 『高血圧治療ガイドライン2014』（日本高血圧学会高血圧治療ガイドライン作成委員会編），日本高血圧学会，2014
   https://www.jpnsh.jp/data/jsh2014/jsh2014v1_1.pdf
   ➡ 高血圧について疫学から治療についてまで幅広く書かれたガイドライン．
6) Rini BI, et al：J Natl Cancer Inst, 103：763-773, 2011
   ➡ 高血圧が腎細胞がんに対するスニチニブ療法のバイオマーカーとなりうるかを後ろ向きに解析した論文．
7) 『ザノサー®適正使用ガイド』，ノーベルファーマ株式会社，2015
   ➡ 患者選択基準や副作用対策などについて書かれている．2015年に保険承認された薬剤であり，日本での投与経験も少ないため，投与前には必ず目を通すべきである．
8) 『薬剤性肺障害の診断・治療の手引き』（日本呼吸器学会），メディカルレビュー社，2012
   ➡ 画像所見から組織所見，治療まで，薬剤性肺障害の基本的事項が一冊にまとめられている．

第7章 臨床力を鍛えるCase Study

1 大量腹水を有する胃がんに対する薬物療法

症例提示 　**大量腹水を有するPS不良の再発胃がん**　　　　　　　　　　　岩佐　悟

【患者】68歳，男性

【既往歴】中耳炎手術（13歳時，輸血あり）

【現病歴】2012年7月，吐血・黒色便にて近医受診し，上部消化管内視鏡検査にて胃がんと診断され，7月末に精査・加療目的で当院外科に紹介受診となる．CTでは明らかな遠隔転移は認めず，上部消化管内視鏡所見では，体中部から体下部に狭窄を伴う進行胃がんType4を認めた．cT4（SE）の診断であるが，原発巣からの出血および狭窄があるため，腹膜播種精査の審査腹腔鏡は省略し，原発巣の切除を前提に，8月7日手術施行．術中P0CY1であり，胃全摘＋D1郭清，R-Y再建となった．病理所見：L, Circ, Type4, 80×160 mm, por2, pT4N3a（8/45）H0P0CY1であった．

　PS 0，腹水細胞診陽性の進行胃がんとして，緩和的化学療法であることを言及したうえで，9月中旬よりS-1＋CDDP療法（S-1：120 mg/body, days 1〜21, CDDP：60 mg/m^2, day8, q5w）を開始した．評価可能病変はないため，CTにて増悪がないことを2コースごとに確認し，6コース実施した．増悪を認めず，2013年4月下旬よりS-1単独療法で治療継続した．同年11月上旬に右側腹部痛を主訴に外来受診し，CT上は右水腎症の所見であり，腎盂外溢流も疑われる所見を認めた．腹水はなし．血液検査所見では腎機能障害を認めた（Cre 1.24 mg/dL）．臨床的に腹膜播種の増悪が疑われることを説明し，次治療への変更を提案したものの，経過観察を希望された（S-1の最終内服日：2013年11月上旬）．外来フォロー中のCT（12月中旬）では，水腎症は認める以外，腹水等も認めず，2014年3月下旬のCTも同様の所見であり，無治療経過観察を継続した．4月下旬腹部膨満感を主訴に外来受診し，診察でも腹水貯留が明らかであり，CT（図1）にて大量腹水を伴い，全身状態不良のため入院となった（PS 3）．経口摂取は点滴に頼らない状況であるが，腹部膨満感を自覚する前の3割程度まで低下している．排ガス・排便は認めている．CDDPの影響と考える末梢性感覚ニューロパチーGrade 1を伴っている．

【血液検査所見】

　表1参照．

【画像所見】右水腎症を認め，肝表面から骨盤まで連続する腹水を伴っている．腸閉塞を示唆する所見は認めない（図1）．

表1　2014年4月の血液検査所見

血算	WBC	6,600 /μL	生化学	TP	6.8 g/dL
	Neut	5,030 /μL		Alb	3.6 g/dL
	Hb	10.5 g/dL		T-Bil	0.5 mg/dL
	Plt	22.1×10^4 /μL		GOT	14 U/L
腫瘍マーカー	CEA	0.6 ng/mL		GPT	10 U/L
	CA19-9	19 U/mL		BUN	20 mg/dL
	CA125	119 U/mL		Cre	1.36 mg/dL
				推定Ccr	35.3 mL/分

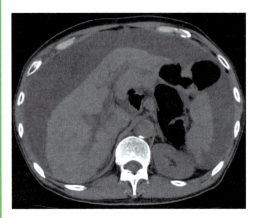
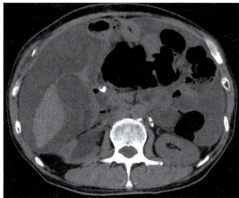
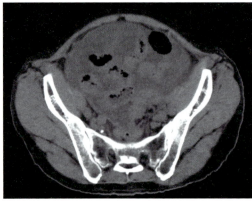

図1　2014年4月のCT所見
肝表から骨盤まで連続する腹水を認める

この患者をどう診る？

Strategy 1 わたしはこう考える

三谷誠一郎，門脇重憲

wPTX療法

1 治療選択の理由

　PS不良な胃がん，がん性腹膜炎の症例である．PS 3の症例において薬物療法が生命予後を改善するかどうかのデータは乏しく，まずはその適応を慎重に検討しなければならない．薬物療法を施行する場合には，**S-1継続中に播種増悪による水腎症が出現していることからS-1不応と判断し，セカンドラインとして治療を行うのが適切と考える．**

　『胃癌治療ガイドライン第4版』のなかでセカンドラインは，ドセタキセル（タキソテール®），パクリタキセル（タキソール®），イリノテカン（カンプト®，トポテシン®）が推奨度1として記載されている[1]．しかし，このような大量腹水症例ではイリノテカンは致死的な副作用が発現するリスクが高いため投与禁忌であり，PS不良かつ大量腹水を有する腹膜播種症例に対するエビデンスは限られている．

　そのなかで本邦において一定のエビデンスがあるのはweekly パクリタキセル（wPTX）療法であると思われる．フッ化ピリミジン系抗がん剤を含む化学療法に不応の腹膜播種例を対象にbest available 5-FU療法群とwPTX療法群を比較したランダム化第II相試験（JCOG0407）で全生存期間（overall survival：OS）中央値（MST）は両群とも7.7カ月と差はないものの，無増悪生存期間（progression free survival：PFS）中央値は2.4カ月 vs 3.7カ月とwPTX療法群が良好な結果であった[2]．さらにがん性腹水を有する症例を対象とした第II相試験においてwPTX療法の治療成績は症状緩和効果39.1％，MST5.2カ月と報告されている[3]．ただし，前者の試験はPS 3や大量腹水例，後者の試験はPS 3の症例は除外されていることには注意する必要がある．PS不良例においては，前治療歴を有するPS 2～3症例を対象としたwPTX療法の後方視的な検討でPS 2と比較してPS 3の症例は予後不良であるものの，毒性は忍容可能であったと報告されている[4]．

　他の選択肢としては**FLTAX（5-FU＋ロイコボリン＋パクリタキセル）療法，wPTX＋ラムシルマブ（サイラムザ®）療法**があげられる．FLTAX療法は高度腹水もしくは経口摂取不能の腹膜播種例を対象としたfeasibility試験で，S-1ベースの治療歴を有する7例に対しても腹水奏効割合42.9％，MST5.6カ月と報告されているが，少数例の検討でPS 3に対する効果は不明である[5]．wPTX＋ラムシルマブ療法はRAINBOW試験においてwPTX療法に対する優越性（MST：9.6カ月 vs 7.4カ月，HR 0.807）が示されている[6]が，PS不良例に対する安全性や有効性は不明であり，**本症例でラムシルマブの特徴的な有害事象である消化管穿孔が生じた際には致死的となることから，積極的には推奨できない．**以上よりwPTX療法を第一選択とした．

2 患者および家族への説明

治療選択肢としてbest supportive careも提示したうえで，薬物療法について，それぞれ期待される効果やリスクについて十分に説明する．特にこのような根治が望めない状況では特に本人の意向が重要であり，最終的には本人の意思に基づいて治療法を決定する．

3 支持療法

本症例では以下のような支持療法も必要となってくる．

1）腹水

化学療法で腹水が減少するとしても効果が現れるまで時間はかかる．まずは腎機能に配慮しつつ利尿薬を開始するが，利尿薬のみではコントロールがつきにくいことが多い．その際には穿刺排液やCART（cell-free and concentrated ascites reinfusion therapy：腹水濾過濃縮再静注法）も考慮する．頻回の腹水ドレナージは電解質および蛋白質の喪失につながるが，一時的にでも腹水を減少させると腹腔内圧が低下し，腎血流が増加することで利尿がつきやすくなることも期待される．

2）水腎症

パクリタキセルは腎機能に影響しないため現時点では必要ないであろうが，今後腎機能がさらに悪化した際や尿路感染をきたした際には腎瘻の造設や尿管ステントの留置を行う．

3）栄養管理

経口摂取不良が持続するようであれば中心静脈栄養の開始が望まれる．また，家族のサポートも期待できるため，皮下埋め込み型中心静脈ポートを留置したうえでの在宅高カロリー輸液の導入を検討する．

4 治療におけるピットフォール

1）末梢神経障害

シスプラチンによる末梢神経障害が残存している本症例では特に注意が必要である．第Ⅲ相試験で有効性が示されている[7]デュロキセチン（サインバルタ®）の他に，プレガバリン（リリカ®）やビタミン製剤などが使用されることも多いが，減量，休薬を適正に行うことが最も重要である．対応が遅れると患者のQOLを大きく下げることになる．当院では他職種（看護師，薬剤師）にも介入してもらい，症状を観察するようにしている．

2）アルコール

パクリタキセルは溶剤として無水エタノールを使用しており，体表面積$1.5m^2$の投与量で無水エタノールは約10 mL（ビールに換算すると200 mL）含まれている．そのため投与にあたっては**アルコール過敏症の有無と通院手段を確認する**．本症例では自家用車で通院しているということであり，治療後に本人が運転できないことを注意しておかなければならない．

5 最後に

本症例のように実臨床ではガイドラインや臨床試験の結果をそのまま当てはめることのできないことも非常に多い．しかし，そのなかで現状のエビデンスをどのように個々に適応していくのかが腫瘍内科医にとって重要ではないかと考える．

文 献

1) 『胃癌治療ガイドライン 医師用 2014年5月改訂第4版』（日本胃癌学会 編），pp24-26, 2014
2) Takiuchi H, et al：J Clin Oncol, 28：15s, 2010（suppl; abstr 4052）
3) Iwamoto H, et al：Gastric Cancer, 14：81-90, 2011
4) Im CK, et al：Oncology, 77（6）：349-357, 2009
5) Iwasa S, et al：Jpn J Clin Oncol, 42（9）：787-793, 2012
6) Wilke H, et al：Lancet Oncol, 15（11）：1224-1235, 2014
7) Ellen M, et al：JAMA, 309（13）：1359-1367, 2013

Strategy 2　わたしはこう考える　　寺澤哲志，後藤昌弘

腹水穿刺，緩和ケアの充実，wPTX，オプションでラムシルマブ単剤

1 診断

胃がん腹膜播種，がん性腹水，右水腎症

2 全身状態の評価

入院時の全身状態はPS 3，大量腹水，経口摂取不良，Ccr35 mL/分である．病態を一元的に考えるなら，大量腹水→腹満によるPS悪化と経口摂取不良→腎前性腎不全，という経過が考えられる．ただしBUNの上昇は弱く，単純に病勢が悪化した可能性も高い．水腎症は片側であり，絶対的な尿管ステントの適応はない．

3 対症療法，緩和ケア，レジメン選択

1) PS改善，緩和ケアの充実

大量腹水によりPSが悪化している可能性があり，腹水穿刺および点滴でPSが改善するか試みる．

本症例は担当医から治療変更を勧められたにもかかわらず4カ月間経過観察しており，治療

に専念できない個人的な問題を抱えている可能性がある．生活状況，来院手段，家族関係，治療の希望をコメディカルと連携して確認することが望ましい．PSが悪化している胃がん患者に対するセカンドラインが奏効するとは限らない．先々でどう過ごし，どう治療をしていくのか，緩和ケアについても具体的に話し合うべきタイミングでもある．

2) 薬物療法の選択

　セカンドラインの薬物療法は，タキサン系薬剤，イリノテカン（CPT-11）が候補にあがる[1)2)]．タキサン系薬剤，CPT-11いずれも腎機能による用量調節は不要である[3)]．**二次治療が早期不応となった場合，大量腹水の再燃，腹膜播種による腸閉塞や胆管閉塞を引き起こし，CPT-11の副作用が遷延する恐れがあるので，本症例ではタキサン系薬剤を選択する．**タキサン系薬剤にはドセタキセル（DTX），weeklyパクリタキセル（wPTX），ナブパクリタキセル（nab-PTX）などがあるが，これらを直接比較した試験結果はない．PS 3であり，毒性マネジメントを考え，分割投与であるwPTXを選択する．**初回doseは治療への希望，PS改善，自宅環境などを総合して，100％もしくは80％で行う．**末梢神経障害G1と残存しているが，治療に影響ないと考える．ラムシルマブ（以下Ram）について，腎機能に関したガイドラインはないが，Ccr35 mL/分でも投与は可能と思われる．RamとPTXの併用は，RAINBOW試験[4)]がPS 0〜1を対象としたにもかかわらず，Grade3以上の骨髄毒性や疲労の出現率が高い．本症例はPS 3でRAINBOW試験と同様の効果が期待できるとは限らず，忍容性も低いため勧められない．しかし，少しでも症状緩和できる治療を患者が望んだ場合は，選択肢の1つにあげてよいと考える．Ram単剤に関してもREGARD試験[5)]はPS 0〜1を対象としている点に留意が必要である．副作用は許容されるかもしれないが，奏効割合は低く，何を期待して治療するかが問われる．

3) 症状改善が先か，薬物療法が先か

　抗がん剤で症状が改善するのではという期待がある．しかし，セカンドラインの奏効割合はせいぜい20％で，PS不良例に対しては効果・副作用とも悪くなる傾向にあり，PSを整えるには不向きである．また，基本的にPS 3への積極的な抗がん剤治療の適応はない．PS改善が期待される方法があればそちらを優先している．

4 患者への説明のポイント

　PS低下の原因，今後の病状への見通しについて率直に話し合うことが重要である．抗がん剤治療を行う場合の現実的なメリットとデメリット，行わなかった場合に予想される経過および対応を伝え，今後の治療について相談する．

　抗がん剤治療を希望した場合も，治療効果がなければ，入院で延々と治療継続しても効果は期待できないばかりか，むしろ体力的にもQOLにも大きなデメリットとなる．**反応を見る期間（例えば1〜2コース）を決めて，治療の継続を判定する．**そういった見極めも腫瘍内科にとって大切な仕事である．

　医療者側から緩和ケアについてアプローチが必要なタイミングと思われる．本症例の生活環境は，治療に協力的な家族と同居，病院まで車で1時間，家族が自営業という環境であった．なるべく家で過ごしたいのであれば，在宅での緩和ケア環境を整えるべきである．先々ではホスピスで過ごしたいなら，なるべく自宅近くを案内すべきであろう．他にも，1時間かけて通

院し抗がん剤治療を希望するのかなど，患者から言い出せないことは多いので配慮が必要である．

■ 文 献

1) Kang JH, Lee SI, Lim Dh, et al：J Clin Oncol, 30：772-774, 2012
2) Hironaka S, et al：J Clin Oncol, 31：4438-4444, 2013
3) Ng T, et al：Crit Rev Oncol Hematol, 81：58-74, 2012
4) Wilke H, et al：Lancet Oncol, 15：1224-1235, 2014
5) Fuchs CS, et al：Lancet, 383：31-39, 2014

Strategy 3　実際の治療

岩佐　悟

wPTX（減量で開始）

PTX（80 mg/m^2, days1, 8, 15, q4w）を80％用量で開始した．治療開始後，利尿がみられ，腹水が減少しはじめる徴候を認めた．1週後（day8）の血液毒性は治療継続に問題なく，PS 2と改善傾向に向かっていた．症状緩和のさらなる期待のため，day8からFLTAX療法（5-FU：500 mg/m^2, ℓ-LV：250 mg/m^2, PTX：60 mg/m^2, day1, 8, 15, q4w）へ変更した．経口摂取量が改善，腹部膨満感も消失し，臨床的効果を認めており，FLTAX療法を継続した．2014年6月上旬の画像所見で腹水は減少（図2），効果の持続も得ていた（図3）．しかし，11月中旬腹水の増加（図4）を認め，その1週間後よりCDDP＋CPT-11療法を開始した．

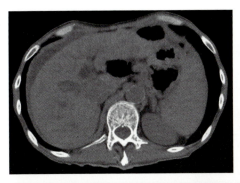
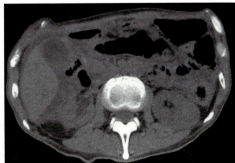
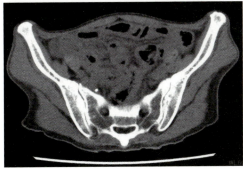

図2　2014年6月のCT所見①

肝表と骨盤内に腹水の残存を認めるが，著明に減少している

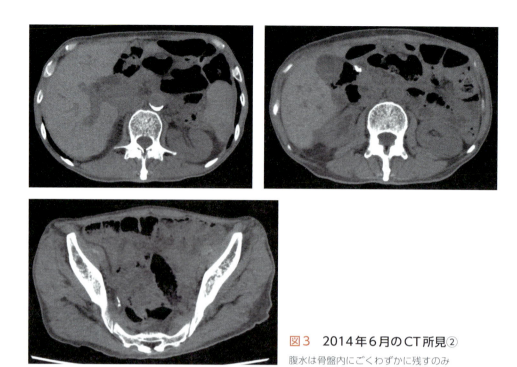

図3　2014年6月のCT所見②
腹水は骨盤内にごくわずかに残すのみ

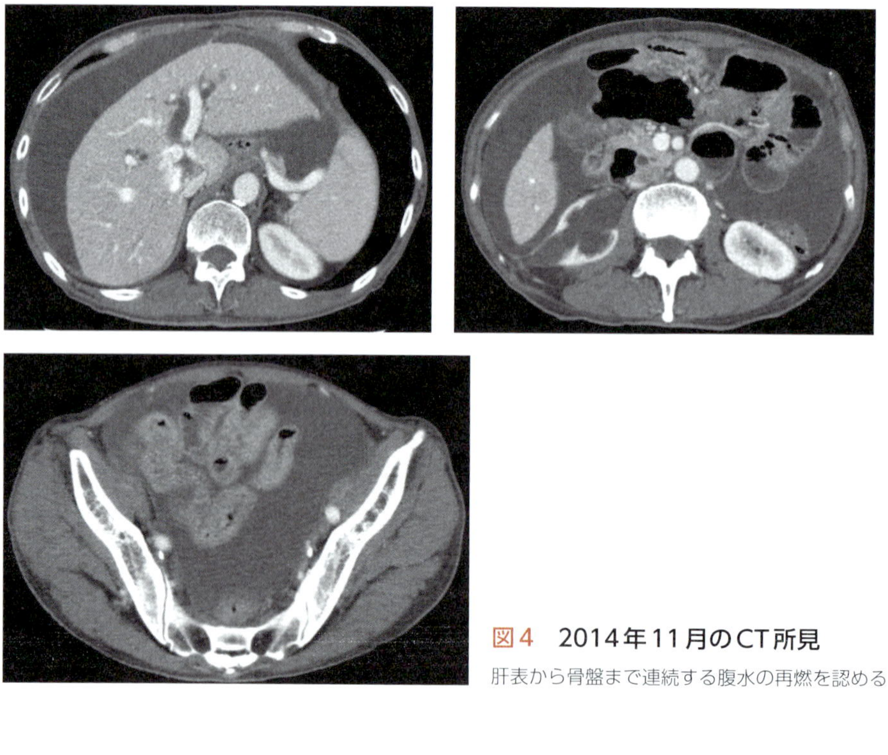

図4　2014年11月のCT所見
肝表から骨盤まで連続する腹水の再燃を認める

1 本人および家族への説明

　一次治療からの今までの1年以上の診療を通じて，本人・家族が，積極的抗がん剤治療を望まれるであろうという印象を担当医は感じていた．胃がんに使用していない抗がん剤はあるが，**全身状態の低下（PS 3）が，積極的抗がん剤治療をお勧めできない状況であり，症状緩和に専念することが適切であること**の説明を行った．治療を受けたいとの要望が強いため，治療を行うことが逆に全身状態を悪化させる可能性，および抗がん剤治療による有害事象により，予後を縮める可能性と治療により命を落とす可能性も高いことを言及した（この一連の対応は，構築されている患者 - 医療者関係，患者・家族の要望も加味したうえで，ある程度異なるものと考えている）．

2 治療法の選択

　本症例は，S-1 + CDDP療法の6コース後のS-1維持療法中の腹膜播種（水腎症）の進行を認め，約5〜6カ月の無治療経過観察後の腹膜播種進行（大量腹水）を呈した．フッ化ピリミジンに不応となったと判断する対象であり，セカンドラインとしての検討となる．キードラッグとしてのPTXまたはCPT-11を選択することになる．プラチナの感受性も残っている状況と判断している．腸管狭窄はなく，通過障害は認めていないが**大量腹水を伴う腹膜播種であり，この状況下でのキードラッグの1つであるCPT-11の積極的使用は困難であり，PTXの使用を選択する局面である**．本症例のように大量腹水を伴う全身状態低下例は，臨床試験の対象外となる状況であり，ベストプラクティスで臨むことになる．一般に積極的治療の対象とならないことは前述のとおりであるが，全身状態を鑑み，PTX単独で20%減量での投与で開始し，治療効果および有害事象を見極めることとした．1回投与後に利尿がつきはじめ効果が得られる徴候を認めた．ここで，二次治療例でのPTXの腹水の効果は24〜38%[1)2)]，FLTAXの腹水の効果は43%であり[3)]，さらなる効果をめざし，FLTAX療法へ移行した．

> **こんなときはどうする？**
> ❶ FLTAX療法への変更時の別の選択肢
> ❷ オキサリプラチン承認後の現在では
> ❸ ラムシルマブ承認後の現在では
> ❹ 本人が治療に積極的ではないとき

❶ FLTAX療法への変更時の別の選択肢

　FLTAX療法へ変更の際に，選択肢としてPTXの通常投与量への変更も考慮していた．PTX80% doseの1回目の投与後の毒性は許容でき，効果も認められはじめていたことから100% doseの選択肢も念頭に入れていた．以下の理由により，筆者は，FLTAX療法を選択した．①神経障害がGrade 1であることから，FLTAX療法であれば，PTXは60 mg/m^{2}のまま

であること，②直接比較ではないがPTX単独よりFLTAX療法が腹水の効果は高いと考えていたこと，③前治療のフッ化ピリミジン系薬剤であるS-1の非血液毒性が軽微であったこと，等である．

❷ オキサリプラチン承認後の現在では

オキサリプラチンが承認されている今，フッ化ピリミジンとオキサリプラチンの併用の選択肢もある．本症例のように腎機能低下例では，S-1の投与量調整や投与自体を控えるべき局面である．CDDPも同様であるが，オキサリプラチンに関しては腎機能低下例であっても少数例の検討であるが安全性の報告はされている．このため，5-FUとオキサリプラチンの併用である**FOLFOX療法は選択可能**と判断できる．フッ化ピリミジン，プラチナの未治療例であれば選択肢の高い位置にあったと考えているが，全身状態が不良であるため，選択していた場合にも減量（70〜80% dose）は必要である．

❸ ラムシルマブ承認後の現在では

ラムシルマブが使用可能となった現在，**PTX＋ラムシルマブ併用療法が二次治療の標準**である．本症例は，臨床試験の適格規準に該当しないため，結果を外挿することは困難であるが，PTX単独より奏効割合の高まる治療法であるため選択肢となると筆者は考える．大量腹水を伴う腹膜播種が，血管新生阻害薬であるラムシルマブを使用することで，消化管穿孔のリスク因子となるかは明確にはなっていないが，**ラムシルマブの併用による有害事象の上乗せを十分に勘案する必要性はある**．

❹ 本人が治療に積極的ではないとき

前述のように，今回の病状では**症状緩和に専念することが適切な対応**と考えている．そのため，本人が抗がん剤治療に積極的でないときには症状緩和に徹するべきである．

■ 文　献

1) Hironaka S, et al : Gastric Cancer, 9 : 14-18, 2006
2) Kadokura M, et al : Anticancer Res, 33 : 4547-4552, 2013
3) Iwasa S, et al : Jpn J Clin Oncol, 42 : 787-793, 2012

第7章 臨床力を鍛える Case Study

2 高齢者大腸がんに対する薬物療法

症例提示

高齢者大腸がん

成田有季哉，高張大亮

【患者】89歳，女性

【主訴】腹部不快感

【既往歴】70歳〜加齢黄斑変性症

【飲酒歴・喫煙歴】なし

【現病歴】2014年4月初旬頃から腹部不快感を自覚していた．6月下旬近医受診し，便潜血陽性であったため7月上旬当院紹介受診，入院・精査の結果，上行結腸がん，直腸S状部がん，同時性多発肝転移と診断された．直腸S状部がんは全周性で高度狭窄を認めたため，7月下旬姑息的回盲部切除術＋直腸高位前方切除術を施行．術中所見にて，腹膜結節あり．術後体力の回復，食事摂取の回復に時間を要し，9月中旬退院．薬物療法の適応検討目的に9月下旬当科紹介となった．紹介受診時，PS 0，食事摂取良好，排便も良好であった．ご本人・ご家族ともに「術後経過が大変だったので，（簡易なものであっても）手術はもうしたくない」との申し出があった．

【血液検査所見】（2014年9月下旬）表1参照

【胸腹部CT】（2014年10月上旬）肝両葉に転移多発あり．明らかな腹膜播種結節は指摘できない．肺転移を認めない．

【病理診断所見（切除標本）】

（2014年7月下旬）直腸S状結腸がん：高分化型腺がんの像で，漿膜表面に及ぶ浸潤を認める．

表1 血液検査所見

血算	WBC	6,610/μL	生化学	TP	7.3 g/dL
	Neut	70.7 %		Alb	4.1 g/dL
	Hb	10.2 g/dL		AST	35 U/mL
	Plt	31.1×10⁴/μL		ALT	10 U/mL
腫瘍マーカー	CEA	794.7 ng/mL		ALP	391 U/mL
	CA19-9	3.3 U/mL		LDH	407 U/mL
				T-Bil	0.6 mg/dL
				BUN	13 mg/dL
				Cre	0.54 mg/dL
				CRP	0.46 mg/dL

上行結腸がん：低分化型腺がんの像で，漿膜面に及ぶ浸潤を認める．

前述の両病変は，組織学的所見が異なり，それぞれ独立した病変と考えられる．腹膜結節は中分化から低分化な腺がんを認める（pM1b）．リンパ節転移巣と腹膜結節は組織学的に上行結腸がんの転移が考えやすい像を呈している．

UICC 第7版：T4aN2aM1b，pStage IV B

POINT
- 治療法の選択，用量の設定
- 高齢者の薬物療法で注意すべき点

この患者をどう診る？

Strategy 1　わたしはこう考える　　　髙島淳生，濱口哲弥

sLV5FU2＋ベバシズマブ併用療法

　日本の高齢化は急速に進んでおり，高齢者のがん患者数は急増している．しかしながら，従来の臨床試験は，非高齢者を対象としており，高齢者が含まれていることは稀である．たとえ高齢者が含まれていたとしても，非常に元気な高齢者（いわゆる fit elderly）のみであり，今回提示された89歳の患者が登録されることはまずない．このため，高いエビデンスレベルをもとに治療方針を決定することはできないことをご承知いただきたい．

1　治療方針決定のポイント

　Stage 4/再発大腸がんの治療方針の決定には，まずは「根治切除」が可能かどうかの判断が必要である．根治切除が可能と判断される場合は，外科的切除が第一選択となる．**提示症例は，両葉に多発する肝転移および術中に腹膜転移を認めているため，根治切除不能と判断する．**

ポイント1　Stage 4/再発大腸がんは，まずは根治切除が可能かどうかを検討する

　切除不能大腸がんに対する標準治療は，全身化学療法である．全身化学療法を行う際は，その化学療法の位置づけが，①化学療法が著効した場合に根治切除をめざすのか（conversion chemotherapy），②緩和的化学療法であるのかを検討する必要がある．提示症例は，**術中に腹膜結節を認めていたこと，また患者本人が手術を希望されていないことを考えると化学療法の位置づけは，②緩和的化学療法となる．**

ポイント2　化学療法の目的が，① conversion chemotherapy であるのか，②緩和的であるのかを検討する

提示症例は，89歳と超高齢であるものの，PSは0，経口摂取良好，排便状況は良好，臓器機能も保たれているため薬物療法の適応はあると考える．しかし，薬物療法を行うにあたっては，**薬物療法が緩和的である旨を本人のみならず，家族にも十分納得していただき，さらに，薬物療法を行うことで得られるメリット，デメリットについても理解していただく必要がある．**

具体的には，薬物療法の目的が根治をめざすのではなく，あくまで延命治療であることを納得していただく必要がある．また，薬物療法を行うメリットは，薬物療法を行うことで元気で過ごせる時間が長くなる可能性があげられる．一方，デメリットは，薬物療法に伴う副作用，医療費，定期的な通院による時間の制約などである．

ポイント3 緩和的化学療法の目的，およびメリット・デメリットを本人のみならず家族にも十分理解していただく必要がある

また，高齢者に薬物療法を行う際は，独居であるか否か，家族のサポートが得られるかどうかといった生活環境について，治療開始前に医療従事者が十分に把握しておく必要がある．介護認定未の場合は，早急に手続きを行い，生活環境によっては治療開始時からの在宅看護の導入をお勧めする．

ポイント4 薬物療法開始前に，患者の生活環境を把握し，家族のサポートが得られるかどうかの確認を行い，在宅看護の導入も検討する

次に，薬物療法レジメンに関する検討を行う．切除不能大腸がんに対してファーストラインとして用いられる薬剤は，『大腸癌治療ガイドライン2014年版』をもとにすると以下の通りである（表2）．

表2 切除不能大腸がんに対する一次薬物療法薬剤

殺細胞性薬剤	分子標的薬剤
・フッ化ピリミジン系薬剤 　5-FU＋LV（点滴）：sLV5FU2療法 　カペシタビン（経口） ・オキサリプラチン ・イリノテカン	・ベバシズマブ ・抗EGFR抗体薬 　セツキシマブ 　パニツムマブ

薬物療法レジメンを決定するうえでの最初のポイントは，フッ化ピリミジン系薬剤において，点滴とするか経口とするかの選択がある．カペシタビンの有効性は高齢者においても，5-FU＋ロイコボリン（点滴）と同等の効果があることが報告[1]されているものの，副作用（特に下痢，手足症候群）の頻度が高くなることが知られている[2]．このため，**より副作用の少ないレジメンを希望される場合は，点滴をお勧めしたい**．また，クレアチニンクリアランスが低い場合，カペシタビンの副作用が強くなることが知られている．本症例の場合，Cockcroftの計算式で42 mL/分と低下しており，**カペシタビンを選択する場合は，減量する必要がある．**

副作用以外にも，カペシタビンは朝，夕の定期的な内服が必要となり，コンプライアンスが懸念される場合は，点滴が無難であろう．ただし，点滴を選択する場合にも，中心静脈ポート作成が必要であり，5-FUの持続点滴中のマネジメント，点滴終了時の抜針指導が必要となる．

ポイント5　カペシタビンは，経口薬であり利便性は高いが，副作用は若干強くなることを理解する必要がある．また，服薬コンプライアンスが良好であることが投与条件である

次に，フッ化ピリミジン系薬剤にオキサリプラチンやイリノテカンを併用するか否かの検討を行う．高齢者に対するオキサリプラチン[3]やイリノテカンの上乗せ効果に関する，明らかなエビデンスはなく，サブグループ解析や統合解析の報告があるのみである．ただし，これらの報告をもとにすると，元気な高齢者の場合は，非高齢者と同様にオキサリプラチンやイリノテカンの上乗せ効果が期待されると言える．ただし，高齢者の場合は非高齢者と比べ，副作用が強くなるとの報告もあるため慎重な選択が必要である．本症例は，89歳と超高齢であるため，オキサリプラチン＋イリノテカンの併用を積極的にお勧めすることはないであろう．

ポイント6　フッ化ピリミジン系薬剤に対するオキサリプラチン＋イリノテカンの上乗せ効果を示唆する報告はあるものの，明らかなエビデンスはない

最後に分子標的薬剤の併用に関して検討する．ベバシズマブの併用については，高齢者を対象とした第Ⅲ相試験（AVEX試験）が報告されている[4]．AVEX試験は，オキサリプラチン＋イリノテカン併用療法が不適と判断された，70歳以上の切除不能大腸がんを対象としている．カペシタビン（2,000 mg/m^2/day）を2週内服，1週休薬とし，ベバシズマブなし群とベバシズマブ併用群を比較している．280名が登録され，プライマリーエンドポイントである無増悪生存期間（PFS）は併用群で有意に延長していた〔5.1カ月 vs 9.1カ月（$p < 0.001$）〕．副作用については，ベバシズマブに特徴的な副作用（出血，血栓，蛋白尿）が併用群で増えたものの，治療関連死亡は両群で差はなく，比較的安全に投与可能であった．**本症例は89歳と高齢であるものの，血栓塞栓症，高血圧の既往・併存はなく，投与可と考える．**

一方，抗EGFR抗体薬は，高齢者に対する報告はきわめて少なく，その安全性・有効性については明らかではないと言える．また，ベバシズマブと比べ，抗EGFR抗体薬は皮疹，爪囲炎といった自覚症状を伴う副作用が特徴的である．このため，89歳と超高齢者に対する一次治療としてお勧めできない．

ポイント7　ベバシズマブは，『血栓塞栓症・高血圧・蛋白尿』の副作用に注意が必要であるが，高齢者を対象とした第Ⅲ相試験でもその効果が示されている．一方，高齢者に対する抗EGFR抗体薬の報告は少ない

以上より，"ポイント1〜4"を検討のうえ，緩和的化学療法の適応ありと判断した場合，"ポイント5〜7"をもとに，筆者らは，「sLV5FU2＋ベバシズマブ併用療法」を第一にお勧めしたい．5FU/LV/BVの用量は，過去の報告をもとにすると，非高齢者と同じで問題ないと考える．

現在，JCOG大腸癌グループでは，70歳〜74歳のPS 2，または75歳以上のPS 0〜2の切除不能大腸がん患者を対象として，フッ化ピリミジン系薬剤＋ベバシズマブ併用療法に対するオキサリプラチンの上乗せ効果をみた第Ⅲ相試験（JCOG1018試験）を実施中である．高齢者に対する標準治療確立に向け，JCOG1018試験の結果が待たれる．

謝辞：日本医療研究開発機構研究費（革新的がん医療実用化研究事業）「超高齢者社会における治癒困難な高齢切除不能進行再発大腸癌患者に対する標準治療確立のための研究」

■ 文 献
1) Feliu, Escudero P, Llosa F, Bolanos M, et al：J Clin Oncol, 23：3104-3111, 2005
2) Cassidy J, Twelves C, Van Cutsem E, et al：Ann Oncol, 13：566-575, 2002
3) Seymour MT, Thompson LC, Wasan HS, Middleton G, et al：Lancet, 377：1749-1759, 2011
4) Cunningham D, Lang, I Marcuello E, et al：Lancet Oncol, 14：1077-1085, 2013

Strategy 2　わたしはこう考える

笹原由理子，武田弘幸

カペシタビン＋ベバシズマブ

1 治療法の選択，用量の設定

　本症例は超後期高齢者（85歳以上）であるが，PS良好で合併症もなく，認知機能低下を疑う所見もないようである．採血所見でも臓器機能は保たれており抗がん剤治療の適応はあると考える．しかし，これまでの臨床試験では後期高齢者や70〜74歳の脆弱高齢者に対しては限られたデータしかなく，標準治療であるFOLFOX/XELOXまたはFOLFIRI療法と分子標的薬の併用の安全性や有効性が確立しているとは言えない．現在JCOG1018やN0949試験でフッ化ピリミジン系薬剤＋ベバシズマブ療法へのオキサリプラチンの上乗せ効果について検証中である．

　一方高齢者におけるベバシズマブの上乗せ効果はいくつかの試験で示されている．一次治療にベバシズマブを使用した患者の観察的コホート研究（BRiTE試験）[1]では，高齢者と非高齢者の効果は同等であり，また副作用の発現は，動脈血栓塞栓症を除いてほぼ同様であった．また，高齢者を対象としてカペシタビン単剤とカペシタビン＋ベバシズマブ療法を比較した第Ⅲ相試験（AVEX試験）[2]では，ベバシズマブ併用により無増悪生存期間（PFS）の有意な延長を認めた．以上から血栓塞栓症などに十分な注意が必要であるが，高齢者においても，特に禁忌となる事項がない限りは，ベバシズマブの併用は可能と考える．

　以上から，超後期高齢者である本症例は，『大腸癌治療ガイドライン2014年版』の強力な治療が適応とならない患者に当てはまると考えられ，フッ化ピリミジン系薬剤＋ベバシズマブ療法を提案する．**フッ化ピリミジン系薬剤としては患者が手術を拒んでいることから，ポート造設が必要なinfusion 5-FU＋LV療法ではなく，内服薬を勧め，前述のAVEX試験からカペシタビンを提案する**．本邦では，高齢者を対象にS-1＋ベバシズマブ（BASIC trial）[3]，UFT＋ベバシズマブ[4]の第Ⅱ相試験が行われ，忍容性は良好で有望な結果であった．カペシタビン特有の有害事象（手足症候群）などに苦慮する場合にはS-1への変更も考慮される．

　内服のコンプライアンスが保たれない場合や殺細胞性抗がん剤の使用が困難な場合にはKRAS

野生型であり，EGFR抗体薬単剤の使用も可能であろう．

　カペシタビンの用量を設定するにあたっては腎機能に注意が必要である．カペシタビンは腎機能低下によって薬物の代謝が遅延し，副作用の発現率が上昇することが示されている[5]．本症例の推定クレアチニンクレアランス値（Cockcroft–Gault式）は42 mL/分であり，カペシタビンの減量基準となる50 mL/分を下回っている．よって**1段階減量する**．一方，ベバシズマブは腎機能や肝機能による用量制限はなく，標準量で投与を行う．

2 高齢者の薬物療法で注意すべき点

　高齢者の薬物療法では，肝機能や腎機能の低下など，加齢に伴う生理的変化により副作用が強く出ることがある．また，これらの**生理的変化が必ずしもPSや年齢と相関しないこともあり，体格や喫食状況，活動性や精神衛生など多面的に患者を評価する必要がある**．全身状態に応じて用量や方針の変更などが必要であり，注意深い患者の観察を行い，副作用に対し早急な対応を心がける．

　認知機能の低下にも注意すべきである．内服の抗がん剤の場合には，服薬コンプライアンスが保てない，制吐薬の使用などの自己管理ができないといった問題が起こりうる．こうした問題に対しては，家族にも注意を促し，患者を支援してもらう必要がある．患者家族のサポートが不十分な場合には訪問看護や往診などのサポート体制を整える必要がある．

3 本人および家族への説明

　説明の際には本人だけでなくキーパーソンとなる家族にもなるべく同席していただく．**薬物療法の目的は根治ではなく，延命と症状緩和であることを本人および家族にきちんと伝える**．薬物療法により期待できる効果だけではなく，起こりうる副作用や，副作用により体力が低下し場合によっては寿命を縮めてしまう可能性があることも伝える．薬物療法についてのメリットとデメリットを丁寧に説明し理解してもらう必要がある．また，**薬物療法を行わず緩和治療を行っていくことも重要な選択肢であり，決して見放すものではないことを十分に説明する**．そのうえで，患者と家族と，薬物療法を行うかどうか十二分に話し合い，治療方針を決定する．

　薬物療法を選択された場合には，無理なく続けることが大事であり，副作用が認められた場合にはケアを十分に行い，回復後は減量や治療の変更，緩和治療への移行など，その都度検討していくことも説明する．

■ 文　献

1) Kozloff MF, et al：Oncology, 78：329-339, 2010
2) David C, et al：Lancet Oncol, 4：1077-1085, 2013
3) Yoshida M, et al：Eur J Cancer, 51：935-941, 2015
4) Mizushima T, et al：Oncology, 89：152-158, 2015
5) Poole C, et al：Cancer Chemother Pharmacol, 49：225-234, 2002

Strategy 3 実際の治療

高張大亮

一次治療としてXELOX＋ベバシズマブ療法を開始

1 経過

　PSは良好に保たれており，認知機能，臓器機能も問題ないことより，XELOX（カペシタビン＋オキサリプラチン）＋ベバシズマブ療法を選択，オキサリプラチン（L-OHP）のみ80％（100 mg/m^2）とした．本人の希望を考慮して外来開始とした．1コース目の毒性が問題ないことを確認し2コース以後はL-OHPを130 mg/m^{2}と標準量に戻し治療継続とした．

　4コース後のCT検査にてPRとなり，6コース目までは毒性は問題なく経過した．末梢性感覚ニューロパチーの増強があり，7コース目からL-OHPは中止しカペシタビン＋ベバシズマブ療法を継続した．その後，徐々に腫瘍増大しているが，SD範囲のため，カペシタビン＋ベバシズマブ療法にて現在も治療継続中である（約1年，PS 1で継続中）．

2 薬剤投与の方針

　いわゆる"超高齢者"であるが初診時PSは良好に保たれており，合併症や臓器機能からも標準治療が可能と考え，XELOX＋ベバシズマブ療法を選択，導入した．ベバシズマブ投与に関しては高齢者においても非高齢者と比して同等の有効性が得られ，安全性も動脈血栓塞栓症の発症リスクを除いて変わらないことが報告されている[1) 2)]．しかし，**もし消化器毒性が強く出現した場合，治療の継続性に影響が出ると考え，本症例においてはL-OHPを減量スタートとした．**高齢者においては治療継続性を第一に考え，いわゆる"さじ加減"が必要になる場合がある．まず減量スタートし，特に問題がなければ次コースから標準量に戻すというストラテジーでもよいと考える．しかし単に高齢者だからといって，経口薬のみでよいとか，必ずしも減量しなければならないということではない，という点は心に留めておく必要がある．実際本症例では，当初はご本人も「年だから…」と通常の薬物療法を行うことに躊躇していたが，効果が現れたことで治療に積極的になり，QOLを保ちながら外来にて治療継続可能であった．L-OHPは神経障害のため7コースで休薬としたが，腫瘍の増大を認めた場合再導入も視野においている．

> **こんなときはどうする？**
> ❶ L-OHPやイリノテカン（CPT-11）導入が難しいと思われるとき
> ❷ ご本人が治療に積極的ではないとき

❶ L-OHPやイリノテカン（CPT-11）導入が難しいと思われるとき

　これは高齢者に限ったことではないが，全身状態不良（PS≧2）例などL-OHPやCPT-11に耐容性がないと判断される症例にはNCCNや本邦のガイドラインにおいても一次治療として

5-FU+LV（またはカペシタビン）±ベバシズマブを推奨している．ただしこの場合肝心なのは，**治療開始後もし全身状態が改善したなら，L-OHPやCPT-11の使用を再検討することを忘れてはならない**，ということである．FOCUS試験[3]では5-FU単剤 → CPT-11（A群）または5-FU単剤 → 5-FU+CPT-11/L-OHP（B群）の単剤療法開始群と5-FU+CPT-11/L-OHP（C群）の併用療法開始群の比較でMSTは13.9〜16.3カ月といずれも有意差を認めなかった．またCAIRO試験[4]においては，逐次療法群：カペシタビン（または5-FU）→ CPT-11 → XELOX（またはFOLFOX）と，併用療法群：XELIRI（またはFOLFIRI）→ XEROX（またはFOLFOX）の両者においてMSTに有意差を認めなかった（16.3カ月 vs 17.4カ月）．これより**単剤で治療を開始し，その後併用療法を行うこと（逐次療法）も重要な選択肢である**といえる．高齢者においては海外においてAVEX試験が行われ[5]，カペシタビン+ベバシズマブのカペシタビンに対するPFSにおける優越性が検証された．また本邦においてもL-OHPやCPT-11の使用が不適と考えられる症例に対し「高齢者進行再発大腸がんに対するS-1+ベバシズマブ併用臨床第II相試験（BASIC）試験」が実施された．その結果，奏効割合57％，disease control rate 96％であり，PFS中央値およびMSTは9.9カ月，25.0カ月と報告された[6]．現在JCOGにおいては高齢の進行/再発大腸がん患者を対象に，フッ化ピリミジン系薬剤（5-FU+ℓ-LVまたはカペシタビン）+ベバシズマブ療法に対する，フッ化ピリミジン系薬剤+L-OHP（mFOLFOX7またはXELOX）+ベバシズマブ療法のPFSにおける優越性を検証するランダム化比較第III相試験にて試験（JCOG1018）が進行中である．

❷ ご本人が治療に積極的ではないとき

いろいろ意見はあろうが，著者は高齢者においても可能な限りご本人に真実をお話しすべきと考える．目的がはっきりしないのにきつい抗がん剤治療を受けることは難しい．それでも高齢者は「自分はもう長いこと生きてきたのだから，抗がん剤治療など必要ない（対象ではない）」と考えることが少なくない．PS，合併症や臓器機能の慎重な評価が必要なのは言うまでもないが，「年齢だけの理由で治療方針が非高齢者と異なることはない」ということ，「もし毒性出現が懸念されたり，強く出てしまった場合には，標準量より減量して治療を開始したり，経過中にも減量を検討する」ということをお話しし，抗がん剤治療に対する誤解や不安を取り除くことが必要と考える．高齢者においては特に消化器毒性や倦怠感などの自覚症状が治療中止の理由になることが多いので，毒性の程度について慎重な観察をする必要がある．「自分でも治療が受けられる」という自信がつけば次回からの治療にも非常に有利である．そのためには医師だけでなく，看護師・薬剤師そして家族が一丸となって支えていくという姿勢を患者に理解してもらうことが重要である．家族がいないまたは遠方など高齢独居の症例についてはまた別の問題として考えていかなくてはいけない．もちろん，best supportive careも1つの選択肢であり完全に否定するものではないことは言うまでもない．

■ 文 献

1) Cassidy J, et al：J Cancer Res Clin Oncol, 136：737-743, 2010
2) Scappaticci FA, et al：J Natl Cancer Inst, 99：1232-1239, 2007
3) Seymour MT, et al：Lancet, 370：143-152, 2007
4) Koopman M, et al：Lancet, 370：135-142, 2007
5) Cunningham D, et al：Lancet Oncol, 14：1077-1085, 2013
6) Yoshida M, et al：European Journal of Cancer, 51：935-941, 2015

第7章 臨床力を鍛えるCase Study

3 局所進行膵がんに対する化学療法・化学放射線療法

症例提示　局所進行膵体部がんの症例　　　　　　　　　　　　　　　　　　佐々木満仁

【患者】64歳, 女性

【主訴】上腹部痛

【現病歴】2014年11月下旬上腹部痛を主訴に近医を受診し, CT検査で膵体部腫瘍を指摘される. 2014年12月上旬精査加療目的に当院外科紹介となった. 膵精査CTで遠隔転移は認めないが, 膵腫瘍は腹腔動脈, 総肝動脈, 脾動脈, 胃十二指腸動脈への腫瘍浸潤を認めており, 切除不能と判断された. 膵腫瘍生検(EUS-FNA)で病理学的に腺がんの診断であったため, 局所進行膵体部がんの診断で12月中旬肝胆膵内科紹介となった.

【既往歴】高脂血症, 左乳がん術後(45歳時)

【当院紹介時現症】身長:155 cm, 体重:53 kg, ECOG-performance status:1, 結膜:黄染なし, 貧血なし, 胸部:ラ音なし, 左前胸部手術痕あり, 腹部:平坦, 軟, 圧痛なし, 四肢:下腿浮腫なし

【当院紹介時血液検査所見】表1を参照.

【CT所見】膵体部に長径3 cm大の漸増性の造影効果を伴う低吸収域を認め, 腹腔動脈, 総肝動脈, 脾動脈を取り囲むように連続し, 胃十二指腸動脈根部への浸潤を認める. また腫瘍は上腸間膜動脈腹側, 門脈本幹に接している. 明らかな遠隔転移は認めない(図1).

表1　血液検査所見

血算	WBC	5,400/μL	生化学	TP	7.0 g/dL
	Neutro	3,660/μL		Alb	4.2 g/dL
	RBC	420×10⁴/μL		AST	14 U/L
	Hb	12.7 g/dL		ALT	8 U/L
	Plt	22.2×10⁴/μL		ALP	190 U/L
抗体検査	HCV-Ab	陰性		γGTP	14 U/L
	HBs-Ag	陰性		AMY	72 U/L
	HBc-Ab	陰性		BUN	11 mg/dL
腫瘍マーカー	CA19-9	357 U/mL		Cre	0.57 mg/dL
	CEA	1.5 ng/mL		CRP	1.2 mg/dL
遺伝子検査	UGT1A1遺伝子多型	*28ヘテロ		HbA1c	5.60%

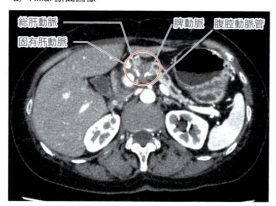
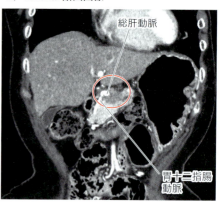

図1 CT所見（2014年12月）
◯：主要動脈を取り囲むように浸潤している

【臨床診断】局所進行膵体部がん．
　UICC-TMN（第7版）：T4N0M0　Stage III，
　膵癌取扱い規約（第6版）：Pb TS2 T4 CH（−）DU（−）S（+）RP（+）PV（+）A（+）PL（+）OO（−）N0 M0 Stage IVa

この患者をどう診る？

Strategy 1 わたしはこう考える

FOLFIRINOX療法または GEM＋nab-PTX併用療法

戸髙明子

1 局所進行膵がんに対し推奨される一次治療

　現在，局所進行切除不能膵がんに対し推奨される一次治療は，化学療法と化学放射線療法である．

1）化学療法

　1997年Burrisらによって切除不能膵がんに対するGEM（ゲムシタビン）単剤療法の有効性が示され，標準治療として位置づけられた[1]．その後，GEMと他剤との併用療法が多数試みられたが，GEM単剤療法に対し優越性を示すことができなかった．国内において行われた局所進行膵がんに対するGEM単剤療法の第II相試験では，生存期間中央値は15カ月であった[2]．
　GEM＋エルロチニブ療法は切除不能膵がんに対する第III相試験においてGEM単剤療法に比し有意に生存期間を改善したが，局所進行膵がんのみのサブグループ解析では差はみられな

かった[3]．局所進行膵がんを対象とした第Ⅲ相試験（LAP07 study）において，副次的評価項目としてGEM療法に対するエルロチニブの上乗せ効果が検証され，2013年ASCOにて報告された．本試験においてエルロチニブ併用群はGEM単剤療法群に比し，生存期間においてむしろ不良な傾向であり，現在，局所進行膵がんに対してGEM＋エルロチニブ療法は推奨されていない[4]．

　また，切除不能膵がんを対象にGEM単剤療法に対するGEM＋S-1療法の優越性とS-1単剤療法の非劣性を検証した第Ⅲ相試験（GEST study）が行われた．GEM＋S-1療法の優越性は示されなかったが，S-1単剤療法は生存期間，毒性においてGEM単剤療法と同等の成績であり，標準治療の1つと認識されている[5]．

　その後，化学療法の臨床試験は主に転移性膵がんを対象に行われるようになり，L-OHP（オキサリプラチン）＋CPT-11（イリノテカン）＋5-FU（フルオロウラシル）＋LV（ホリナートカルシウム）併用療法（FOLFIRINOX療法）と，GEM＋nab-PTX（ナブパクリタキセル）併用療法は，GEM単剤療法に比して有意に生存期間を改善した．それぞれ国内第Ⅱ相試験が行われ，毒性が高い傾向にあるものの，海外の臨床試験と同等の有効性が確認され，治癒切除不能膵がんにおいてPSが良好，臓器機能が十分保持されている症例に対しては一次治療として推奨されている．局所進行膵がんに対する治療効果は明らかではないが，従来，両者を対象として治療開発が行われ，標準治療も同じであったため，転移性膵がんに対する結果を外挿することは問題ないと考えられている．

　以上より**化学療法はPS良好例ではFOLFIRINOX療法またはGEM＋nab-PTX併用療法が，PS不良例ではGEM単剤，S-1単剤療法が推奨される．**

2）化学放射線療法

　化学放射線療法と化学療法を比較したランダム化試験がいくつか行われたが，相反する結果が示され，いまだにコンセンサスは得られていない．GEM併用またはS-1併用化学放射線療法の第Ⅱ相試験が複数報告されており，生存期間中央値は8.2～16.8カ月であり毒性も許容範囲内であった．

　一定期間，導入化学療法を行い早期転移例などを除外することによって，化学放射線療法の効果が期待できる症例を選出する臨床試験も行われたが，明らかな有効性は示されていない．国内においても導入化学療法の意義について検証が行われているところであり結果が待たれる．

　以上より，**化学放射線療法も選択肢の1つとして推奨される．**

2　本症例の治療方針

『**FOLFIRINOX療法またはGEM＋nab-PTX併用療法を推奨する**』

　本症例は64歳，PS1，栄養状態も問題なく，臓器機能も保持されており，全身状態は良好である．化学療法では併用療法が可能な症例と考えられる．

　化学放射線療法も選択肢の1つではあるが，これまでにGEM単剤療法を凌駕する結果は示されていない．併用化学療法は転移性膵がんを対象とした試験ではあるが，GEM単剤療法に比して明らかに生存期間の改善を示しており，その効果は局所進行膵がんにおいても期待されるものと考えられる．

現在，FOLFIRINOX療法とGEM＋nab-PTX併併用療法を直接比較した報告はないため，患者に情報提供しライフスタイルなどに合わせて決定していく．

3 患者への説明

治療の目的は延命であり治癒ではないことを伝える．

推奨する治療法のみを説明するのではなく，化学放射線療法などについても情報を提供する．FOLFIRINOX療法，GEM＋nab-PTX併用療法は，骨髄抑制，発熱性好中球減少症など重篤な有害事象の頻度が高く，対策をあらかじめ伝えておく必要がある．また，末梢神経障害，脱毛も高率に認められ，日常生活に影響を与える有害事象であり，事前に十分な説明を行う．

最終的には，患者と相談して治療法を決定する．繊細な手作業の仕事や趣味を持っている患者であれば，そのライフスタイルも尊重し，推奨される治療と合わせて，他の治療法も考慮することが重要である．

文　献

1) Burris HA 3rd, et al：J Clin Oncol, 15：2403-2413, 1997
2) Ishii H, et al：Jpn J Clin Oncol, 40：573-579, 2010
3) Moore MJ, et al：J Clin Oncol, 25：1960-1966, 2007
4) Hammel P, et al：J Clin Oncol, 31：LBA4003, 2013
5) Ueno H, et al：J Clin Oncol, 31：1640-1648, 2013

Strategy 2 わたしはこう考える
先行S-1併用化学放射線療法

高田良司

1 病期診断について考慮・注意すべき点

高度に主要動脈浸潤をきたしている進行膵がんでは，微小な遠隔転移を有することも大いに考えられるため，薄層腹部造影CTを行い遠隔転移の検索を行う．腫瘍マーカー高値例などでは必要に応じて造影MRIや腹部造影超音波，PET-CTなどの追加検査を考慮する．もちろん肺転移の有無および肺疾患のスクリーニング目的に胸部単純CTはルーチンとして行う．また上部消化管内視鏡検査を行い，胃や十二指腸浸潤の有無についても必ず評価を行う．

審査腹腔鏡検査や胸腔鏡補助下手術（VATS）は，微小肝転移・腹膜播種の検索や，肺小結節の診断に有用ではあるが，全身麻酔のリスクと検査に要する相当の期間により，治療導入が遅れる可能性があるため，予後不良疾患である切除不能膵がんにおいては必須検査ではない．すべての症例において，できる限りすみやかな診断と治療導入に努めることを念頭に考える．

2 治療方針

　局所進行膵がんに対しては，化学療法と化学放射線療法（CRT）のいずれもが標準治療であるが，これまでの比較試験の結果では，どちらがより優っているかというエビデンスはない．よって，実臨床における治療は患者や膵がんの状態，施設の方針または患者の希望によっても異なってくる．

　放射線療法（RT）は，より高い腫瘍縮小効果と中長期的な生存割合の向上が期待されるのみならず，疼痛の緩和効果も期待できることから，当施設ではよい適応症例においては積極的に選択している．一方で，RTの副作用として嘔気，食欲不振や下痢などがあり，特に胃・十二指腸への消化管障害が時に重篤な合併症につながることもあり，患者選択や治療経過には，より慎重な判断と観察を要する．

　本症例はがん性疼痛を有し，PSは1であるが，64歳の比較的良好な全身状態の患者で，治療に影響を与えうる合併症や既往症もない．腫瘍径が大きい場合は照射野がより広く必要とされるため，周囲臓器に対する放射線の影響が危惧されるが，本症例の腫瘍径は30 mm大であり，特に広範囲の照射野が必要とされる症例ではない．また腫瘍と胃や十二指腸への距離も保たれていることから，重篤な消化管障害をきたす危険性が高い症例でもないと判断できる．よって，本症例はRTの非常によい適応症例であると考え，私はCRTを行う方針を提案したい．

3 治療レジメン，放射線照射の時期について

　RTと併用するレジメンについては，ゲムシタビン単独療法（GEM）もしくはS-1単独療法（S-1）を選択することが一般的である．いずれも放射線増感効果を持っているが，GEMは血液毒性をきたしやすく，報告によって投与量は異なっている（GEM 250〜600 mg/m²/週）[1)〜3)]．一方で，S-1は投与スケジュールに違いはあるものの一律の投与量（S-1 80 mg/m²/日）[4)〜6)]であり，dose intensityがより保たれる．過去の報告では，直接比較した試験はないものの，S-1併用CRTのほうが良好な全生存期間（OS）を示している報告が多い．

　線量は50.4Gy（1日1回，1.8Gy/回×28，通常分割照射）とする報告が多いが，各施設の放射線治療医と相談し決定することが望ましい．

　また，CRTの時期についてはNCCNガイドライン（ver. 2.2015）において，遠隔転移の完全な否定が難しい症例やPSの不良例では，2〜6コースの導入化学療法を行うことが提案されているが，**本症例では，遠隔転移は否定的であり，患者状態や腫瘍のサイズ・位置からも放射線治療の非常によい適応症例であると考えられるため，私はS-1（80 mg/m², 照射日）を併用した先行CRTで治療方針**を組立てたい．

　CRT後は，FOLFIRINOXまたはGEM＋nab-PTXなどの標準治療として推奨される全身化学療法を行うことを計画するが，そのときの患者状態などで他のレジメンについても説明したうえで決定する．私はRT終了時点と，その後は2カ月おきに治療効果判定を行い治療方針を確認している．当然ながら各症例の治療方針はカンファレンスで決定することがきわめて重要である．

4 病状説明について

まずは患者，家族に病状についての説明を正確に行う．特に，切除不能の理由については明確に伝える．切除不能膵がんにおける治療は，延命治療であり，がんとともにより長く生きることが目標である点についても，十分理解していただくよう努める．余命に関する説明を行う場合は，これまでの報告から考えられる推定余命を説明することだけでなく，症例によって経過は大きく異なってくることもあるため，ある程度の幅を持たせた説明を行っている．

治療に関しては，提案する治療方針に至った考え方と，期待される効果を説明する．そして，予想される副作用，その頻度，対処方法については，あらかじめ説明しておくと，実際に副作用が出た場合に患者の理解がよく，スムーズな対応ができることが多い．

私が常に心がけていることは，あくまで**患者に生きがいを保ってもらえるように配慮した**うえで，**膵がんという病気の悪さや特徴，そして治療の意義と難しさについて理解してもらえるようゆっくりと説明を行うこと**である．さらに，患者・家族が安全で安心に治療・生活ができるためには，担当医師が中心となって院内外のメディカルスタッフとも連携を行うことで，よりよい治療が実現できると考える．

文　献

1) Okusaka T, et al : Br J Cancer, 91 : 673-677, 2004
2) Shibuya K, et al : Am J Clin Oncol, 34 : 115-119, 2011
3) Cardenes HR, et al : Am J Clin Oncol, 34 (5) : 460-465, 2011
4) Sudo K, et al : Int J Radiat Oncol Biol Phys, 80 (1) : 119-125, 2011
5) Kim HM, et al : Cancer Chemother Pharmacol, 63 : 535-541, 2009
6) Ikeda M, et al : Int J Radiat Oncol Biol Phys, 85 (1) : 163-169, 2013

Strategy 3　実際の治療

佐々木満仁

FOLFIRINOX療法

1 化学療法と化学放射線療法のエビデンス

切除不能局所進行膵がんにおいて推奨される一次治療としては，化学療法，化学放射線療法があげられる．一方で近年の報告[1]で生存期間に関する効果は同等である反面，化学放射線療法のほうが有害事象を含めた患者負担が多いこと，また遠隔転移を有する症例を対象として有効性の高い多剤併用療法[2,3]が出てきたことから，**現時点では化学療法が広く支持されている**．

本症例は，64歳でPS・臓器機能ともに保たれており全身状態良好であることから，**多剤併用化学療法を問題なく導入できると判断した**．

2 患者説明と経過

治療方針について，**遠隔転移はないものの切除困難な膵がんであり，治療の目的は治癒ではなく延命であること**を説明した．その後，化学療法と化学放射線療法，化学療法のレジメン，それぞれの投与方法，治療スケジュール，期待される効果，副作用について説明を行ったところ，高い治療効果が得られると考えられるFOLFIRINOXを希望された．

治療開始予定日前日に中心静脈ポートを造設した．年齢，臓器機能，UGT1A1遺伝子多型いずれも適正使用ガイド[4]の適格性を満たしており，各薬剤の用量はL-OHP 85 mg/m^2，CPT-11 180 mg/m^2，ℓ-LV 200 mg/m^2，5-FU（急速静注）400 mg/m^2，（持続静注）2,400 mg/m^{2}で調整し，2015年1月上旬より1コースを開始した．day1～3にGrade1の嘔気，食思不振を認めたが，対症的に制吐薬追加などで回復，day8の血液検査にて血算，生化学ともに明らかな問題がないことを確認しday9に退院となった．2コース目day1予定日に好中球数が開始基準を満たさなかったため，2コース目からCPT-11 150 mg/m^{2}への減量と5-FU（急速静注）の中止を行った．治療効果については3コース後CT検査で，膵腫瘍は縮小傾向のSD，6コース後にはPRとなった（図2）．固有肝動脈，胃十二指腸動脈，上腸間膜動脈への接触が解除された．

内科外科合同のカンファレンスにて，腹腔動脈合併尾側膵切除術が可能との判断となった．再度患者，家族へ病状と治療方針の説明を行い，手術を希望されたため切除の方針となった．

2015年4月腹腔動脈合併尾側膵合併切除術後施行し，病理学的にがん遺残のないことが確認された．術後9週目より術後化学療法としてS-1単独療法を4コース（6カ月）行い，現在無再発で経過観察中である．

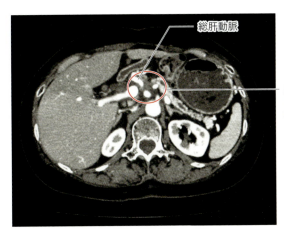

図2 CT所見（6コース後）

腫瘍縮小し，固有肝動脈，胃十二指腸動脈への浸潤が解除された

こんなときはどうする？

◆ 化学療法導入後奏効が得られても切除不能な場合

本症例では，診断時切除不能な局所進行膵がんであったが，化学療法が奏効し手術可能と

なった．過去の報告では切除不能局所進行膵がんの全体の4〜30％[1,5] が初期治療に奏効し手術が可能となったとされているが，大半の症例は初期治療後も切除不能である．

◆ 化学療法導入後奏効が得られても切除不能な場合

　腫瘍が腹部の主要動脈を取り囲むように浸潤している場合など，遠隔転移の出現なく腫瘍縮小が得られても多くが切除不能である．一次治療導入後も切除不能な場合，腫瘍増悪が認められるまで一次治療を継続することが一般的である．化学療法を継続する場合では一次治療不応となれば，遠隔転移を有する例同様に全身状態により二次治療としてレジメンの変更を行っていく．

　一方で，**化学療法に比較して化学放射線療法は局所制御力が高く，疼痛緩和効果も期待できると考えられており，『NCCN ガイドライン（2015 ver.2）』では初期治療中に十分な期間，遠隔転移の出現がない場合には化学放射線療法を考慮してもよいとしている．**

　消化器毒性など有害事象や通院回数の負担が増えることもふまえ，患者の全身状態，疼痛などの症状の有無などから化学放射線療法追加の必要性を検討する．なお，どのタイミングで化学放射線治療を追加するかについては明確な答えはない．そのため過去の臨床試験を参考に3〜6カ月程度を目安にすることもある．

■ 文　献

1) Hummel P, et al : J Clin Oncol, 31 : LBA4003, 2013
2) Conroy T, et al : N Engl J Med, 364 : 1817-1825, 2011
3) Von Hoff DD, et al : N Engl J Med, 369 : 1691-1703, 2013
4)『FOLFIRINOX療法（治癒切除不能な膵癌）適正使用情報』（日本膵臓学会 監修），第一三共株式会社，2013
5) Gillen S, et al : PLoS Med, 7 : e1000267, 2010

索引 index

数字・欧文

20050181 試験 139
5-HT$_3$ 受容体拮抗薬 106
5-FU 211
5-FU＋LV＋ベバシズマブ療法 132
5-FU＋LV療法（RPMI法） 161

A・B

ACTS-GC 試験 70, 84, 103
ACTS-GC 解析 年齢別・生存期間 57
AIO KRK 0207 試験 130
AIR KRK 0207 試験 129
All RAS 113
All RAS 野生型大腸がん 149
ASPECCT 試験 141, 150
ATE（arterial thromboembolism） 179
BBP（bevacizumab beyond progression） 134, 146
BEBYP 試験 146
biweekly DCF 38
BOND 試験 150

C

CAIRO 試験 264
CAIRO3 試験 129
CALGB 80405 115
CALGB 9781 32
CCr 193, 200
　——推定値 52
CDDP 106, 210
　——投与方法の例 49
　——薬剤用量レベル 50
CDDP＋5-FU療法 30, 37, 42
CDDP肝動注化学療法 224
CF療法 30, 37, 42
CGA（comprehensive geriatric assessment） 53
Child-Pugh 分類 227
CLASSIC 試験 85
Cockcroft-Gault 計算式 52
CONcePT 試験 128
CONKO-001 試験 190
CONKO-003 試験 188
CORRECT 試験 151
CPT-11 66, 71, 109, 211, 239
CPT-11＋CDDP 71
CROSS trial 32
Cunningham 30
CY1 92

D・E

dose intensity 194, 196
DpR（depth of response） 117
DTX 43, 71, 111
E3200 試験 140, 145
EAGLE 試験 146
ECOG（eastern cooperative oncology group）のPS 150
EGFR 114
EP療法 237
EPIC 試験 139
ESPAC-3 205
ETS（early tumor shrinkage） 117

F

FIRE-3 試験 116
FLTAX 療法 94, 253, 255
FOCUS 試験 264
FOLFIRI 療法 121
FOLFIRINOX 療法 184, 208, 211, 267
FOLFOX 療法 121, 161
FOLFOXIRI 療法 121

G

G-CSF 製剤 103, 212, 242
GDA（gastroduodenal artery） 224
G-SOX 試験 47, 104
Gebski 30
GEST 試験 184
GS（GEM＋S-1）療法 184

H・I

HER2検査の方法 75
HER2陽性胃がん 73
HFS（hand-foot syndrome） 155, 174, 210, 227
HFSのGrade分類 108

索引 273

HRAS ……………………………… 114	ML18147試験 ……… 134, 139, 147	**S**
IFN併用5-FU肝動注化学療法	MM398 ……………………………… 188	S-1 ……………………………… 88, 105
……………………………………… 223	modified FOLFIRINOX ………… 185	──休薬・再開の目安
IHC ((immunohistochemistry)	MRC OEO2 study ………………… 30	……………………… 49, 194, 203
……………………………………… 75	NCI-CTCAE v4.0 …………………… 96	──術後補助化学療法後の再発 69
infusion reaction ………… 67, 177	NEC (neuroendocrine	──単独療法 …… 92, 184, 190, 203
IP療法 ……………………………… 237	carcinoma) ……………………… 237	──抵抗性 ………………………… 70
ISH (*in situ* hybridization) …… 75	neo G-SOX療法 ………………… 104	──投与量 …………………… 48, 193
	NET (neuroendocrine tumor)	──薬剤用量レベル ………… 50, 193
J～L	……………………………………… 232	S-1＋CDDP療法 …… 45, 52, 93, 100
	NRAS ……………………………… 114	S-1＋DTX療法 …………………… 93
J-CLASSIC試験 …………………… 86		S-1＋オキサリプラチン療法 …… 93
JACCRO GC-05試験 ……………… 62	**O・P**	SAKK 41/06試験 ………………… 130
JASPAC01試験 …………………… 190		SHARP試験 ……………………… 217
JCOG (日本臨床腫瘍研究グループ)	OFF試験 …………………………… 188	sLV5FU2＋ベバシズマブ併用療法
……………………………………… 21	PEAK試験 ………………………… 115	……………………………………… 258
JCOG 0502 ………………………… 21	PICCOLO試験 …………………… 140	SPIRITT試験 …………………… 135
JCOG 0909 ………………………… 24	PS ………………………………… 150	Stage III大腸がん ……………… 161
JCOG 1109 ………………………… 33	PS不良 …………………………… 249	START試験 ……………………… 46
JCOG 9708 ………………………… 21	PTXの通常投与量への変更 …… 255	STEPP試験 ……………………… 174
JCOG 9906 ………………………… 21		STOP and GO試験 ……………… 128
JCOG 9907 ………………………… 31	**R**	
JCOG 9912 ………………………… 45		**T**
JSAP-02試験 ……………………… 190	RAINBOW試験 ……………… 63, 252	
Ki-67 index ……………………… 239	RAS ……………………………… 114	TACE (transcatheter arterial
KRAS ……………………………… 114	*RAS*遺伝子測定 ………………… 149	chemo-embolization) ……… 215
L-OHP ………………… 107, 211, 256	*RAS*変異型大腸がん ……… 121, 143	TAS-102 …………………… 153, 157
LVEF低下 ………………………… 243	RECIST (response evaluation	TCOG GI-0801試験 ……………… 62
	criteria in solid tumor) ……… 219	Tepper …………………………… 32
M・N	RECOURCE試験 ………………… 151	ToGA試験 ………………………… 74
	REGARD試験 ……………… 63, 252	TOP002試験 ……………………… 46
MACRO試験 ……………………… 130	RPMI法 …………………………… 161	TRICS試験 ……………………… 62
MASCCスコア …………………… 171	RTOG ……………………………… 21	
MF療法 …………………………… 205	RTOGレジメン …………………… 23	

U・V

- UFT＋LV療法 …………………… 125, 161
- UGT1A1遺伝子多型 …………… 66, 125
- UICC-TNM ………………………………… 85
- van Hagen ……………………………… 32
- VEGF …………………………………… 115
- VES-13 ………………………………… 54
- VTE（venous thromboembolism）
  ………………………………………… 180

W・X

- Walsh …………………………………… 32
- WJOG4007試験 ……………………… 61
- wPTX療法 ………………… 65, 94, 248
- XELOX（CapeOX）療法 ………… 161
- XELOX＋ベバシズマブ療法 … 263
- XP療法 ………………………………… 78
  - ──副作用 ……………………… 107

和　文

あ～お

- アジア・パシフィック試験 …… 217
- アムルビシン ……………………… 239
- アルコール ………………………… 250
- アレルギー ………………… 177, 212
- 胃癌取扱い規約 …………………… 84
- 胃十二指腸動脈コイル法 ……… 224
- 遺伝子多型と副作用 …………… 110
- イリノテカン
  ………………… 66, 71, 109, 211, 239
- インフューザー ………………… 225
- エベロリムス …………………… 233
- オキサリプラチン …… 107, 211, 256
- オキサリプラチン併用レジメン
  ………………………………………… 164
- 悪心・嘔吐 ………………………… 42

か・き

- 化学放射線療法 ……………… 20, 270
- カツマキソマブ …………………… 97
- カペシタビン …………… 107, 161
- カペシタビン＋オキサリプラチン
  ………………………………………… 88
- カペシタビン＋ベバシズマブ療法
  ………………………………………… 132
- 肝機能検査異常に対する
  用量調節基準 ………………… 156
- 肝細胞がん ………………………… 215
- 間質性肺障害 …………… 209, 244
- 肝動注化学療法 ………………… 221
- 肝動脈化学塞栓療法 …………… 215
- 乾皮症 ……………………………… 176
- 休薬基準 …………………………… 158
- 局所進行膵がん ………………… 265

く・け

- クレアチニンクリアランス
  ………………………………… 193, 200
- 血液毒性 …………………………… 96
- 血管痛対策 ………………………… 202
- 血栓症 ……………………………… 179
- ゲムシタビン …………… 190, 208
  - ──単独療法 …………… 183, 201
  - ──投与量 ……………………… 195
- ゲムシタビン＋エルロチニブ … 183
- ゲムシタビン＋シスプラチン … 199
- ゲムシタビン＋ナブパクリタキセル
  ………………………………… 184, 267
- 下痢 …………………… 109, 172, 210
- 減量の工夫 ………………………… 165
- 減量の目安と用量レベル
  ………………………………… 50, 96, 120

こ

- 抗EGFR抗体 …………… 115, 140
- 抗EGFR beyond progression … 136
- 抗VEGF抗体 …………………… 115
- 高血圧 …………………… 178, 227, 229
- 高血糖 ……………………………… 244
- 甲状腺機能低下症 ……………… 243
- 口内炎 …………………………… 43, 210
- 高齢者 ……………………………… 257
- 高齢者がん ………………………… 52

高齢者の平均余命 167
コリン作動性症候群 212

さ・し

再開基準 158
再発 81
再発胃がん 247
ざ瘡様皮疹 175
色素沈着 210
シスプラチン 106, 210
出血 181
術後補助化学療法 81, 190
　――適応の基準 192
術前補助化学放射線療法 32
術前補助化学療法 30, 99
消化管穿孔 180
静脈血栓塞栓症 180
食道炎 27
腎機能障害 105
真菌感染症 242
腎障害予防 79
神経内分泌がん 237
神経内分泌腫瘍 232
審査腹腔鏡検査 97

す～そ

膵がん 190
スチバーガ 153
ストレプトゾシン 234
スニチニブ 234
制吐薬 106

生物学的年齢 54
セカンドライン薬物療法 60
セツキシマブ 115
切除不能進行肝がん 221
切除不能進行・再発食道がん 36
セルフケア指導 50
爪囲炎 176
創傷治癒遅延 181
ソマトスタチンアナログ療法 232
ソラフェニブ 215, 227

た～て

大腸癌治療ガイドライン
　（アルゴリズム） 137, 154
大量腹水 247, 249, 255
胆道がん 199, 205
蛋白尿 179
中止・減量を考慮すべき毒性 96
直腸がん 163
治療強度 194, 196
手足症候群 108, 174, 210, 227
手足症候群に対する用量調節基準 156
手足皮膚反応 227
低用量FP肝動注化学療法 222

と

疼痛緩和効果 272
動脈血栓塞栓症 179
投与開始の目安 200
ドセタキセル 43, 71, 111
トラスツズマブ 73, 109

トリフルリジン・チピラシル
　塩酸塩 153

な～ね

内分泌症状に対する薬物療法 233
ナブパクリタキセル 184, 208
ニボルマブ 39
ネダプラチン 38

は・ひ

ハーセプチン® 78
パクリタキセル 44, 110
パクリタキセル＋ラムシルマブ
　療法 64
ハザード比 89
発熱性好中球減少症 170, 212
パニツムマブ 115
皮下埋め込み型リザーバー留置 224
非血液毒性 96
皮疹 202, 228
皮膚障害 174, 175
ヒューバー針 225

ふ

腹腔内洗浄細胞診 92
腹腔内投与法 97
副作用対策 41, 50
腹水洗浄細胞診 191
腹膜播種 247
浮腫 214
フッ化ピリミジン単独 128

へ・ほ

ベバシズマブ............115, 122, 130
ベバシズマブの使用上の注意点
　....................147
ペムブロリズマブ............39
包括的老年学評価............53
放射線照射中の注意点............26

ま〜め

マイトマイシンC＋5-FU療法
　....................205
マグネシウム............79
末梢神経障害......111, 172, 212, 214

味覚障害............210
免疫組織化学染色............75
免疫チェックポイント阻害薬......39
メンテナンス療法............127

や・ゆ

薬物療法の適応............60
有害事象............120, 197

ら〜ろ

ラジオ波焼灼療法............215
ラムシルマブ......63, 66, 71, 256

ラムシルマブ＋PTX............71
暦年齢............54
レゴラフェニブ............153, 155
ロイコボリン............211
ロンサーフ............153

◆ 編者プロフィール

加藤　健（かとう　けん）国立がん研究センター中央病院 消化管内科
　1995年　産業医科大学卒
　2006年　国立がんセンター中央病院　消化器内科　医員
　2012年　国立がん研究センター中央病院　消化管内科　医長
　2015年　国立がん研究センター中央病院　バイオバンク・トランスレーショナルリサーチ支援室　室長（併任）

　専門は消化管がん化学療法，臨床試験，臨床研究支援．消化管がん，主に食道がん領域において，多施設，単施設の臨床試験を計画，実施．2012年からは日本臨床腫瘍グループ（JCOG）食道がんグループ事務局を務める．食道学会ガイドライン作成委員会委員，総合内科専門医，指導医，がん薬物療法専門医，指導医を務める．バイオバンクやトランスレーショナルリサーチを行うためのシステム整備や，人員の教育など行うとともに，自身も，化学療法におけるバイオマーカー研究を行っている．

森実千種（もりざね　ちぐさ）国立がん研究センター中央病院 肝胆膵内科・希少がんセンター
　1997年　横浜市立大学卒
　2005年　国立がん研究センター中央病院　肝胆膵内科　医員

　専門は肝胆膵領域のがん化学療法．肝胆膵領域の最新の医療を実施．また，多施設の臨床試験やトランスレーショナルスタディを計画，実施．日本臨床腫瘍グループ（JCOG）肝胆膵グループ運営委員・主任研究者，産学連携全国がんゲノムスクリーニングSCRUM-Japan運営委員．日本膵臓学会家族性膵癌レジストリ委員会委員，Japan Neuroendocrine Tumor Society（JNETS）肝転移の治療委員会・プロジェクト審査委員会委員．がん薬物療法専門医．

本書は『消化器BooK06　うまく続ける消化管がん化学療法』（2011年発行）に加筆修正を加えた改訂版です

うまく続ける！消化器がん薬物療法の基本とコツ
1stライン、2ndラインのレジメン選択と休薬・減量、副作用対策のポイント

『消化器BooK06 うまく続ける消化管がん化学療法』として 2011年8月1日　第1刷発行 2014年4月1日　第3刷発行 『うまく続ける！消化器がん薬物療法の 基本とコツ』へ改題 2016年5月1日　第1刷発行	編　集 発行人 発行所	加藤　健，森実千種 一戸裕子 株式会社　羊　土　社 〒101-0052 東京都千代田区神田小川町2-5-1 TEL　03（5282）1211 FAX　03（5282）1212 E-mail　eigyo@yodosha.co.jp URL　www.yodosha.co.jp/
Ⓒ YODOSHA CO., LTD. 2016 　Printed in Japan ISBN978-4-7581-1059-4	装　幀 カバー写真 印刷所	小口翔平＋三森健太（tobufune） ピクスタ 株式会社　平河工業社

本書に掲載する著作物の複製権，上映権，譲渡権，公衆送信権（送信可能化権を含む）は（株）羊土社が保有します．
本書を無断で複製する行為（コピー，スキャン，デジタルデータ化など）は，著作権法上での限られた例外（「私的使用のための複製」など）を除き禁じられています．研究活動，診療を含む業務上使用する目的で上記の行為を行うことは大学，病院，企業などにおける内部的な利用であっても，私的使用には該当せず，違法です．また私的使用のためであっても，代行業者等の第三者に依頼して上記の行為を行うことは違法となります．

JCOPY ＜（社）出版者著作権管理機構　委託出版物＞
本書の無断複写は著作権法上での例外を除き禁じられています．複写される場合は，そのつど事前に，（社）出版者著作権管理機構（TEL 03-3513-6969，FAX 03-3513-6979，e-mail：info@jcopy.or.jp）の許諾を得てください．

羊土社のオススメ書籍

あらゆる症例に対応できる！
消化器がん化学療法

標準治療からPS不良・多発転移・骨髄抑制など難渋例の対応まで、患者さん一人ひとりに合わせた治療戦略がわかる

室 圭, 加藤 健, 池田公史／編

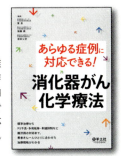

標準治療だけでなく，対応が難しい症例の治療や合併症・副作用対策など，実臨床で役立つ知識が満載．根拠と豊富な症例で病態に応じたきめ細やかな対応が身につく！好評書「消化器がん化学療法の実践」を大幅刷新．

- ■ 定価（本体5,500円＋税） ■ B5判
- ■ 445頁 ■ ISBN 978-4-7581-1055-6

改訂第4版
がん化学療法レジメンハンドブック

治療現場で活かせる知識・注意点から服薬指導・副作用対策まで

日本臨床腫瘍薬学会／監, 遠藤一司, 加藤裕芳, 松井礼子／編

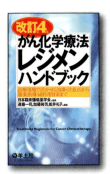

抗がん剤の投与スケジュールや注意点が一目でわかる大好評書，新薬を大幅追加し充実の改訂！前投薬や投与速度，輸液を含めたレジメンの他，副作用，服薬指導，調製法も掲載．がん診療に携わる全てのスタッフ必携！

- ■ 定価（本体4,400円＋税） ■ B6変型判

改訂版
がん化学療法副作用対策ハンドブック

副作用の予防・治療から，抗がん剤の減量・休薬の基準，外来での注意点まで

岡元るみ子, 佐々木常雄／編

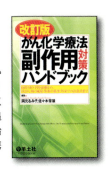

副作用の頻度・時期が見やすいと好評の書籍が，充実の改訂！新薬や適応拡大薬，対策の要点をまとめたフローチャートを追加．具体的な処方例で予防・治療にすぐ役立つ！がん治療に携わる医療スタッフ必携！

- ■ 定価（本体4,500円＋税） ■ B6変型判
- ■ 502頁 ■ ISBN 978-4-7581-1782-1

症例で身につくがん疼痛治療薬

効果判定から薬の増減、次の一手まで、患者にあった処方がわかる

山口重樹, 下山直人／編

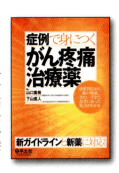

がん疼痛の治療薬を網羅し，各薬剤の使い分け・組み合わせ方を症例をもとに解説．がん種・痛みの出現状況に応じた具体的な処方がわかる．治療初期から終末期まで役立つ1冊！がん治療に携わる全医療スタッフ必携！

- ■ 定価（本体5,400円＋税） ■ A5判
- ■ 487頁 ■ ISBN 978-4-7581-1754-8

発行　**羊土社 YODOSHA**

〒101-0052　東京都千代田区神田小川町2-5-1　TEL 03(5282)1211　FAX 03(5282)1212
E-mail：eigyo@yodosha.co.jp
URL：http://www.yodosha.co.jp/

ご注文は最寄りの書店、または小社営業部まで

羊土社のオススメ書籍

シェーマ＋内視鏡像＋病理像で一目瞭然！
これなら見逃さない！胃X線読影法 虎の巻

中原慶太／著

「輪郭→ひだ→粘膜面の順番にみる」といった基本ルールに沿った解説で，胃癌を見落とさない読影力が身につく！X線画像の読み方をシェーマ・内視鏡像・病理像で視覚的に説明，病変の見方が一目でわかる一冊です．

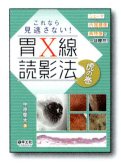

- 定価（本体6,000円＋税）　　■ B5判
- 309頁　　■ ISBN 978-4-7581-1058-7

圧倒的画像数で診る！
腹部疾患画像アトラス
典型例から応用例まで、2000画像で極める読影力！

後閑武彦／編

よく出合う消化器・泌尿器・生殖器疾患の多様な症例パターンを解説！2000点のバリエーション豊富な画像で疾患のあらゆる所見と鑑別ポイントがわかり，実践的な読影力が身につく．日常診療で役立つ1冊！

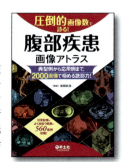

- 定価（本体7,400円＋税）　　■ B5判
- 422頁　　■ ISBN 978-4-7581-1181-2

病理像＋内視鏡・CT・MRIで一目でわかる！
臨床医が知っておきたい消化器病理の見かたのコツ

福嶋敬宜，太田雅弘，山本博徳／編

見かたのコツを知れば，病理がもっと身近になる！臨床医が押さえておきたい75の症例を取り上げ，病理像の見かたを1症例2ページで解説．内視鏡像など臨床情報も掲載．消化器病理の重要ポイントを手軽に学べます！

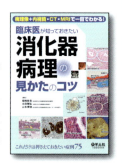

- 定価（本体6,000円＋税）　　■ B5判
- 183頁　　■ ISBN 978-4-7581-1049-5

改訂版
消化器疾患の臨床分類
一目でわかる分類95と内視鏡アトラス

松川正明／監，
長浜隆司，中島寛隆，高木靖寛，
牛尾　純，鶴田　修／編

幅広い消化器疾患を網羅しており，各種ガイドライン，規約，診断基準がこの1冊でわかる！内視鏡画像も満載で所見記載の際にも役立つ！消化器内視鏡専門医はもちろん消化器内科医，研修医，技師にもおすすめ！

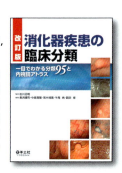

- 定価（本体7,200円＋税）　　■ B5判
- 327頁　　■ ISBN 978-4-7581-1051-8

発行　羊土社　〒101-0052　東京都千代田区神田小川町2-5-1　TEL 03(5282)1211　FAX 03(5282)1212
E-mail：eigyo@yodosha.co.jp
URL：http://www.yodosha.co.jp/
ご注文は最寄りの書店，または小社営業部まで